北京协和医院

内科临床思维基本功释例

主　编　曾学军　沙　悦　黄晓明

参编人员（按汉语拼音排序）

陈嘉林　方卫纲　黄程锦　黄晓明　焦　洋
沙　悦　王　玉　徐　娜　朱卫国　曾学军

中国协和医科大学出版社

图书在版编目（CIP）数据

内科临床思维基本功释例／曾学军、沙悦、黄晓明主编. —北京：中国协和医科大学出版社，2012.6
（2024.10 重印）.
ISBN 978-7-81136-682-2

Ⅰ. ①内…　Ⅱ. ①曾… ②沙… ③黄…　Ⅲ. ①诊断学　Ⅳ. ①R44

中国版本图书馆 CIP 数据核字（2012）第 104081 号

内科临床思维基本功释例

主　　编：曾学军　沙　悦　黄晓明
责任编辑：吴桂梅

出版发行　**中国协和医科大学出版社**
　　　　　（北京市东城区东单三条 9 号　邮编 100730　电话 010－65260431）
网　　址：www. pumcp. com
经　　销：新华书店总店北京发行所
印　　刷：三河市龙大印装有限公司

开　　本：889×1194　1/16
印　　张：23.75
字　　数：700 千字
版　　次：2013 年 1 月第 1 版
印　　次：2024 年 10 月第 12 次印刷
定　　价：65.00 元

ISBN 978-7-81136-682-2

序　言

　　临床思维能力是每一名内科医生在成长过程中需要不断学习提高的，也是医学生内科学实习阶段训练的重点和难点。国内的医学教材多从疾病入手，而从症状入手、采用循序渐进（step by step）的病例分析方法、直接辅导医学生内科临床思维能力养成的教材并不多见。我们以培养医学生和年轻医生缜密的临床思维能力为目标，在北京协和医院普通内科全体同仁的共同努力下完成了本书的编写工作，编写过程得到了北京协和医院内科单渊东等老教授的支持和指导。

　　本书参考国外相关医学教材的写作方式，结合国内病例特点，部分采用了真实的病例，具有较强的可读性；书中以症状为导向进行了大量的疾病鉴别诊断，对培养医学生发散性思维和结合实例分析的能力非常有益；书中概要介绍了涉及呼吸、循环、消化、肾脏、血液、神经等各系统共 150 余种疾病的诊断、鉴别诊断和治疗；书中强调了循证医学方法，为部分疾病的诊治提供了最新的循证医学证据。我们期望本书能够成为医学八年制本科生和研究生临床实习阶段有益的内科学参考书。

曾学军

目 录

绪　　论

怎样才能在患者繁杂的临床表现中通过一系列准确、恰当地辅助检查，最终做出疾病的诊断，是内科医师在工作中经常面临的问题和必备的能力。过去我们传统的医学教学总是从疾病入手，使我们的学生了解一个个疾病的病理生理基础、临床表现及诊断方法。但是，对我们的临床实习医师和年轻医师而言，在开始面对大量的实际病人时，特别是临床表现不典型或比较复杂的病人，常常感到和所学书本知识相去甚远，甚至无从下手。只有在临床工作中通过长期不断的积累，才逐步建立了诊断和鉴别诊断的能力，即成为有"经验"的医师。事实上，我们临床诊断思维过程具有非常科学的逻辑性和一定的方法技巧，而且这一过程需要训练和不断的强化，从而使得我们每一个临床医师能有效掌握这一方法，尽早成为有良好临床逻辑思维的好医师。

一、临床思维是疾病诊断过程中最为重要和活跃的实践活动

临床上"典型的大叶性肺炎"实习医师或初年住院医师都认识，但大部分病人都以各种各样的症状来医院就诊，往往症状不"典型"或较复杂；这就要求我们通过症状这条主线将所学的知识联系起来，甚至要学会扩展我们所学的知识，逐步建立各种假设和推断，再通过多种检查和分析逐步证实自己的假设和推断，这样的过程就是临床思维的训练和实践，而且我们日常的医疗行为过程中在自觉或不自觉的应用这一方法。特别值得注意的是：近几年来医学影像学和检验技术的极大进步和广泛应用，似乎很多疾病的诊断变得很容易，治疗也有相应的指南或规范；这就给了相当一部分医师错误的认识，他们越来越依赖大型检测设备而忽略了临床思维及基本功的训练。事实上，随着科学技术的整体进步，对疾病的认识也有很大不同。例如过去"经典"的疾病，现在的认识和发现更为提前；很多疾病的自然过程也受到药物滥用和环境变化的干扰，其表现和进程也发生了变化；由于医疗活动的极大增强，新的疾病和相关的附加问题更为突出，如器官移植后出现的相应疾病和问题；以及社会文明的进步带来的医学问题；这些变化事实上对现在的医师要求更高，唯有建立良好的临床思维和深厚的临床基本功，方能满足时代的需求。本书的目的就是希望通过我们临床上最为常见的一些症状，来训练医学生或初年住院医师在开始接触病人的时候就培养自己良好的逻辑思维习惯，并将这种良好的思维方式贯穿到今后一生的临床医疗实践过程中。

二、疾病诊断的基本方法和途径

在内科临床疾病的诊断模式中，大致有：模式识别法（特征性识别法）、流程法、穷尽法（撒大网）和假设-推理法。**模式识别法**比较直观、高效，例如：突眼、皮肤潮湿和额纹消失——甲状腺功能亢进面容；发热39℃一天，转移性右下腹痛，查体典型的麦氏点压痛、反跳痛，外周血中性粒细胞增多，大家立即想到急性阑尾炎。随着年轻医师工作经验的积累，会认识越来越多的疾病特征，很多疾病可能"一眼"就能诊断，但毋庸置疑的是这种方法对很多不典型、复杂的疾病是不适用的；对有些貌似"典型"的临床表现也容易误诊或漏诊；例如：克罗恩病、贝赫切特综合征（白塞氏病）肠道表现可能就出现类似阑尾炎的"特点"。**流程法**对有些疾病的诊断是非常有效和适用的方法，如：腹水的鉴别诊断、贫血的诊断和鉴别诊断等，学习和掌握这一方法，有助于医学生或年轻医师学习抓住患者突出和重点问题，从复杂的现象中梳理出清晰的思路，这种方法在相关章节会有介绍。**穷尽法（撒大网）**，对有些临床表现非常不典型、无特殊线索提供诊断方向的患者只得应用这一方法，例如成人Still病的诊断过程，需对发热待查的患者经过反复排除，如感染、肿瘤等可能的疾病，最后

得出诊断。**假设-推理法**是我们比较常用、也是最为锻炼我们思维能力的诊断学方法。基本方式是从患者的临床特征出发,应用病理生理知识,提出可能的疾病假设,通过一系列实验室检测和影像学论证,甚至是病理学的结果,最终得出疾病的诊断。

在我们临床实践工作中,这几种方法经常交错应用。在疾病诊断过程中,随着对疾病认识的不断深入,经过推理假设→特征性识别→排除性诊断→再推理,循环往复直至最后诊断。本书的目的就是通过这种学习和不断训练,使实习医生或年轻内科医师熟练掌握这些方法,举一反三,从而建立良好正确的临床逻辑思维。

三、学好内科学是建立良好临床思维的基础

虽然我们强调临床逻辑思维在疾病诊断中的重要性,但学好内科学是建立良好临床逻辑思维的基础。在学习本书之前,一定要首先学习、掌握各个系统的疾病特征,学好多发病、常见病的发病机制、临床表现及诊断学标准。只有认识了一个个疾病的特点,再从症状出发,将各个疾病横向联系和对比,方可进行相互鉴别。因此,学好临床思维方法也是对内科知识的巩固和扩展,并通过不断的分析、鉴别以达到知识的累积和更新。

四、坚持理论与实践相结合是本书的核心思想

本书有如下几方面的特点:①本书选择的所有症状或临床表现均为我们临床工作中较为常见的问题和教学工作中经常涉及的内容;②书中的范例也是我们编者多年工作中积累的典型病例,经过认真编写更为适合教学,因此非常贴近临床;③每一章节均从一个症状或临床问题出发,提出可能的诊断或需鉴别诊断的问题,列出这些问题的临床特点或诊断要点加以对比分析,进一步描述临床表现特征、辅助检查的结果,最后给出确切诊断和依据。

近几年来,循证医学、临床决策取得了巨大进步,也越来越多的应用到临床实践中。特别是循证医学,不但在很多疾病的治疗和预防,如高血压、缺血性心脏病的治疗等,起到不可替代的作用;在疾病的诊断方面也发挥了巨大作用。因此,我们力求在每个病例的结尾加入循证医学的评价方法,使读者对这一领域有一定的了解,并希望在今后的工作中逐步应用这一新的科学方法。我们也力求拓展每一病例相关的知识内容,希望读者更加开阔视野,扩大学习范围。我们希望读者在阅读本书过程中,对每一问题自己先思考分析、甚至要查阅相关的文献,使读者的思路随着本书内容的进展而发展下去,最后得出自己的判断。我们更希望把这样的工作方法应用到平时的临床实践中,让我们的学习与实际工作相一致,这也是我们编写本书的中心思想。

(陈嘉林)

第一章　诊断决策

——面对一个病人，我该如何诊断？

诊断过程

对于临床医师而言，工作中面临的重要问题主要有两个：①疾病的诊断；②疾病的治疗。治疗通常是建立在诊断的基础之上，因此疾病的诊断就显得格外重要。面对一个病人，提出诊断与鉴别诊断，选择下一步的诊断性试验，并对检查结果进行合理的解释，这是所有临床医师必须具备的能力，也是医学生需要学习的一项新的基本技能。

诊断疾病的过程如同回答其他科学问题一样，所不同的只是将科学方法从实验室带到了病人的床边。一个典型的诊断过程往往包含以下几个步骤：

A. 通过病史采集和体格检查收集信息，在分析资料的基础上提出最为可能的诊断假设（包含了诊断与鉴别诊断）

B. 选择一种诊断性试验（或检查）以获取新的信息，帮助确定或排除先前的诊断假设

C. 分析试验结果并决定是否需要进一步的信息，或提出新的诊断假设

　　1. 试验结果可以帮助确定是这个病吗？如果是，则开始治疗。

　　2. 试验结果支持这个诊断假设，但你是否还不确定？如果是，则需要另一个诊断性试验。

　　3. 试验结果可以帮助排除这个病吗？如果是，则需要考虑其他疾病。

本章将带你体会一个有经验的临床医师的诊断过程，在收集临床资料的基础上提出诊断和鉴别诊断，而后决定采用哪些诊断性试验（或检查），并对试验（或检查）结果进行解释和应用。

提出诊断假设（诊断/鉴别诊断）

> 孙女士，58岁，左下肢肿痛2天就诊。自觉轻度发热，无胸痛、气短、腹痛等。既往基本体健，仅有轻度骨质疏松，无手术、骨折史。1个月前盆腔检查和宫颈涂片正常。体检：左侧小腿表皮发红，触痛十分明显，有轻度可凹性水肿，周长大于右侧小腿3.5cm；此外，腘静脉和大腿中部也有轻度压痛；左足有一个正在愈合的伤口；T 37.7℃；余正常。

尽管上述诊断过程简明扼要，但实际情况却复杂得多。临床医师必须整合所有的信息，其中包括病史和体检中一些不可靠的、甚至矛盾的信息，在此基础上列出一个既包括常见病、也包括罕见病的详细鉴别诊断表。为便于应用，我们将列出鉴别诊断的过程分成两步。

第一步：列出可能的疾病

有以下几种途径：

A. 记住课本中长长的鉴别诊断列表，这种方法一般不太实用

B. 按照解剖结构列出鉴别诊断表

1. 对解剖定位明确的情况（如胸痛）的鉴别诊断较好。
2. 以胸痛为例，先列出胸部的解剖层次，再列出每个解剖层次中可能引起胸痛的疾病。
    （1）胸壁：带状疱疹、肋骨骨折、肋软骨炎、肋间神经痛。
    （2）胸膜：胸膜炎、胸膜间皮瘤、气胸。
    （3）肺实质：肺炎、肺栓塞、肺癌。
    （4）心脏（血管、瓣膜、心肌、心包）：急性心肌梗死、心肌炎、急性心包炎、主动脉夹层/撕裂、主动脉狭窄。
    （5）食管：胃-食管反流、食管-贲门黏膜撕裂综合征、消化性溃疡、胆石症。
    （6）纵隔：纵隔气肿、纵隔肿瘤。

C. 按照器官/系统列出鉴别诊断表
    1. 对需要广泛鉴别的情况（如疲劳）的鉴别诊断较好。
    2. 以疲劳为例，先列出需要鉴别的器官/系统，再列出每个器官/系统中需要鉴别的疾病。
    （1）内分泌系统：甲状腺功能低减、肾上腺皮质功能不全。
    （2）心理性疾病：抑郁症、焦虑症。
    （3）心血管系统：心肌缺血、充血性心力衰竭。
    （4）呼吸系统：慢性阻塞性肺疾病、肺结核。
    （5）消化系统：功能性胃肠病、克罗恩病。
    （6）血液系统：贫血、浆细胞病。
    （7）感染性疾病：HIV 感染、结核感染。
    （8）营养性疾病：营养不良、肥胖症。
    （9）肿瘤性疾病：实体肿瘤、血液系统肿瘤。

D. 按照病理生理学原理列出鉴别诊断表
    1. 对病理生理学机制突出的情况（如慢性腹泻）的鉴别诊断较好。
    2. 以慢性腹泻为例，先列出涉及的病理生理学机制，再列出每种机制需要鉴别的疾病。
    （1）渗透性腹泻：渗透性缓泻剂、乳糖酶缺乏。
    （2）渗出性腹泻：感染性腹泻、炎症性肠病、嗜酸性粒细胞性胃肠炎、胃肠道肿瘤。
    （3）分泌性腹泻：霍乱、血管活性肠肽肿瘤、爱迪生病（阿狄森综合征）。
    （4）动力性腹泻：肠易激综合征、甲状腺功能亢进。

E. 按照以往经验列出鉴别诊断表
F. 对以上方法灵活组合列出鉴别诊断表

对孙女士的情况（单侧下肢红肿），按照解剖结构进行鉴别较好：
1. 皮肤：淤血性皮炎。
2. 软组织：蜂窝织炎。
3. 小腿静脉：远端深静脉血栓形成（DVT）。
4. 膝关节：Baker 囊破裂。
5. 大腿静脉：近端深静脉血栓形成（DVT）。
6. 盆腔：肿瘤致淋巴回流障碍。

第二步：对可能的疾病进行排序

有以下四种办法对需要进行鉴别诊断的疾病排序：

A. 按照"是否可能"进行排序：认为所有可能的疾病其可能性都是一样的，对所有可能的疾病同时进行诊断性试验，这种方法浪费资源严重，一般不太实用

B. 按照"概率"进行排序：首先考虑最可能的疾病，即验前概率最高的疾病（验前概率是指在做诊断性试验前判断患某种疾病的可能性大小），然后再考虑可能性小一些的疾病，可能性很小的疾病暂时不考虑

C. 按照"预后"进行排序：首先考虑最严重（预后最差）的疾病

D. 从"疗效"的角度进行排序：首先考虑治疗可能有效的疾病

经验丰富的临床医师经常同时将"概率"、"预后"和"疗效"几种办法综合起来考虑，构建鉴别诊断表，并决定选择哪项诊断试验。

> 孙女士的症状和体征支持蜂窝织炎是首要的诊断假设：发热、足部有感染侵入的伤口、下肢红肿疼痛。虽然患者没有明显的 DVT 危险因素，如下肢长时间制动、骨科手术后、肿瘤、抗磷脂综合征、服用避孕药等，但是近端或远端的 DVT 也是需要进行鉴别诊断的重要疾病，这是因为 DVT 不仅在临床十分常见，而且一旦漏诊可能会发生肺栓塞等严重的并发症，所以"不能漏诊"。Baker 囊破裂和盆腔肿瘤也有可能，在除外蜂窝织炎和 DVT 的情况下需要对以上两种情况进行鉴别。最后对于没有慢性下肢肿胀的孙女士来说，淤血性皮炎的诊断基本可以除外。

接下来的问题是：我们对孙女士患蜂窝织炎的把握有多大？会给她用抗生素治疗吗？我们又有多大的把握说她没有 DVT？会针对 DVT 进行化验检查吗？抽象地说，即当我们有一个首要的诊断假设，同时还有一个需要鉴别的其他假设时，如何判断这时是需要一个化验检查，还是应该开始治疗呢？

诊断性试验（检查）的作用

当我们对疾病有了一个首要的诊断假设时，无论这时是否还有其他需要鉴别的假设，都需要判断这个首要诊断假设的可能性（验前概率）是多少，是不是可能性小到可以将其排除，或者可能性大到可以对其开始治疗。如果根据目前的信息，我们既不能除外、也不能确定该疾病，那就必须选择进一步的诊断性试验（检查），以获得更多的信息帮助诊断。为方便陈述，我们将这一过程分成三步：

第一步：确定验前概率

有三种办法帮助我们确定首要假设诊断和其他重要（通常也是严重）的鉴别诊断的验前概率：用一个经验证有效的评分模型，用某个症状在某种疾病中出现的比率，或用我们的临床感觉来确定验前概率。

A. 用一个经验证有效的评分模型

　　1. 对病史和体检结果进行评分并求和，不同的总分对应不同的验前概率；这种经验证有效的评分模型很少，但却是估计验前概率最准确的方法。

　　2. 如果我们恰巧能够为某个假设诊断的疾病找到一个经验证有效的评分模型，那就可以直接得到一个验前概率的准确值。

B. 用某个症状在某种疾病中出现的比率

　　1. 从病例系列研究中，我们往往可以得知某个症状在疾病中出现的比率。

　　2. 如 73% 的肺栓塞（PE）患者有气短，但这并没有告诉我们多少个气短的患者中有 PE，所以无法直接获得准确的验前概率。

C. 用我们的临床感觉

1. 临床感觉将我们所了解的症状在疾病中出现的比率、疾病的患病率以及我们的临床经验结合起来，构成所谓的"临床判断"。

2. 临床感觉的性质难以捉摸，比较不准确，有研究发现临床医师较易受到最近临床经验的影响，但总的来说，经验丰富的临床医师的临床感觉有重要的预测价值。

3. 临床医师一般将验前概率归为可能性小、中度可能、可能性大，这种模糊的分类也有帮助，且可以不必为一个具体的数字而过分操心。

第二步：运用阈值模型，选择诊断性试验（检查）

阈值模型是将概率概念化的一个工具，它可以帮助我们理解假设诊断的可能性大小与诊断决策（继续做检查，还是排除诊断，或开始治疗）之间的关系。

如图 1-1 所示，阈值模型中的标尺代表假设诊断的可能性大小（概率），左侧一端代表概率为 0，而右侧一端代表概率为 100%；标尺上还有 2 个点，分别代表靠左侧一端的"检查阈"和靠右侧一端的"治疗阈"。

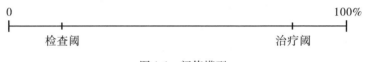

图 1-1　阈值模型

检查阈，又叫"不检查阈"，是指这样的一个概率水平，即当疾病的概率小于它时，某个疾病的可能性是如此之小，以至于我们不再需要做进一步的检查就可以直接将其排除。

治疗阈，又叫"诊断阈"，是指这样的一个概率水平，即当疾病的概率大于它时，某个疾病的可能性是如此之大，以至于你不再需要进一步的检查就可以诊断并开始治疗。

下面举两个简单的例子：

贾女士，19 岁，主诉是负重后出现尖锐的右侧胸痛并持续约 30 秒，她患心肌缺血的验前概率很低，低于该病的检查阈，所以不再需要做任何进一步的检查即可将其除外。

易先生，60 岁，抽烟，既往有糖尿病、高血压，主诉是胸骨后压榨性胸痛伴恶心、大汗并持续 15 分钟，心电图显示前壁导联 ST 段升高，他患急性心梗的验前概率很高，高于该病的治疗阈，所以不再需要进一步的检查（如心肌酶）即可开始治疗。

当疾病的验前概率介于检查阈和治疗阈之间的时候，为了将假设诊断排除或确认，必须要选择一个真正有用的诊断性试验，其结果可以大幅度地改变疾病的验前概率，使得验后概率（检查结果出来以后某种疾病的概率）从诊断阈或治疗阈的一侧移至另一侧。

确定一个疾病的检查阈和治疗阈，理论上是需要用公式进行计算的，但实际上临床医师并不真正计算这两个阈，而是将多种因素综合起来考虑。我们需要了解的是影响检查阈和治疗阈的一些因素，以帮助我们准确理解它们的大小。

对于检查阈来说，如果疾病被漏诊后会带来较严重的后果，那么该疾病的检查阈就会较低，使得疾病不太容易被除外；如遗漏心肌梗死或肺栓塞会非常有害，所以我们必须十分确定，在未做化验检查将其除外之前，没有遗漏那些后果严重的疾病（即验前概率非常低）。

对于治疗阈来说，如果治疗的副作用较大，那么该疾病的治疗阈就会较高，使得疾病不太容易被诊断，治疗变得非常慎重；如肿瘤化疗的副作用较大，所以我们必须十分确定，在未做检查即开始治疗之前，哪些有害的治疗是必需的（即验前概率非常高）。

我们没有找到关于评估蜂窝织炎验前概率的有用信息。考虑到抗生素治疗的潜在风险比较低，而我们总体的临床印象是蜂窝织炎的验前概率很高，已经足以跨过了治疗阈，所以开始了抗生素治疗。

另外，虽然我们觉得 DVT 的验前概率比较低，但还没有低到不需做检查即可将其排除的程度，而我们找到了一个临床评分系统帮助计算出孙女士患 DVT 的验前概率是 17%。

这时问题变成了：我们需要一个什么样的检查可以帮助我们除外 DVT？我们知道多普勒彩超是诊断 DVT 最好的检查，但它到底有多好？一个阴性的结果能够除外 DVT 吗？

一个完美的诊断试验意味着它在患者中永远是阳性、在非患者中永远是阴性。由于没有一个诊断试验是完美的，所以在某些患者中检查结果是阴性（假阴性，FN），在某些非患者中检查结果是阳性（假阳性，FP）。

诊断试验的某些特性能够帮助你了解假阳性或假阴性出现的频率。这是通过在患者和非患者中做这项检查并记录其结果分布而获知的。如表 1-1 所示多普勒彩超对诊断近端 DVT 的试验特性，假设的研究对象有 200 人，患 DVT 的有 90 人，多普勒彩超发现其中 86 人有 DVT；110 人没有 DVT，多普勒彩超在其中 108 人中没有发现 DVT。

表 1-1　多普勒彩超检查近端 DVT 的特性

		金标准		合计
		有近端 DVT	无近端 DVT	
多普勒彩超	异常	真阳性 = 86	假阳性 = 2	88
	正常	假阴性 = 4	真阴性 = 108	112
合计		90	110	200

敏感性是指 DVT 患者中检查结果真阳性（TP）的百分比：

$$敏感性 = TP/DVT\ 患者总人数 = 86/90 = 96\%$$

由于敏感性很高的试验出现假阴性结果的比例很低（$4/90 = 0.04 = 4\%$），所以它们一般用于除外疾病。换句话说，如果试验结果为阴性，它只有非常小的可能是假阴性，而非常大的可能是没有患这种疾病。

特异性是指没有 DVT 的人中检查结果真阴性（TN）的百分比：

$$特异性 = TN/没有 DVT 的总人数 = 108/110 = 0.98 = 98\%$$

由于特异性很高的试验出现假阳性结果的比例很低（$2/110 = 0.02 = 2\%$），所以它们一般用于确诊疾病。换句话说，如果试验结果为阳性，它只有非常小的可能是假阳性，而非常大的可能是真的患有这种疾病。

敏感性和特异性是一个诊断试验重要的特性，但是它们没有告诉我们试验结果是否能够使验前概率跨越检查阈或治疗阈。似然比（LR）是指在一个患者中出现某个试验结果的可能性与在一个非患者中不出现该结果的可能性之比，它能够告诉我们概率将变化多少。

阳性似然比（LR+）告诉我们在多大程度上结果是真阳性（TP），而不是假阳性（FP）：

$$LR+ = \frac{TP/DVT\ 患者总人数}{FP/没有\ DVT\ 的总人数} = \frac{TP\%}{FP\%} = \frac{TP\%}{1-TN\%} = \frac{敏感性}{1-特异性} = \frac{0.96}{1-0.98} = 48$$

LR+应该明显大于1，即真阳性的可能性远远大于假阳性的可能性，才有可能使结果跨过治疗阈。一般而言，LR+应该大于10才比较有意义，尽管LR+在5~10之间的检查也有些意义。

阴性似然比（LR-） 告诉我们在多大程度上结果是假阴性（FN），而不是真阴性（TN）：

$$LR- = \frac{FN/DVT\ 患者总人数}{TN/没有\ DVT\ 的总人数} = \frac{FN\%}{TN\%} = \frac{1-TP\%}{TN\%} = \frac{1-敏感性}{特异性} = \frac{1-0.96}{0.98} = 0.04$$

LR-应该明显小于1，即假阴性的可能性远远小于真阴性的可能性，才有可能使你跨过检查阈。一般而言，LR-应该小于0.1。LR-在0.1~0.5之间的检查也有些意义。上面的阈值模型整合了LR的作用，显示出诊断试验造成的疾病概率的变化。

LR越接近1，该诊断试验的有用性就越小，LR=1的检查一点也不能改变疾病的概率，因此毫无价值。在得到了一个具体的验前概率之后，我们可以通过似然比计算出验后概率。

从数学计算的角度而言，不能直接将验前概率乘以似然比得到验后概率，而是需要将验前概率转化为验前比值比，将其乘以似然比得到验后的比值比，最后将验后比值比转化为验后概率。

第一步：将验前概率转化为验前比值比

验前比值比＝验前概率／（1-验前概率）

第二步：验前比值比乘以似然比得到验后比值比

验后比值比＝验前比值比×似然比

第三步：将验后比值比转化为验后概率

验后概率＝验后比值比/（1+验后比值比）

综上所述，对于一个验前概率比较大的假设诊断，我们应该尽可能选择一个阳性似然比特别大的诊断性试验（检查），即特异性好的检查有助于确诊疾病；而对于一个验前概率比较小的假设诊断，我们应该尽可能选择一个阴性似然比特别小的诊断性试验（检查），即敏感性好的检查有助于除外疾病。

第三步：理解检查结果

我们怎么知道选择的这个诊断性试验（检查）是不是真的有用，即它是不是真的将疾病的概率移至阈值的另一侧呢？

> 对孙女士而言，DVT的验前概率是17%，多普勒超声的LR-是0.04，则
> 验前比值比＝验前概率/（1-验前概率）＝0.17/（1-0.17）＝0.17/0.83＝0.2
> 验后比值比＝验前比值比×似然比＝0.2×0.04＝0.008
> 验后概率＝验后比值比/（1+验后比值比）＝0.008/（1+0.008）＝0.008/1.008＝0.008
> 所以，孙女士DVT的验后概率是0.8%。

如果觉得通过计算获得验后概率的方法过于繁琐，这里还有一个比较简单的办法。如图1-2所示，在图中找到验前概率（最左边的竖线）和似然比（中间的竖线）所对应的点，将两点连成一条直线，这条直线与最右边的竖线相交的点就是验后概率。

下面我们列举了一些检查的似然比：

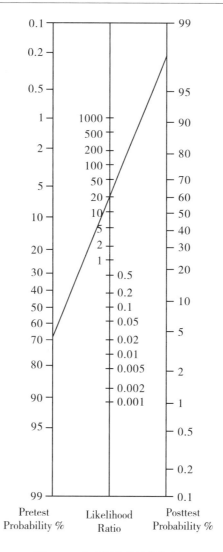

图 1-2 验后概率的计算标尺

典型心绞痛症状在男性的 LR+是 115，在女性的 LR+是 120；不典型心绞痛症状在男性的 LR+是 14，在女性的 LR+是 15。

平板运动试验的似然比见表 1-2。

表 1-2 平板运动试验的似然比

金标准	检 查	结 果	似然比
		ST 段水平压低	
		>2.5mm	39
		2~2.49	11
冠状动脉狭窄（造影）	运动心电图	1.5~1.99	4.2
		1~1.49	2.1
		0.05~0.99	0.92
		<0.05	0.23

胰腺 CT 的似然比见表 1-3。

表 1-3　胰腺 CT 的似然比

金标准	检查	结　果	似然比
胰腺疾病（活检/尸检/病程）	CT	异常	26
		很可能异常	4.8
		可能异常	0.35
		很可能正常	0.32
		正常	0.11

一般而言，如果仅将验前概率粗略地描述为"低"、"中"和"高"，那么以下判断一般是成立的：

1. 对于验前概率不太高（"低"或"中"）的疾病，如果某一个检查的 LR-小于 0.1 且该检查的结果为阴性，则可以除外该病。

2. 对于验前概率不太低（"中"或"高"）的疾病，如果某一个检查的 LR+大于 10 且该检查的结果为阳性，则可以诊断该病。

3. 对于验前概率很高的疾病，除非某一个检查的 LR-极其之小，否则其阴性结果较难除外该病。

4. 对于验前概率很小的疾病，除非某一个检查的 LR+极其之大，否则其阳性结果较难诊断该病。

　　对于 3、4 两种情况，我们还需要做进一步的检查。

　　　孙女士的多普勒超声检查结果正常。由于 DVT 的验前概率不高，而多普勒超声检查发现 DVT 的 LR-小于 0.1，所以 DVT 可以除外。2 天后，孙女士回来复诊，她腿部的红肿疼痛已经明显减轻，抗生素治疗有效，进一步肯定了蜂窝织炎的诊断。

第二章　头　　痛

病例1

李某，男性，34岁，因间断头痛就诊。

头痛是临床最常见的症状之一，只有不到1%的头痛可危及生命，因此诊治的重点是不要做太多的检查，及时发现罕见、有可能危及生病的病例，对其他的患者给予妥善的治疗以缓解其痛苦。

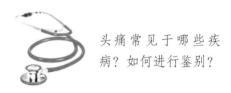

头痛常见于哪些疾病？如何进行鉴别？

头痛的鉴别诊断思路

头痛经常分为原发或继发。原发的头痛是指头痛即为疾病本身，而不是其他疾病的表现。原发性头痛不会危及生命。继发性头痛是指头痛的症状是其他疾病的表现。与原发性头痛相比，继发性头痛更危险，可能会危及生命。

原发性头痛经常是临床诊断，有时使用临床诊断标准。而继发性头痛需要明确诊断其原发病。

从临床表现上很难区分原发或继发性头痛。在进行鉴别诊断时，最重要的一个问题就是"这个头痛是新发的还是以前就有？"。慢性头痛往往是原发性的，而新发头痛经常是继发性的。但是这种分类不绝对，有些慢性头痛也是继发性的，而有些经典的原发性头痛，如偏头痛，可以表现为新发头痛（表2-1）。

表 2-1　头痛的鉴别诊断

A. 陈旧头痛

　　1. 原发

　　　　（1）紧张性头痛

　　　　（2）偏头痛

　　　　（3）丛集性头痛

　　2. 继发性

　　　　（1）颈椎关节退行性变

　　　　（2）颞下颌关节综合征

续 表

（3）与药物或停药相关的头痛

　　a. 咖啡因

　　b. 硝酸酯类

　　c. 麻醉药

　　d. 麦角胺

B. 新发头痛

　1. 原发性

　　（1）良性咳嗽导致的头痛

　　（2）用力导致的头痛

　　（3）与性行为相关的头痛

　　（4）良性的雷击样的头痛

　2. 继发性

　　（1）感染

　　　a. 上呼吸道感染

　　　b. 鼻窦炎

　　　c. 脑膜炎

　　（2）血管性

　　　a. 颞动脉炎

　　　b. 蛛网膜下腔出血（SAH）

　　　c. 脑出血

　　　d. 恶性高血压

　　　e. 静脉窦血栓

　　（3）占位性病变

　　　a. 脑瘤

　　　b. 硬脑膜下血肿

　　（4）晨起头痛

　　　a. 睡眠障碍

　　　b. 夜间低血糖

　　　患者既往有类似头痛十年，2~3次/年，疼痛为撞击样，位于右颞部，伴有恶心。头痛进行性加重，最近发作增加为3~4次/月。疼痛剧烈，以致无法工作。严重时伴有呕吐。

最可能的诊断是什么？还有其他的可能吗？下一步应做何种检查？

鉴别诊断

虽然李某的头痛很严重，但是已经有很长的病史，并非新发的头痛。在年轻无伴随疾病的患者中，慢性头痛最常见的原因是偏头痛和紧张性头痛。结合其严重程度，更有可能是偏头痛。由于其严重程度以及搏动性的特点，应该考虑血管性因素。颅内动脉瘤可以引起类似的症状，但是该患者的病史很长，这种可能性很小。表 2-2 列举了鉴别诊断。

表 2-2 患者李某的诊断假设

假设诊断	临床线索	重要检查
最可能的诊断		
偏头痛	中到重度单侧搏动性头痛，有时有先兆	符合临床诊断标准，除外继发性头痛
其他可能的诊断——最常见的		
紧张性头痛	慢性、轻到中度的压迫性头痛	符合临床诊断标准，除外继发性头痛
其他可能的诊断——不能漏诊的		
颅内动脉瘤	急性或亚急性头痛，疼痛性质没有特异性	CT、MRA 或血管造影

新发的轻度头痛比复发性的严重头痛更值得关注。

开始时，患者使用布洛芬可缓解疼痛。近期，药物不能缓解疼痛。既往史和家族史无特殊。

根据现有临床资料是否能够确诊呢？如果不能，还需要补充哪些资料？

诊断与治疗

李某的体格检查，包括全面的神经系统查体都是正常的。

患者的头痛符合偏头痛的诊断标准，为单侧、搏动性头痛，程度为中度或重度（日常活动受限或停止），伴有呕吐。既往史中的晕动症提供了另外的线索。头痛发作的频率增加、程度加重，还是需要做神经系统影像学检查，但是考虑到诊断标准有很高的阳性预测值，影像学检查指征不强。

李某的头痛性质无改变，因此决定不对其进行头颅扫描。给予长效普萘洛尔 80mg/d 作为预防用药，口服舒马曲坦中止发作。1 个月后随诊，患者只有一次轻度发作需要使用布洛芬。

疾病知识拓展

偏头痛

A. 偏头痛的诊断
   1. 偏头痛在青少年女性发病，发作为搏动性，程度剧烈，影响工作。有时发病前在眼前可出现闪光点，患者喜欢在黑暗、安静的房间卧床休息。
   2. 国际头痛协会（IHS）描述的偏头痛：特发性的反复发作的头痛，每次持续 4~72 小时。典型的特点是：单侧、搏动性、中到重度。日常活动就可加重，可伴有呕吐、畏光、畏声。
   3. 偏头痛是神经血管因素导致的慢性头痛综合征。神经因素可致颅内血管扩张。
   4. 可在任何年龄发病，最常见于青少年。
   5. 女性患者数为男性的 2~3 倍。
   6. 伴随偏头痛经常有先兆
      （1）33%~75% 的患者发作时有先兆。在所有的偏头痛患者中，18%总是有先兆，13%有时会有先兆，8%只有先兆、没有头痛。
      （2）先兆是视觉性的，在头痛发作之前，持续 20 分钟。
      （3）患者经常描述先兆开始是一个盲点，经常影响视野的一部分；先兆有不同的表现，经常出现闪光、暗点，常被形容为闪电、光点、锯齿样线或弯曲线。
   7. 偏头痛的诊断标准分为伴或不伴先兆的头痛
      （1）不伴先兆的偏头痛
         a. 患者至少有 5 次发作持续 4~72 小时。
         b. 头痛必须具有至少 2 个以下特点：单侧头痛、搏动性、中到重度（影响活动）、运动可加重。
         c. 伴有至少 1 个以下症状：恶心和/或呕吐；畏光和畏声。
      （2）伴有先兆的偏头痛

  a. 是一种特发性、反复发作的头痛，表现为首先是明确定位于大脑皮层或脑干的神经症状的发作，经常在 5~20 分钟内逐渐发生，持续少于 60 分钟。在这些神经先兆症状之后，有的伴随不到 1 个小时的无症状期，随即出现头痛、恶心、呕吐，可伴有畏光。头痛可持续 4~72 小时，有时头痛可容易缺如。

  b. 患者至少已经有 2 次发作。

  c. 必须出现以下至少三个症状：有至少一种指向皮层或脑干的可复原的先兆症状、先兆症状必须在 4 分钟以上的时间里逐渐产生、先兆必须在 60 分钟以内消失、头痛要么与先兆同时出现，或在其后 60 分钟内发生。

B. 偏头痛的鉴别诊断

 1. 紧张性头痛。

 2. 丛集性头痛。

 3. 巨细胞动脉炎。

 4. 蛛网膜下腔出血。

 5. 脑肿瘤或脓肿。

C. 偏头痛的治疗

 1. 偏头痛的治疗为中止疼痛或预防发作。

 2. 镇痛治疗

  （1）应该在偏头痛开始就中止疼痛，告诉患者不要等偏头痛典型发作了再使用。

  （2）可以有效中止头痛的药物

   a. NSAIDs：一线治疗，可以和镇吐药一起使用。

   b. 对乙酰氨基酚加阿司匹林加咖啡因：另一个一线治疗药物，也可以与镇吐药联用。

   c. 曲普坦类（皮下、口服、鼻吸入）：适用于中-重度偏头痛，与 NSAIDs 联用比单药治疗效果好。

   d. 镇吐药（氯吡嗪、马来酸或甲氧氯普胺）：作为上述治疗的辅助用药。

   e. 阿片类：中重度头痛的补救治疗，应警惕反跳及药物滥用。

   f. 皮质激素：顽固性偏头痛的补救治疗。

   g. 布他比妥加阿司匹林加咖啡因：中-重度头痛间断使用。

   h. 对乙酰氨基酚、氯醛比林、握克丁：轻-中度头痛间断使用。

 3. 预防性治疗

  （1）预防性治疗是在医师和患者均认为偏头痛发作频繁、程度严重，且持续时间长，需要开始常规治疗。

  （2）预防性治疗不需要天天用药，可以在预测偏头痛发作的前后（例如，月经前后）。

  （3）最有效的药物

   a. β 受体阻滞剂：普萘洛尔、噻吗洛尔。

   b. 双丙戊酸钠。

   c. 阿米替林。

D. 循证小知识

 1. 偏头痛是所有的复发性头痛中疼痛最剧烈的。

 2. 在家庭医师门诊以头痛为主诉初次就诊的患者中，有 90% 符合偏头痛的诊断标准。

在所有严重的复发性头痛的患者，均应考虑偏头痛的诊断。

3. 偏头痛的经典症状资料：50%偏头痛患者为非搏动性头痛，40%为双侧头痛。

4. 支持偏头痛诊断的病史特点

    （1）头痛是否为搏动性的？

    （2）如果不予治疗，头痛将持续 4~72 小时。

    （3）是否为单侧的？

    （4）是否伴有恶心？

    （5）发作时是否影响工作、活动？

    （6）如果以上 5 个问题有 4 个回答是肯定的，偏头痛诊断的 LR+ 为 24。

5. 一篇最新综述提供了一些头痛特点可以鉴别偏头痛和紧张性头痛（表 2-3）。

表 2-3　头痛的特点对于诊断偏头痛的意义

	敏感性（%）	特异性（%）	LR+	LR-
恶心	82	96	23.2	0.19
畏光	79	87	6.0	0.24
畏声	5.2	3.7	5.2	0.38
运动可加重	81	78	3.7	0.24
单侧	66	78	3.1	0.43
搏动性	76	77	3.3	0.32
吃巧克力可减轻	22	95	4.6	0.82
吃奶酪可减轻	38	92	4.9	0.68

紧张性头痛

A. 紧张性头痛的诊断

1. 紧张性头痛的定义：反复发作的头痛，持续数分钟至数天。疼痛为轻至中度的头顶重压、发紧或头部束带样箍紧感，不随日常活动加重，无恶心，可以有畏光及畏声。

2. 这是最常见的头痛类型，每年的发生率男性 63%、女性 86%。

3. IHS 对发作性紧张性头痛的诊断标准

    （1）至少有 10 次头痛发作。

    （2）可持续 30 分钟至 7 天。

    （3）以下至少两条：

        a. 重压感或箍紧感，非搏动性。

        b. 轻至中度头痛（对活动无明显限制）。

        c. 双侧性。

        d. 不随日常活动加重。

    （4）无恶心、呕吐。

    （5）可以有畏光或畏声。

4. 慢性紧张性头痛通常是从发作性紧张性头痛发展而来。临床表现很相似，但是每个月症状持续 15 天以上。

5. 详尽的病史及全面查体，以除外其他需要特殊治疗的头痛。

B. 紧张性头痛的鉴别诊断

  1. 偏头痛。

  2. 三叉神经痛。

  3. 颅内占位性病变。

  4. 颅内感染。

  5. 脑膜炎。

C. 紧张性头痛的治疗

  1. 发作性紧张性头痛经常由患者自行治疗。镇痛剂（对乙酰氨基酚或 NSAIDs）是治疗的基础。更严重的头痛可以联合咖啡因或可待因。对于经常发作的紧张性头痛的患者，减轻压力会有帮助。

  2. 慢性紧张性头痛治疗比较困难，尤其是在有药物滥用的患者。治疗慢性紧张性头痛最开始的干预是戒除镇痛药物。

    （1）长期使用缓解头痛的药物有可能导致或加重慢性紧张性头痛。

    （2）最常引起症状加重的药物是麦角胺、NSAIDs、咖啡因和阿片类。

    （3）戒除药物可能很困难，有时需要住院。

    （4）当停掉以前的药物，加用三环类抗抑郁药或控制压力都是有效的。

    （5）即使联合使用三环类抗抑郁药减轻压力，也只能使头痛的发作频率和程度减轻 50%。

未破裂的中枢神经系统动脉瘤所致头痛

A. 中枢神经系统（CNS）动脉瘤导致的头痛的诊断

  1. CNS 动脉瘤导致的头痛的典型表现：中年患者新发的单侧、搏动性的头痛。

  2. CTA、MRA 可诊断，血管造影可确定其大小、位置和数量。

  3. CNS 动脉瘤所致头痛通常以下列三种方式表现出来：

    （1）无意中发现：患者动脉瘤破裂，在进行检查时发现另外一个没有破裂的动脉瘤。

    （2）急性破裂和急性扩张。

    （3）慢性头痛。

B. CNS 动脉瘤导致头痛的鉴别诊断

  1. 紧张性头痛。

  2. 偏头痛。

  3. 原发或转移性脑肿瘤。

  4. 脑膜炎。

C. CNS 动脉瘤的治疗

  1. 分为神经外科手术或介入手术：对于既往没有动脉瘤破裂史、动脉瘤<1cm 的患者，因为动脉瘤破裂率很低，不推荐进行修补手术。

  2. 对于存在一个小动脉瘤和可疑与之相关的头痛的患者，治疗决策很难制定。因为在手术前很难确定动脉瘤是否导致头痛症状。

D. 循证小知识

  1. CNS 动脉瘤所致的头痛是非特异性的。

  2. 增强 CT 和 MRA 对于发现 CNS 动脉瘤非常敏感：>1cm 的动脉瘤的敏感性约为 100%；对于所有动脉瘤的敏感性要低一些（CT 约 62%，MRI 约 45%）。

  3. 血管造影是诊断的金标准。

病例 2

> 林某，女性，65 岁，因头痛就诊。近两个月来，每日晨起双颞侧头痛，中至重度。既往没有头痛病史。

最可能的诊断是什么？
还有其他的可能吗？
下一步应做何种检查？

鉴别诊断

患者的年龄比较大，且为新发头痛，均提示头痛可能为继发性的，存在潜在的风险。晨起的头痛为头颅肿瘤的经典表现，这是由于患者平卧时 CNS 的病变周围形成水肿，导致晨起颅内压增高，引起头痛。由于颅内肿瘤经常由其他部位肿瘤转移所致，对于该患者要进行进一步的病史询问。

晨起头痛是许多疾病、习惯以及职业暴露等的常见症状，经常与一些物质的使用与戒除有关，例如，酒精、咖啡因和一氧化碳是最常见的。还有一些晨起头痛由于疾病所致，这些疾病在夜间更重或影响睡眠，如夜间低血糖和阻塞性睡眠呼吸暂停（OSA）是这类头痛很常见的原因。紧张性头痛是最常见的头痛原因，偶尔也会导致晨起头痛。

老年人新发双颞侧痛会提示颞动脉炎。这些头痛的经典表现并非晨起头痛，但是仍应进行鉴别诊断（表 2-4）。

对于晨起头痛的患者，除了以上这些最常见的头痛，应该进行更详细的病史询问。

表 2-4　患者林某的诊断假设

假设诊断	临床线索	重要检查
最可能的诊断		
颅内肿瘤	恶性肿瘤病史局灶神经症状	影像学检查
其他可能的诊断——最常见的		
接触或戒除	咖啡因：熬夜时加重，周末或休假时加重	咖啡因有效
	酒精：中毒时出现	只与酒精摄入有关
	一氧化碳中毒：接触时出现，脱离接触时缓解	一氧化碳血红蛋白浓度
与疾病相关的晨起头痛	夜间低血糖，常见于糖尿病患者，近期有饮食和药物的改变	夜间测血糖
紧张性头痛	阻塞性睡眠呼吸暂停：肥胖、日间嗜睡	睡眠多导图
	慢性，轻至中度压迫性头痛	诊断标准，除外继发性头痛

诊断与治疗

> 患者除头痛外无不适。头痛几乎每天早上发作，与睡眠的地点等无关。否认局部肢体麻木、无力或视力障碍，否认打鼾、日间嗜睡。
>
> 既往史：2 型糖尿病，血糖控制良好。每日服药：阿司匹林 0.1g qd，阿托伐他汀 10mg qn，格列本脲 5mg bid。
>
> 体格检查：包括神经系统查体都是正常的。
>
> 实验室检查：全血细胞（CBC）、肝肾功能均正常，糖化血红蛋白 5.9%（3 个月前是 7%），头颅平扫 CT（−）。3am 查血糖为 2.2mmol/L。

既然在非肿瘤患者中颅内肿瘤相对少见，且晨起头痛是一个不特异的表现，这个患者不太可能是一个脑肿瘤的患者。平扫头颅 CT 除外了肿瘤。患者的糖化血红蛋白水平较前明显下降、黎明低血糖，这都提示低血糖所致头痛。

病例随诊

> 嘱患者停服晚上的格列本脲，头痛第二天就缓解了。

疾病知识拓展

颅内肿瘤

A. 颅内肿瘤的诊断
  1. 颅内肿瘤的典型表现是进行性加重的晨起头痛，伴有神经局灶症状。
  2. 脑肿瘤分为转移性、原发轴外性和原发轴内性。
  3. 转移性肿瘤 7 倍于原发肿瘤，因此，肿瘤患者出现新发头痛时应行影像学检查。
  4. 颅内肿瘤经常表现有局灶症状，如癫痫发作、颅内压升高的表现及头痛等。
  5. 虽然不同的肿瘤有不同的表现，但是最常见的症状为头痛、癫痫发作、偏瘫、神志改变。
B. 颅内肿瘤鉴别诊断
  1. 紧张性头痛。
  2. 偏头痛。
  3. 脑膜炎。
C. 颅内肿瘤的治疗
  1. 脑肿瘤的治疗要看肿瘤的病理类型。
  2. 有癫痫发作和颅压增高表现的患者应该立即住院，尽快诊断、治疗。
D. 循证小知识
  1. 患者头痛的病史对于诊断颅内肿瘤没有很大的帮助。
  2. 颅内肿瘤典型的头痛：严重的进行性加重的晨起头痛，伴有恶心、呕吐。

癌症患者出现新发头痛，有可能是肿瘤转移至 CNS 所致，因此要行影像学检查。

3. 增强 CT
   （1）对于低风险患者的筛选检查。
   （2）增强 CT 对于颅内肿瘤的敏感性大约 90%。
4. 增强 MRI 是对于脑肿瘤的最佳检查，敏感性基本达到 100%，且可以提示肿瘤的病理性质。

与其他疾病相关的晨起头痛

A. 晨起头痛的诊断
   1. 有一些疾病可以导致主要在清晨发作的头痛。这些头痛在清晨醒来时加重，随着日常的活动减轻。常见的疾病，如夜间低血糖和 OSA。
   2. 晨起头痛最严格的定义是由于睡眠障碍所致。睡眠障碍可以有多种原因。
      （1）原发睡眠障碍
         a. OSA。
         b. 睡眠期间周期性腿动（PLMS）。
      （2）睡眠时间异常
         a. 睡眠过多。
         b. 睡眠中断。
         c. 睡眠剥夺。
      （3）继发于其他疾病
         a. 慢性疼痛。
         b. 抑郁。
      （4）睡眠中或清醒时的低血糖均可致头痛。
   3. 与其他疾病相关的晨起头痛的诊断，取决于对潜在疾病的识别。
B. 晨起头痛的治疗
   1. 夜间低血糖：调整降糖的措施。
   2. OSA：持续气道正压通气。
   3. PLMS：卡比多巴和左旋多巴。
   4. 疼痛：加强疼痛的控制。
C. 循证小知识
   1. 在任何糖尿病患者主诉晨起头痛时均应想到夜间低血糖，夜间测血糖低以及血糖升高后头痛缓解，即可以诊断。
   2. OSA 的临床提示很少。睡眠多导图可以诊断，并可以提供关于 PLMS 的资料。

对于晨起头痛的患者，即使没有特别的提示，也可以进行睡眠多导图检查。

与一些物质的接触及戒断有关的头痛

A. 与一些物质的接触及戒断相关头痛的诊断

1. 很多物质可以导致头痛，头痛可以在相关物质使用后立即发生，或者是在长时间使用之后，或者是戒除后发生。

2. 接触后立即发生头痛

  （1）亚硝酸盐（热狗头痛）。

  （2）谷氨酸钠（MSG）（中国餐厅综合征）。

  （3）一氧化碳。

3. 长期接触后发生头痛（镇痛药）。

4. 短暂接触后戒除后发生头痛（酒精）。

5. 长期接触后戒除后发生头痛

  （1）咖啡因。

  （2）阿片类。

6. 咖啡因戒除导致头痛的标准要求

  （1）头痛应该是双侧和/或搏动性的。

  （2）摄入≥200mg/d 超过 2 周。

  （3）头痛在最后一次饮用咖啡之后 24 小时内发作，摄入咖啡因 100mg 后 1 小时内，头痛可缓解。

  （4）在完全戒除咖啡因 7 天内头痛缓解。

患者熬夜或者假期、周末时的头痛，要考虑咖啡因戒除。

7. 一氧化碳中毒

  （1）临床表现：包括轻度头痛，伴有恶心、呕吐的头痛，焦虑，昏迷，心脏呼吸骤停。

  （2）患者的病史可以为该诊断提供线索：患者的头痛只在一个特定的环境发生，脱离这个环境头痛就缓解、其他家庭成员或者室友有类似表现、一氧化碳中毒在冬天最常见。

  （3）碳氧血红蛋白升高即可诊断，动脉血气以及指氧饱和度不足以诊断一氧化碳中毒。

B. 与一些物质的接触及戒断相关的头痛的治疗

1. 对于由某种物质的接触或戒除导致的头痛，其治疗依赖该物质的不同。

2. 一氧化碳中毒的患者，应该及时脱离中毒环境。

3. 要避免由于咖啡因戒断导致的头痛，要么慢慢减少摄入，要么每天规律摄入。

C. 循证小知识

1. 平均每杯咖啡含咖啡因 100mg。

2. 高级咖啡的咖啡因含量要高得多，星巴克一杯咖啡含咖啡因 375mg。

3. 当咖啡的饮用习惯改变时，如假期或周末时头痛，均应考虑咖啡因戒断所致头痛。

病例 3

金某，男性，27 岁，因头痛就诊。3 天前，患者在举重时突发严重头痛，他形容是"有生以来最严重的头痛"，2 个小时左右头痛逐渐缓解，后未再有不适。患者既往有轻度紧张性头痛，服用对乙酰氨基酚治疗有效。

鉴别诊断

急性发病的严重头痛是病史的关键，在运动中起病也是值得担心的地方。类似的头痛经常被形容为搏动性。

对于这一类头痛，蛛网膜下腔出血（SAH）是最可能以及不能漏诊的诊断。患者对于头痛的形容："有生以来最严重的头痛"，这是 SAH 的经典表现，但是该患者头痛的缓解并不经典。其他头痛可以表现类似于 SAH，但是这些良性的头痛很难和 SAH 鉴别。咳嗽、用力引起的头痛可以与 SAH 类似。脑实质出血也不能排除，但是结合患者的年龄以及无高血压病史，可能性不大。

还有一些罕见疾病可以表现为搏动性头痛，包括颅内静脉窦血栓，垂体卒中，颈动脉夹层、脑脊液漏导致的低颅压。

搏动性头痛除非证明是别的原因所致，否则一定要考虑 SAH 的诊断。

既往史：轻度哮喘，按需使用沙丁胺醇。余无特殊。

体格检查：T 36.9℃，P 82 次/分，R 14 次/分，BP 112/82mmHg。颈无抵抗，查体无异常。

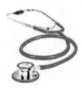

最可能的诊断是什么？还有其他的可能吗？下一步应做何种检查？

表 2-5　患者金某的诊断假设

假设诊断	临床线索	重要检查
最可能的诊断		
蛛网膜下腔出血（SAH）	"一生中最严重的头痛"	头颅 CT 平扫
	急性起病	腰穿
其他可能的诊断——最常见的		
咳嗽、用力导致的头痛	与咳嗽、用力相关的急性头痛	病史，CNS 影像
良性搏动性头痛	与 SAH 难以鉴别	头颅 CT 平扫，腰穿
脑实质出血	伴有局灶体征的头痛	头颅 CT 平扫

诊断与治疗

> 金某行头颅 CT 平扫，结果正常。行腰穿检查，脑脊液未见红细胞和含铁血黄素，排除了 SAH。

　　虽然患者在就诊时一般情况良好，但是由于 SAH 疾病的严重性，因此，检查的阈值要很低才行。症状轻微的 SAH 更容易漏诊，要么是因为医师对于这样的病人不太考虑 SAH，要么是由于头颅 CT 对于出血量小的患者不够敏感。对于这样的患者更需要明确诊断，因为如能得到及时的诊治，其预后良好。

　　头颅 CT 和脑脊液检查正常，此类患者要么是良性搏动性头痛，要么是运动相关性头痛。两者的区别仅仅是语言上的，因为运动相关头痛的发作是在运动时。颅内动静脉畸形出血也是需要考虑的，但是正常的头颅 CT 排除了这个诊断。

病例随诊

> 考虑患者的头痛是急性起病，神经系统查体正常，随诊 3 天，患者无任何症状，考虑为与用力相关的原发头痛。2 周后，患者在运动时再次出现类似头痛。运动前给予普萘洛尔，效果良好。

疾病知识拓展

蛛网膜下腔出血（SAH）

A. SAH 的诊断

　　1. 经典表现：中年患者主诉经历"一生中最严重的头痛"，并伴有恶心、呕吐以及局灶神经体征。随后患者意识丧失。如果患者在查体时仍然清醒，可以发现局灶体征和脑膜刺激征。

2. SAH 是由于 Willis 环上或附近动脉瘤的破裂所致（约 85%）。

3. 绝大多数动脉瘤破裂发生在 40~65 岁人群。

4. 10%~50% 患者在 SAH 前几周会有头痛的警示，这种头痛与 SAH 所致头痛性质相同，但是在 24 小时内缓解。

5. 人群中有 4% 的人有动脉瘤，>1cm 的动脉瘤破裂的概率为 0.5%/年。

6. 头颅平扫 CT 敏感性是因检验时间的不同而异的：最初 12 小时，97%；12~24 小时，93%；2 周以后，降至 80%。

7. 除了血管造影，脑脊液检查中的红细胞和来自于退变红细胞的含铁血黄素是最正确的诊断方法。

8. 血管造影：对于确诊 SAH 的患者血管造影可以帮助制定手术计划，也可以在做腰穿后仍不能明确诊断的患者中进行。

B. SAH 的治疗

　　1. 预防再出血

　　　　（1）SAH 的最初治疗是堵住犯罪血管，防止再出血。

　　　　（2）使用动脉导管在动脉瘤内放入支架。

　　　　（3）神经外科处理动脉瘤是二线治疗。

　　2. 预防脑血管痉挛导致脑缺血

　　　　（1）脑血管痉挛的病因不清，可以根据出血量和是否有意识丧失来预测。

　　　　（2）钙离子通道阻断剂：主要是尼莫地平，可降低脑血管痉挛的风险。

　　3. 控制脑水肿。

C. 循证小知识

　　1. SAH 的不同症状的出现率

　　　　（1）头痛，90%。

　　　　（2）颈项强直，74%。

　　　　（3）意识状态改变，60%。

　　　　（4）昏迷，27%。

　　2. 大约 25%SAH 的患者最初误诊，这些患者获得良好预后的机会只有其他患者的一半。

所有被怀疑为 SAH 的患者均应行头颅 CT，即使 CT 正常，哪怕是有一点怀疑 SAH 的患者，均应行腰穿检查。

用力所致头痛

A. 用力所致头痛的诊断

　　1. 这类的头痛在咳嗽、用力（经常包含 Valsalva 动作）和性生活时加重，表现类似 SAH。

　　2. 经常为双侧、搏动性头痛。

　　3. 包含原发头痛和继发于 SAH 或脑肿瘤的头痛，原发和继发头痛难以鉴别。

用力相关的头痛临床上与 SAH 难以鉴别。

B. 用力所致头痛的治疗

    1. 咳嗽相关的头痛用镇咳药和 NSAIDs 可以有效的控制。

    2. 避免用力活动，尤其是炎热天气、高海拔或运动前使用麦角胺、β 受体阻滞剂或 NSAIDs。

    3. 性生活相关的头痛可以通过预防性服用 β 受体阻滞剂控制。

C. 循证小知识

    1. 咳嗽相关的头痛，要么是原发头痛，要么是 Arnold-Chiari Ⅰ畸形，要么是小脑扁桃体下疝。

    2. 这样的头痛持续>30 分钟，经常是 Arnold-Chiari Ⅰ畸形所致。

    3. Arnold-Chiari Ⅰ畸形的患者比咳嗽相关头痛的人群年轻（平均年龄，39∶67）。

    4. 性生活相关的头痛几乎（93%）均为良性的，往往有多次发作。

良性搏动性头痛

A. 良性搏动性头痛的诊断

    1. 这类头痛的临床表现难以与 SAH 鉴别。只有在头颅 CT 和腰穿检查排除其他情况后才能确诊。这类头痛有时可以在无法预知的情况下复发。

    2. 是一种原发头痛。

    3. 临床表现与 SAH 难以鉴别，但是缺乏神经定位症状、体征。

    4. 这类头痛经常在 1~2 周再发，可在几年的时间内间断发作。

    5. 头痛持续 8~72 小时。

B. 良性搏动性头痛的治疗

    1. 由于这种头痛持续时间很短，间歇发作，因此控制比较困难。

    2. 按需使用镇痛药物是唯一的治疗。

C. 循证小知识

    1. 在关于这类头痛的研究中：所有 71 例均无 SAH 发生，其中 51 人（72%）的头痛与用力、咳嗽与性生活无关。17%的患者有类似的头痛复发。

    2. 只有排除了 SAH，才能诊断良性搏动性头痛。

    3. 由于 SAH 的预后凶险，所以在做出该诊断之前必须先做头颅 CT 和腰穿检查。

脑出血

A. 脑出血的诊断

    1. 脑出血经常发生于年龄较大、有高血压病史的患者，并伴有突发头痛以及局灶神经症状和体征。

    2. 脑出血占脑卒中的 10%，比血栓形成或栓塞所致脑卒中少见。

    3. 高血压是最常见的原因，其他原因有淀粉样变、囊状动脉瘤破裂和动静脉畸形破裂出血。

    4. 在年轻无高血压的患者中，应该考虑动静脉畸形、动脉瘤破裂和吸毒。

    5. 动静脉畸形在人群中的发生率为 0.01%~0.05%，常见于 20~40 岁的人群。

    6. 50%动静脉畸形的患者会发生出血。高血压或既往有脑出血史的患者更容易出血。

B. 脑出血的治疗

1. 以保守支持治疗为主：呼吸支持、控制血压、预防抽搐、控制发热、营养支持。

2. 监测颅内压。

3. 脑室出血和急性脑积水的患者需要进行侧脑室引流。

4. 脑血管瘤可通过外科手术治疗。

C. 循证小知识

1. 颅内出血的患者经常有头痛和局灶定位体征。

2. 60%的患者发病表现是搏动性头痛。

3. 50%患者有呕吐，大约10%的患者有癫痫发作。

4. 头颅平扫 CT 和 MRI 对此的敏感性是一致的，接近100%。MRI 能更好地发现缺血性脑卒中继发的出血。

病例4

李某，女性，80岁，因头痛3个月就诊，头痛为持续性、双侧、搏动性，有束带感。2天前摔倒。患者既往经常有轻微头痛，未诊治。无视力改变、头颅外伤、神经定位体征。诉有乏力，在过去的一个月内体重下降7.5kg。否认有咀嚼困难。

既往史：高血压，服用氢氯噻嗪。2年前发现乳腺肿物，未行活检。

最可能的诊断是什么？还有其他的可能吗？下一步应做何种检查？

鉴别诊断

该患者为老年女性，出现新发头痛，并有体重下降。鉴别诊断必须包含年龄、亚急性起病、全身表现。持续性头痛除外颅内出血或者感染。

根据患者的年龄和亚急性起病，颞动脉炎和肿瘤均应该考虑，在这两种情况下，均有搏动性头痛和体重下降。乳腺肿物的病史提示我们必须注意转移性肿瘤的可能。由于没有头颅外伤史，硬膜下血肿的可能不大。在老年人有新发头痛时，诊断紧张性头痛需非常谨慎，但是患者持续性、有束带感的头痛提示有这种可能。

表2-6　患者李某的诊断假设

假设诊断	临床线索	重要检查
最可能的诊断		
颞动脉炎	搏动性头痛，可有风湿性多肌痛（PMR），颞动脉迂曲、突出	红细胞沉降率（ESR）、颞动脉活检
其他可能的诊断——最常见的		
紧张性头痛	慢性，轻-中度头痛	诊断标准 除外继发性头痛
其他可能的诊断		
脑肿瘤	恶性病病史 局灶神经症状、体征	CNS影像
硬膜下血肿	老年人有外伤史	头颅CT平扫

诊断与治疗

> 查体：T 37.1℃，P 72 次/分，R 10 次/分，BP 130/82mmHg。双侧白内障，颞动脉有突出、迂曲、压痛。心、肺、腹查体正常。左侧乳房可及 2cm×3cm 的肿物，质软、活动。左侧肘部及肩部可见皮下淤血（摔伤所致）。神经系统查体未见异常。红细胞沉降率（ESR）56mm/1h。

红细胞沉降率（ESR）增快提示颞动脉炎的诊断，但是不能确诊。ESR>100mm/1h，使可能性提高到 72%。但是，如果没有明确诊断，仍然不足以接受长时间泼尼松治疗的不良反应。

颞动脉炎仍然很有可能。假设验前概率是 40%（怀疑颞动脉炎的人群进行颞动脉活检的阳性率），颞动脉突出（LR+=2）使其诊断的验后概率提高到 57%。

其摔伤史和乳房肿物（虽然可能是良性的）提示硬膜下血肿和转移性肿瘤也有可能。

> 辅助检查：Hb 92g/L（1 个月前，117g/L），HCT 28.1%（1 个月前 36.6%），ESR 125mm/1h。头颅 CT 正常。乳腺肿物活检：排除乳腺癌。给予泼尼松 60mg/d，3 天后行颞动脉活检，病理证实为颞动脉炎。

病例随诊

> 患者的头痛在治疗 1 周后缓解。

疾病知识拓展

颞动脉炎

A. 颞动脉炎的诊断
1. 常见于 50 岁以上的人群，女性多于男性。为双侧搏动性头痛，可伴有间歇性咀嚼障碍。可伴有风湿性多肌痛（PMR），即肢带肌和肩带肌疼痛，体检可见颞动脉串珠样改变和压痛。ESR 经常升高。
2. 颞动脉炎主要累及大动脉，皮质激素治疗有效。主要累及主动脉弓的分支以及颈外动脉。
3. 颞动脉炎可以有全身慢性非特异性炎症的表现：发热、贫血、乏力、体重下降、ESR 或 C-反应蛋白（CRP）升高。
4. 该疾病特异性表现：间歇性咀嚼困难、失明（继发于眼动脉血管炎）、伴有 PMR。
5. 颞动脉活检为诊断颞动脉炎的金标准。

B. 颞动脉炎的鉴别诊断
1. 多发性骨髓瘤。

2. 慢性感染：感染性心内膜炎、结核等。

3. 肿瘤。

4. 类风湿关节炎。

5. 抑郁症。

6. 黏液水肿。

7. 大动脉炎。

C. 颞动脉炎的治疗

1. 颞动脉炎治疗是使用糖皮质激素。

2. 在怀疑有颞动脉炎的患者应该立即开始糖皮质激素的治疗。

3. 一旦临床缓解，炎性指标（ESR、CRP）正常，糖皮质激素应该逐渐减量。

4. 在糖皮质激素减量复发的患者应该考虑联合甲氨蝶呤（MTX）。

D. 循证小知识

1. 15%PMR 的患者有颞动脉炎，40%颞动脉炎患者有 PMR。

2. 由于临床表现的特异性不高，30%~40%患者需要行颞动脉活检以明确诊断。

3. ESR 升高的敏感性可达 96%~99%。

4. 颞动脉超声不敏感也不够特异，因此不能减少颞动脉活检。

5. 在激素治疗开始后短时间（约 7 天）行颞动脉活检，应该不会影响活检结果。

对怀疑颞动脉炎的患者，不应为了等待活检结果而延误治疗。

6. 查体发现异常的颞动脉活检阳性率最高。如果颞动脉查体正常，活检的动脉应该更长，或行双侧活检。

7. 颞动脉活检的敏感性为 85%，特异性为 100%。

即使颞动脉活检阴性，对于临床高度怀疑颞动脉炎的患者应密切关注或立即治疗。

硬膜下血肿

A. 硬膜下血肿的诊断

1. 常见于有摔伤史的老年人，硬膜下血肿典型三联征：头痛、嗜睡、神志改变。

2. 硬膜下血肿可为急性（受伤后 24 小时内）、亚急性（受伤后 1~14 天）或慢性。

3. 急性和亚急性硬膜下血肿的诊断往往没有问题，他们经常伴有局灶定位神经体征。

4. 慢性硬膜下血肿的临床症状可以很轻微，且发生在创伤后几周至几个月之后，会造成诊断困难。

5. 慢性硬膜下血肿经常见于老年人和有脑萎缩的患者，因此可以容受硬膜下腔缓慢增加的出血。

6. 危险因素：包括经常摔伤、酒精依赖、使用抗凝抗血小板药物，如阿司匹林或华法林。

B. 硬膜下血肿的治疗：除非血肿很小或没有症状，硬膜下血肿需要手术治疗。早期诊断、清除血肿是改善患者预后的关键

C. 循证小知识

1. 大多数文献中此诊断的平均年龄为 70 岁。

2. 最常见的表现是摔伤史和进行性加重的神经系统症状。

3. 缺乏外伤史并不可靠，因为有时外伤史很难问出。

在老年人有外伤史和亚急性神经系统症状的都应该高度怀疑硬膜下血肿。

4. CT 和 MRI 都是诊断慢性硬膜下血肿有效的手段。

5. 使用头颅平扫 CT 时要小心，因为慢性硬膜下血肿时血肿可以和脑皮质等密度。

脑膜炎

A. 脑膜炎的诊断

1. 经典脑膜炎的表现是急性起病的头痛、发热、颈项强直三联征。脑膜炎经常是群体发病。

2. 脑膜炎是相对常见、且有可能危及生命的疾病，分为细菌性、真菌性、病毒性或寄生虫性。

3. 病毒感染比细菌感染常见 3~4 倍，且预后良好。

4. 病死率根据病原菌的不同而异，但是社区获得性细菌性脑膜炎病死率为 25%。医院获得性感染的病死率更高（表 2-7）。

表 2-7　脑膜炎常见的致病体

病原菌	特　征
病毒	肠道病毒（埃可病毒和科萨奇病毒）最常见 儿童比成人常见；夏季和秋季为主
肺炎链球菌	是各个年龄段成年人最常见的细菌性脑膜炎 可以为原发或继发于其他感染（如鼻窦炎、耳朵感染） 病死率≈30%
脑膜炎奈瑟菌	第二常见病菌，可以流行 主要见于年轻人 病死率≈10%
单核细胞增多性李斯特菌	好发于老年人（60 岁以上）以及免疫抑制人群（糖尿病和酒精成瘾）
流感嗜血杆菌	曾是儿童脑膜炎常见病因，目前因为免疫接种非常罕见

B. 脑膜炎的鉴别诊断

1. 病毒感染以及其他任何发热性疾病。

2. 脑炎。

3. 鼻窦炎。

4. 脑脓肿。

5. 化脓性海绵窦栓塞。

C. 脑膜炎的治疗

1. 和所有的感染性疾病一样，针对性的治疗依赖于病原体。

2. 由于脑膜炎的严重性，在等待 Gram 染色和细菌培养结果的同时，应立即开始抗生素的经验治疗。

3. 当怀疑脑膜炎时，收集完脑脊液（CSF）立即开始使用抗生素治疗。

4. 对于怀疑社区获得性细菌性脑膜炎的成年患者，现在推荐经验性治疗为三代头孢菌素和万古霉素。

5. 如怀疑单核细胞增多性李斯特菌，应加用阿莫西林。

6. 对 Glasgow 评分 8~11 的患者，应该加糖皮质激素。

7. 控制颅内高压。

D. 循证小知识

1. 社区获得性细菌性脑膜炎病例：95%的患者至少在头痛、发热、颈项强直或者神志改变中有 2 项；33%有局灶神经定位体征。

2. 在进行影像学检查的患者中，34%的患者 CT 扫描异常。

3. 在脑膜炎患者中，只有 60%出现克氏征和布氏征阳性，免疫抑制和老年患者不易出现颈项强直。

4. 腰穿是明确诊断的唯一手段。

5. 有颅内占位、颅压增高或有出血倾向的患者行腰穿检查，有可能出现脑疝、脊髓周围出血甚至有死亡的风险。

6. 在任何怀疑存在颅内高压的患者应该在进行腰穿检查前，行 CNS 影像学检查。

神经查体异常的患者，应该在腰穿前行神经系统影像学检查。

第三章　胸　　痛

病例1

王某，男性，56岁，间断胸痛4个月。

胸痛常见于哪些疾病？如何进行鉴别？

胸痛的鉴别诊断思路

基于解剖学特点来构建胸痛的鉴别诊断框架，从皮肤到内脏器官，按结构逐层考虑。

表3-1　胸痛的鉴别诊断

A. 皮肤：带状疱疹

B. 乳腺
　　1. 纤维腺瘤
　　2. 男性乳房发育

C. 骨骼肌肉
　　1. 肋软骨炎
　　2. 心前区疼痛综合征
　　3. 胸肌劳损
　　4. 肋骨骨折
　　5. 颈椎病
　　6. 肌炎

D. 食管
　　1. 痉挛
　　2. 食管炎

  （1）反流

  （2）药物相关

 3. 肿瘤

E. 消化道

 1. 消化性溃疡

 2. 胆囊疾病

 3. 肝脓肿

 4. 膈下脓肿

 5. 胰腺炎

F. 肺

 1. 胸膜

  （1）胸腔积液

  （2）肺炎

  （3）恶性肿瘤

  （4）病毒感染

  （5）气胸

 2. 肺

  （1）肿瘤

  （2）肺炎

 3. 肺血管

  （1）肺栓塞（PE）

  （2）肺高压

G. 心脏

 1. 心包炎

 2. 心肌炎

 3. 心肌缺血

H. 血管：胸主动脉瘤（TAA）或主动脉夹层

I. 纵隔

 1. 淋巴瘤

 2. 胸腺瘤

J. 精神性

   患者4个月前开始每于爬楼或紧张时感觉胸骨后压榨样疼痛，无放射，偶尔伴有恶心、下颌痛，休息5分钟可缓解。既往高血压10年、糖尿病8年，规律服用二甲双胍、阿司匹林和依那普利，血压、血糖控制可。吸烟25年，20支/日，不饮酒。否认冠心病家族史。查体：BP 130/80mmHg，双肺呼吸音清，HR 76次/分，律齐，各瓣膜听诊区未闻及病理性杂音。腹软，无压痛，肝脾肋下未及。双下肢不肿。

最可能的诊断是什么？
还有其他的可能吗？
下一步应做何种检查？

鉴别诊断

患者中年男性，有高血压、糖尿病、吸烟等冠心病危险因素，胸痛症状符合稳定型心绞痛，首先考虑冠心病、稳定型心绞痛；胃-食管反流病（GERD）的临床表现与心绞痛有相似之处，应进行鉴别；骨骼肌肉疾病是胸痛的常见原因，也需进行鉴别。表3-2列出了患者王某的鉴别诊断。

表3-2　患者王某的诊断假设

诊断假设	临床线索	疾病要点	重要检查
可能性最大的诊断			
稳定型心绞痛	活动后胸骨后压榨感	胸痛发作间期心电图通常正常（20%患者发作时心电图正常）	运动负荷试验 冠状动脉造影
其他可能的诊断——最常见			
胃-食管反流性疾病	卧位加重的胃灼热感	反流在夜间或饱食后多发，可以引起慢性咳嗽或喘息	胃电图 食管 pH 监测
其他可能的诊断			
骨骼肌肉疾病	外伤史或特殊的骨骼肌肉胸痛综合征	肋软骨炎是常见的胸痛原因，局部可及压痛	体格检查 治疗反应

诊断与治疗

> 血常规、肝肾功能正常，血糖 4.5mmol/L，总胆固醇 5.34mmol/L，三酰甘油 1.49mmol/L，低密度脂蛋白胆固醇（LDL-C）3.53mmol/L，高密度脂蛋白胆固醇（HDL-C）1.09mmol/L。心电图大致正常。运动试验核素显像（−）。

在做运动试验前单纯通过病史询问，可以推测患者患冠心病、心绞痛的可能性在92%以上（见疾病知识拓展中循证小知识1），而运动试验核素显像的阴性似然比（LR−）为0.13（见疾病知识拓展中循证小知识2），运动试验（−）使患者患冠心病的可能性降至60%。对于可能致命性的疾病，60%的患病风险已经超出了诊断阈值，因此患者仍不能除外冠心病。

> 冠状动脉造影显示左前降支（LAD）中段90%狭窄，明确诊断冠心病、稳定型心绞痛。行 LAD PTCA+STENT 术，术后给予冠心病二级预防。

冠心病的二级预防包括 ABCDE 五项内容：A. 长期服用阿司匹林（aspirin）和血管紧张素转换酶抑制剂（ACEI）。B. 应用 β-肾上腺素能受体阻滞剂（betareceptor blocker）和控制血压（blood pressure）。C. 降低胆固醇（cholesterol）和戒烟（cigarettes）。D. 控制饮食（diet）和治疗糖尿病（diabetes）。E. 教育（education）和体育锻炼（exercise）。

病例随诊

> 患者手术后症状缓解，继续冠心病的二级预防、戒烟，并坚持低盐低脂糖尿病饮食，增加散步等适度运动，控制体重，规律服用阿司匹林、单硝酸异山梨酯、依那普利、美托洛尔、辛伐他汀和二甲双胍，自行规律监测血压、血糖，定期随诊。

疾病知识拓展

稳定型心绞痛

A. 稳定型心绞痛的诊断
  1. 发作性心前区压榨样疼痛，活动或紧张时加重，休息或使用硝酸酯类减轻。
  2. 通常是冠状动脉粥样硬化性心脏病所致，危险因素包括吸烟、糖尿病、高血压、高脂血症和家族史等。
  3. 胸痛发作时可能短暂出现第四和第三心音、二尖瓣杂音。
  4. 胸痛发作时心电图显示缺血性改变，最典型的是 ST 段压低。
  5. 通过病史及负荷试验可以诊断，冠状动脉造影可以确诊并分期。
B. 稳定型心绞痛的鉴别诊断
  1. 其他冠状动脉综合征（心肌梗死、不稳定型心绞痛、血管痉挛等）。
  2. Tietze 综合征（肋软骨炎）。
  3. 肋间神经病，尤其是带状疱疹。
  4. 颈神经根病。
  5. 消化性溃疡。
  6. 食管痉挛或反流性食管炎。
  7. 胆囊炎。
  8. 气胸。
  9. 肺栓塞。
  10. 肺炎。
C. 稳定型心绞痛的治疗
  1. 去除危险因素（吸烟、高血压、高脂血症）。
  2. 胸痛发作时舌下含服硝酸甘油。
  3. 长期用药包括阿司匹林、长效硝酸酯类、β 受体阻滞剂及钙离子通道阻断剂。
  4. 血管狭窄到一定程度、药物治疗仍有症状的患者，应行血管成形术（部分置入支架）。
  5. 旁路血管成形术（冠状动脉旁路移植）适用于以下患者：药物治疗仍顽固发作心绞痛，三支病变或含有左前降支的两支病变，左心室功能减退或冠状动脉左主干病变。
D. 循证小知识
  1. 通过问诊推测患冠心病、心绞痛的可能性（表 3-3）。

表3-3　通过问诊推测患冠心病、心绞痛的可能性（%）

年龄（岁）	无症状者[0]		非心绞痛[1]		不典型心绞痛[2]		典型心绞痛[3]	
	男性	女性	男性	女性	男性	女性	男性	女性
30~39	1.9	0.3	5.2	0.8	21.8	4.2	69.7	25.8
40~49	5.5	1.0	14.1	2.8	46.1	13.3	87.3	55.2
50~59	9.7	3.2	21.5	8.4	58.9	32.4	92.0	79.4
60~69	12.3	7.5	28.1	18.6	67.1	54.4	94.3	90.6

0、1、2、3代表患者对以下三个问题回答"是"的个数（[0]三个问题没有一个回答是，[1]三个问题有1个回答是，[2]三个问题有2个回答是，[3]三个问题都回答是）：①是胸骨后疼痛吗？②活动后是不是会加重？③休息或使用硝酸甘油是不是能够使疼痛迅速（10分钟之内）缓解？

2. 三种运动试验的敏感性和特异性（表3-4）。

表3-4　三种运动试验的敏感性和特异性

运动试验	敏感性（%）	特异性（%）	LR+	LR-
运动心电图 ST 段压低>1mm	45~65	85~90	3.0~5.0	0.56~0.65
运动核素（铊）显像	88	91	9.78	0.13
多巴酚丁胺负荷超声心动图	81	83	4.76	0.23

20%的患者在心肌缺血发作引起胸痛时心电图并无改变。

胸痛向左臂放射、活动后加重以及服硝酸甘油减轻，不能用来鉴别心绞痛和胃-食管反流病（GERD）。

胃-食管反流病（反流性食管炎）

A. 胃-食管反流病（GERD）的诊断

1. 胸骨后烧灼感或压榨感，卧位加重，坐起减轻；反酸，吞咽困难；夜间反流，常有咳嗽或喘息。

2. 钡剂造影可能发现食管反流或食管裂孔疝，可有慢性失血继发的缺铁性贫血。

3. 食管测压显示食管下段括约肌松弛；诊断有时需要行内镜下活检。

4. 食管 pH 监测过程中如有症状发作，则有助于除外其他疾病。

5. 肥胖、妊娠、食管裂孔疝、反复呕吐以及雷诺现象等与食管下段括约肌节律消失相关。

B. 胃-食管反流病的鉴别诊断
1. 消化性溃疡。
2. 胆囊炎。
3. 心绞痛。
4. 贲门失弛缓症。
5. 食管痉挛。

C. 胃-食管反流病的治疗
1. 减体重，避免睡前进食，抬高床头。
2. 避免能使食管下段括约肌松弛的物品（巧克力、咖啡、烟草、酒精、油腻食物）。
3. 抑酸剂：大剂量 H_2 受体阻滞剂或质子泵抑制剂（如奥美拉唑）。
4. 部分患者可应用刺激胃肠蠕动的药物（如甲氧氯普胺、氯贝胆碱）。
5. 少数药物治疗反应差的病例可选择经腹（Hill，Nissen）或经胸（Belsey）胃底折叠术。

D. 循证小知识
1. 诊断 GERD 的金标准是食管 pH 监测；但典型病史结合内镜检查对诊断 GERD 的特异性可达 97%，所以很少需要做食管 pH 监测。
2. 拟诊 GERD 的患者有以下情况时需要行胃镜检查：
   （1）有下列症状的患者：吞咽困难、食管外症状、出血、消瘦、不明原因的胸痛。
   （2）Barrett 食管的高危患者（长期反流症状）。
   （3）需要长期治疗的患者。
   （4）对治疗（是恰当的）反应不佳的患者。
3. 食管 pH 动态监测仅需用于以下两种情况。
   （1）有 GERD 症状但内镜下正常的患者。
   （2）在症状顽固的病例监测疗效。

根治幽门螺杆菌后可能会由于胃酸分泌增加而加重 GERD。

病例 2

> 葛某，女性，68 岁，持续胸痛 6 小时。患者 6 小时前在餐后出现胸骨后烧灼感并向背部放射，自行服用法莫替丁无效，1 小时前疼痛加重持续不缓解，向背部和左臂放射，伴胸闷、气短，遂来急诊就诊。既往高血压 20 年，无糖尿病史，吸烟 7~10 支/日 30 年，父亲及一个弟弟因冠心病去世。查体：T 37℃，BP 160/90mmHg，双肺呼吸音清，HR 96 次/分，律齐，各瓣膜听诊区未闻及病理性杂音。腹软，无压痛，肝脾肋下未触及。双下肢不肿。

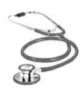

最可能的诊断是什么？还有其他的可能吗？下一步应做何种检查？

鉴别诊断

患者为绝经后女性，有高血压病史、吸烟史、冠心病家族史，发生急性起病、持续不缓解的胸痛，首先考虑急性心肌梗死的可能性，其次考虑不稳定型心绞痛可能；患者高血压病史，胸骨后持续疼痛并向背部放射，还要考虑主动脉夹层的诊断；急性严重胸痛的鉴别诊断中不能遗漏肺栓塞；其他非致命性疾病还包括食管痉挛和胰腺炎等。患者葛某的鉴别诊断见表 3-5。

表 3-5　患者葛某的诊断假设

诊断假设	临床线索	疾病要点	重要检查
可能性最大的诊断			
急性心肌梗死	急性发作、持续不缓解的胸痛，冠心病高危因素	需密切监护以及时发现室颤、心源性休克等致命情况	心电图动态改变，心肌酶，冠状动脉造影
其他可能的诊断——不应遗漏			
不稳定型心绞痛	新发或有变化的心肌缺血症状，冠心病高危因素	与稳定型心绞痛相比发作频率更高，程度更重，持续更久，静息时痛，或对药物反应变差	心电图，心肌酶，负荷试验，冠状动脉造影
主动脉夹层	高血压，撕裂样胸痛	重度高血压患者突发休克需首先考虑主动脉夹层，胸痛患者需要抗凝时需除外主动脉夹层	增强 CT，主动脉 CTA 或 MRI
肺栓塞	低氧血症，呼吸困难、咯血	易患人群为制动、心衰、肿瘤、盆腔手术或外伤等患者	肺动脉 CT 血管造影（CT-PA），肺通气灌注显像
其他可能的诊断			
食管痉挛	反复胸痛，向背部放射，吞咽困难	食管非推进性的蠕动增强，硝酸酯类药物通常有效，顽固病例可行括约肌切开术	食管测压，除外其他疾病
急性胰腺炎	胆石症或酗酒史，恶心、呕吐、低热，上腹压痛	低钙血症和脱水、血液浓缩提示重症，警惕脓肿形成	血清淀粉酶、脂肪酶，血钙，血脂，腹部 CT

诊断与治疗

心电图是最快能获得的资料，同时应该完善心肌酶及血常规、生化等检查。

> 心电图示 I、aVL 及 V$_{1-3}$导联 ST 段弓背向上抬高。肌酸激酶（CK）750U/L，同工酶（CK-MB）87ng/ml，肌钙蛋白（cTnI）10.5ng/ml。血常规、肝肾功能正常，血脂 TC 5.68mmol/L，TG 1.81mmol/L，LDL-C 4.52mmol/L，HDL-C 2.13mmol/L。

根据症状、心电图改变、心肌酶结果，明确诊断为急性心肌梗死。

> 给予吸氧，静脉滴注硝酸甘油，皮下注射低分子肝素，口服阿司匹林、波利维、美托洛尔、依那普利等，急诊行冠状动脉造影示左优势型、左旋支的分支急性血栓形成，遂行经皮冠状动脉腔内血管成形术+支架置入术（PTCA+STENT）。

病例随诊

> 患者症状缓解，10 天后出院，规律服用阿司匹林、波利维、依那普利、美托洛尔、阿托伐他汀等，定期随诊。

疾病知识拓展

急性心肌梗死（AMI）

A. 急性心肌梗死的诊断
  1. 持续胸痛（>30 分钟），伴气短、恶心、左臂或左颈部疼痛，大汗；糖尿病患者可能无胸痛症状。
  2. 第四心音常见，第三心音、二尖瓣关闭不全偶见。
  3. 可出现心源性休克、室性心律失常等并发症。
  4. 心电图示 ST 段抬高或压低、T 波倒置，可出现病理性 Q 波；10%患者心电图可正常或较前无改变。
  5. 心肌酶升高（cTnI、CK-MB）。
  6. 心脏超声见局部室壁运动改变。
  7. 非 Q 波心肌梗死受累及的心肌范围通常更广泛。
B. 急性心肌梗死的鉴别诊断
  1. 稳定型或不稳定型心绞痛。
  2. Tietze 综合征（肋软骨炎）。

3. 主动脉夹层。

4. 颈神经根病。

5. 腕管综合征。

6. 食管痉挛或反流。

7. 肺栓塞。

8. 胆囊炎。

9. 心包炎。

10. 气胸。

11. 肺炎。

C. 急性心肌梗死的治疗

1. 所有患者均应持续心电监护、使用阿司匹林和镇痛药；绝大多数患者应使用肝素治疗。

2. 再灌注治疗：心电图示 ST 段抬高或新发左束支传导阻滞的患者，应选择地进行溶栓或冠状动脉造影血管成形术。

3. 非 Q 波心肌梗死应考虑糖蛋白 Ⅱb/Ⅲa 抑制剂治疗。

4. β 受体阻滞剂不仅是用于降低心率和控制血压，长期使用能提高患者生存率。

5. 硝酸甘油用于反复缺血性胸痛发作，还可减轻肺循环淤血、降低血压。

6. ACEI 对提高生存率有帮助。

D. 循证小知识

1. 胸痛患者心电图表现对 AMI 的诊断价值（表 3-6）。

表 3-6 胸痛患者心电图表现对 AMI 的诊断价值

心电图表现	LR+	LR−
新出现的 ST 段抬高>1mm	5.7~53	
新出现的 Q 波	5.3~24.8	
任何 ST 段抬高	11.2	
新的 Q 波或 ST 段抬高	11	0.24
新的传导障碍	6.3	
任何 Q 波	3.9	
T 波高尖	3.1	
任何传导障碍	2.7	
任何心电图异常	1.3	0.04

任何以胸痛就诊怀疑 AMI 的患者应该在到诊室 10 分钟内做心电图检查。

2. 心肌酶对 AMI 的诊断价值（表 3-7）。

表 3-7　心肌酶对 AMI 的诊断价值

项　目	起病后时间	敏感性（%）	特异性（%）	LR+	LR-
血清 CK-MB	<24 小时	99	98	50	0.01
	>24 小时	55	97	18	0.46
血清 cTnI	9 小时	95	98	47	0.03
	>24 小时	95	98	47	0.03

怀疑 AMI 的患者应立即查血清 CK-MB 和 cTnI。

3. 女性 AMI 患者仅 57% 主诉胸痛；那些无胸痛的患者中常见症状包括气短、乏力、虚弱等。

持续监护以便及时发现和治疗室颤，是延长 AMI 患者生存期的价效比最高的措施。

不稳定型心绞痛

A. 不稳定型心绞痛的诊断
 1. 介于稳定型心绞痛和急性心肌梗死之间的疾病。
 2. 包括新发（<2 个月）或加重的心绞痛、静息时心绞痛或单纯药物治疗效果差者。
 3. 通常由于动脉粥样斑块破裂、痉挛、出血或血栓形成。
 4. 胸痛为典型的心绞痛，但程度更重、持续更久（>30 分钟）。
 5. 胸痛时心电图出现 ST 段压低或 T 波改变，症状缓解后心电图恢复正常；心电图正常不能除外不稳定型心绞痛。
B. 不稳定型心绞痛的鉴别诊断
 1. 稳定型心绞痛及心肌梗死。
 2. 其余同心肌梗死的鉴别诊断。
C. 不稳定型心绞痛的治疗
 1. 住院卧床休息、监护，除外心肌梗死。
 2. 即刻开始每日小剂量阿司匹林治疗，部分患者需静脉应用肝素。
 3. 使用 β 受体阻滞剂，将心率、血压控制在正常值下限。
 4. 高危患者尤其是拟行介入治疗的患者，应用糖蛋白 Ⅱb/Ⅲa 是有益的。
 5. 静脉应用硝酸甘油或使用贴剂。
 6. 选择适宜患者行心脏导管介入、再灌注治疗。

D. 循证小知识（表3-8）

表3-8 不稳定型心绞痛/非ST段抬高型心肌梗死的心肌梗死溶栓疗法（TIMI）危险因素评分

TIMI 评分[1]	14 天内死亡、新发或再发心肌梗死、或需要血管重建的严重或再发心肌缺血事件的风险
0~1	4.7
2	8.3
3	13.2
4	19.9
5	26.2
6~7	40.9

[1] 符合以下任一项计1分，累加得总分：年龄≥65岁；≥3个心脏病危险因素（冠心病家族史、高血压、高胆固醇血症、糖尿病或吸烟）；已知有冠心病史（冠状动脉狭窄≥50%）；心电图ST段改变；24小时内≥2次心绞痛发作；7天之内使用阿司匹林；心肌酶升高。

胸痛患者需要抗凝时均需首先除外主动脉夹层。

主动脉夹层

A. 主动脉夹层的诊断
1. 好发年龄为50~70岁；危险因素包括高血压、马方综合征、主动脉瓣二叶瓣畸形、主动脉缩窄及妊娠等。
2. 累及升主动脉或主动脉弓者为A型，不累及者为B型。
3. 典型表现为高危患者突发胸痛，并向肩胛间区放射。
4. 查体双上肢血压不对称，A型患者偶可闻及新发主动脉瓣关闭不全的舒张期杂音。
5. 除非累及右冠状动脉，否则心电图缺乏特征性改变。
6. CT、经食管超声、MRI或血管造影可明确诊断。

B. 主动脉夹层的鉴别诊断
1. 急性心肌梗死。
2. 稳定型心绞痛。
3. 急性心包炎。
4. 气胸。
5. 肺栓塞。
6. Boerhaave 综合征。

C. 主动脉夹层的治疗
1. 使用硝普钠和β受体阻滞剂将收缩压降至100mmHg，心率降至60次/分。
2. A型需急诊手术；B型可考虑药物治疗，仅在高危患者行手术或经皮主动脉内支架置入术。

重度高血压患者突发休克需首先考虑主动脉夹层。

D. 循证小知识

　　1. 胸痛患者如果没有以下任意一项，主动脉夹层的可能性很小：

　　　　（1）急性或撕裂样疼痛。

　　　　（2）X 线胸片上主动脉或纵隔增宽。

　　　　（3）两侧脉搏或血压不对称。

　　2. 疑诊主动脉夹层的患者脉搏或血压不对称对诊断的敏感性为 37%，特异性为 99%，LR+ 37，LR- 0.64。

　　3. 诊断金标准是血管造影，但多数患者仅需非创伤性检查，最常用的是 CT 和经食管超声，对诊断的敏感性和特异性都在 95% 以上。有器官缺血证据时血管造影用于指导治疗。

肺栓塞（见第六章）

病例3

> 何某，男性，32岁，胸痛、咳嗽6天。患者6天前劳累、受寒后出现右下胸部隐痛、干咳，咳嗽、深呼吸时胸痛加重，自行服用"感冒药"并外用扶他林乳剂。2天前胸痛、咳嗽加重，咳少量黄痰，痰不易咳出，略感气短，并自觉畏寒、发热，昨晚测体温38.5℃，来诊。

最可能的诊断是什么？还有其他的可能吗？下一步应做何种检查？

鉴别诊断

患者年轻男性，急性病程，主要表现为与呼吸相关的右下胸痛及咳嗽、咳黄痰、发热，诊断首先考虑社区获得性肺炎、局部胸膜炎可能。此外，心包炎、肺栓塞以及某些腹腔疾患（例如膈下脓肿）也可引起胸膜炎性胸痛和发热、气短，需要进行鉴别。患者何某的鉴别诊断见表3-9。

表3-9　患者何某的诊断假设

诊断假设	临床线索	疾病要点	重要检查
可能性最大的诊断			
社区获得性肺炎、局部胸膜炎	受寒后急性起病，胸痛、咳嗽、咳痰、发热	应在留取痰病原学检测的同时开始经验性治疗。肺炎旁胸腔积液应引流并送检	X线胸片，痰病原学检测，胸腔积液检测
其他可能的诊断——不应遗漏			
肺栓塞	高危因素、呼吸困难、胸痛、咯血	易患人群为制动、心衰、肿瘤、盆腔手术或外伤等患者	CTPA，肺通气灌注显像
其他可能的诊断			
急性心包炎	体位相关的胸痛（前倾位减轻），发热、气短	可能出现心脏压塞，部分（结核性心包炎多见）出现心包缩窄	ECG、UCG
膈下脓肿	腹部症状和体征（包块、压痛）	常为腹腔化脓性感染的并发症，病原菌多来自胃肠道	腹部B超、CT

诊断与治疗

> 患者无腹痛、恶心、呕吐等，身体前倾时胸痛无减轻。既往体健。查体：T 38.5℃，BP 130/80mmHg，无颈静脉怒张，气管居中。右肩胛下角线第 9 肋间以下叩诊浊音，呼吸音较左侧减弱，右下肺可闻及干啰音和少量细湿啰音，未闻及胸膜摩擦音。HR 110 次/分，律齐，各瓣膜听诊区未闻及病理性杂音。腹软，无压痛，肝脾肋下未及。双下肢可见静脉曲张，无水肿。

进一步的病史补充无心包炎等提示，体格检查支持右下肺炎、右侧胸腔积液而无腹部疾病的证据，首先应行 X 线胸片检查，同时应该注意指测氧饱和度，完善血常规、生化检查，必要时行血气分析等检查。

> 指测氧饱和度（自然状态）98%，血常规 WBC $14×10^9$/L，中性粒细胞 88.1%，Hb 124g/L，PLT $360×10^9$/L。肝肾功能正常。X 线胸片示右下肺片状渗出影，右侧少量胸腔积液。

右下肺炎、肺炎旁胸腔积液诊断明确，无明显低氧血症，肺栓塞可能性小。应积极留取痰标本，病原学检测，引流右侧胸腔积液并送检，同时给予经验性抗生素治疗。

> 送检痰细菌涂片+培养，B 超定位后行右侧胸腔穿刺，引流出黄色透明胸腔积液 200ml 送检。胸腔积液常规：比重 1.018，WBC $3×10^6$/L，中性粒细胞 75%；生化：总蛋白 40g/L，葡萄糖 2.8mmol/L，氯化物 105mmol/L，LDH 488U/L；细菌涂片（-），痰涂片革兰阳性球菌大量。青霉素皮试（+），给予头孢拉定静点、阿奇霉素口服，2 天后体温降至正常，胸痛消失，咳嗽减轻，复查血常规正常。

 任何新发、性质不明的胸腔积液都应引流、检测。

病例随诊

> 用药 5 天后抗生素调整为头孢拉定口服，5 天后停药。化验回报：痰培养肺炎链球菌，头孢拉定敏感，胸腔积液细菌培养（-）。停药 10 天后复查胸片正常。

疾病知识拓展

社区获得性肺炎（见第四章）

急性心包炎

A. 急性心包炎的诊断

  1. 病毒感染、药物、心肌梗死、自身免疫性疾病、肾衰、心脏手术、外伤或肿瘤等原因引起的心包炎症。

  2. 常见症状包括胸膜性胸痛、向肩部（斜方肌）放射，气短；坐起或呼气时胸痛减轻。

  3. 查体可见发热、心动过速、心包摩擦音；可有心脏压塞的临床表现。

  4. 心电图通常示 PR 压低、广泛性 ST 段抬高（弓背向下），T 波倒置。

  5. 心脏超声检查可能见到心包积液。

B. 急性心包炎的鉴别诊断

  1. 急性心肌梗死。

  2. 主动脉夹层。

  3. 肺栓塞。

  4. 气胸。

  5. 肺炎。

  6. 胆囊炎。

C. 急性心包炎的治疗

  1. 阿司匹林或非甾体类抗炎药（如布洛芬、吲哚美辛）缓解症状，少数症状顽固者使用糖皮质激素。

  2. 大量心包积液或心脏压塞的患者应住院治疗。

D. 循证小知识

  1. 心包摩擦音对于诊断急性心包炎的敏感性不高，但特异性可达 100%。

  2. 确诊心包炎后需进一步寻找病因。仔细询问病史后应考虑以下检查：

    （1）胸片。

    （2）肾功能。

    （3）PPD 试验。

    （4）抗核抗体。

    （5）血培养。

  3. 对复发或顽固性心包炎需做更多检查，但即使是有创检查，包括心包剥脱术或心包活检术，诊断率也只有 20% 左右。

尿毒症性心包炎患者一般不发热，少见 ST 段抬高。

第四章 咳嗽与咯血

病例 1

> 王某，女性，22 岁。因咳嗽、发热 3 天就诊。

咳嗽是门急诊最常见的呼吸道症状。对于一个咳嗽为主诉的患者，详细的病史采集往往对疾病的诊断起关键作用。问诊中要注意了解以下病史：

A. 咳嗽为急性还是慢性？

B. 起病时，有没有提示呼吸道感染的其他症状？如发热、咳痰、呼吸困难等。

C. 是否伴有喘憋？

D. 是否有提示鼻后滴漏或胃-食管反流的症状？

E. 如果有痰，痰的性状如何？

F. 有意义的个人史，如吸烟、粉尘接触等。

G. 是否服用 ACEI 类药物？

> 患者 3 天前开始出现咳嗽，鼻塞，有少量黄痰。2 天前低热（T 37.2℃），体温逐渐升高至 38.8℃。没有胸痛和呼吸困难。患者既往体健。
>
> 体格检查：生命体征平稳，R 18 次/分，BP 110/72mmHg，P 92 次/分，T 38.6℃。咽部正常。肺部呼吸音清，未闻及啰音。

 最可能的诊断是什么？还有其他的可能吗？下一步应做何种检查？

鉴别诊断

患者为年轻女性，急性咳嗽，伴发热、咳痰。首先考虑呼吸道感染性疾病，如上呼吸道感染、气管炎、社区获得性肺炎、流感等。患者体温较高，咳黄痰，社区获得性肺炎的可能性较大。具体鉴别诊断见表 4-1。

呼吸道症状伴高热，
需考虑肺炎。
流感多发生在 12 月
至 5 月。

表 4-1 患者王某的诊断假设

诊断假设	临床线索	疾病要点	重要检查
可能性最大的诊断			
社区获得性肺炎（CAP）	咳嗽 气短 高热 肺部啰音	CAP 是指在社区环境中机体受微生物感染而发生的肺炎，常见病原体为肺炎链球菌、流感嗜血杆菌和支原体、衣原体、军团菌等非典型病原体	胸片 血培养 痰涂片和培养
其他可能的诊断——最常见			
急性气管支气管炎	咳嗽 体温不高 肺部查体正常	气管-支气管黏膜急性炎症，可以是细菌或病毒直接感染所致，也可是冷空气、粉尘或过敏反应所致	如有高热、异常肺部体征行 X 线胸片检查
流感	高热 肌肉疼痛 季节性	由流感病毒引起，秋、冬季流行	多为临床诊断 有时需病毒学检查
吸入性肺炎	神志改变（嗜睡、既往脑卒中病史，酗酒或滥用药物）	有酗酒、脑血管病等危险因素，因误吸继发感染所致，好发于右下肺，常见病原体为绿脓杆菌及厌氧菌等	胸片

诊断与治疗

> 王女士无烟酒嗜好，最近没有旅行史，亲属也没有类似症状。
> 患者血常规提示：WBC $10.2×10^9/L$（67% 中性粒细胞），SaO_2 96%。胸片提示左下肺浸润影。已送检痰涂片和培养。

患者有发热、咳嗽、咳痰等典型呼吸道感染临床表现，血白细胞增多，影像学检查发现肺实质炎症浸润，CAP 诊断明确。CAP 患者需要通过病情严重程度的评估对治疗作出安排（门诊、住院还是 ICU）。评估内容包括年龄、基础疾病、生命体征、动脉血气、生化检查等。影响 CAP 预后的危险因素有高龄；存在慢性心肝肾疾病、肿瘤、糖尿病等基础病；高热；意识障碍；呼吸频率超过 30 次/分；心率>125 次/分；低血压；动脉血气提示呼吸衰竭；血肌酐增高等。如有两个以上危险因素的患者需要住院治疗。

患者非流感季节患病，影像学检查证实了社区获得性肺炎的诊断。患者无重症社区获得性肺炎的危险因素，属低危轻症患者，可在门诊经验性抗生素治疗。患者门诊给予左旋氧氟沙星治疗，2天后患者体温正常。继续抗生素治疗3天。

疾病知识拓展

社区获得性肺炎（CAP）

A. CAP 的诊断：主要依靠临床诊断。

1. 新出现或进展性肺部浸润性病变。

2. 发热≥38℃。

3. 新出现的咳嗽、咳痰或原有呼吸道疾病症状加重。

4. 肺实变体征和/或湿性啰音。

5. WBC 增多或减少。

6. 上述 1+2～5 项中的任何一条并除外肺结核、肺肿瘤、肺水肿、肺不张等可临床诊断 CAP。

B. CAP 的常见病原体

1. 细菌：肺炎链球菌、流感嗜血杆菌、革兰阴性菌、军团菌、葡萄球菌等。

2. 非典型病原体：支原体、衣原体等。

临床和影像学表现常常不能区别典型和非典型肺炎。

C. CAP 总体预后良好，以下因素提示 CAP 预后不佳：

1. 高龄。

2. 呼吸困难。

3. 神志改变。

4. 神经系统疾病。

5. 肿瘤。

6. 肾功能不全。

7. 心衰。

8. 低血压。

9. 低体温。

10. WBC>$10×10^9$/L。

11. X 线胸片多肺叶浸润等。

D. CAP 的治疗

1. 预防：以下为注射肺炎球菌疫苗的受益人群。

（1）65 岁以上老年人。

（2）糖尿病。

（3）心血管疾病。

（4）肺部疾病，如支气管扩张、COPD 等。

（5）肝脏疾病。

（6）肾功能衰竭或肾病综合征。

（7）酗酒。

（8）免疫抑制状态。

2. 评估

（1）胸片。

（2）氧饱和度。

（3）有呼吸窘迫特别是有 COPD 的患者需行动脉血气检查。

（4）重症患者经验性用抗生素前需行血培养、痰涂片、痰培养检查。

（5）临床怀疑军团菌感染时可行尿抗原检测。

3. 抗生素

（1）覆盖非典型细菌，如支原体、衣原体等。

（2）门诊病人首选克拉霉素、阿奇霉素或呼吸喹诺酮类药物。

（3）住院病人首选呼吸喹诺酮类或带酶的 β-内酰胺类药物。

E. 循证小知识

1. 3.4%的肺炎与潜在的恶性疾病相关。

2. CAP 多为临床诊断。

3. 各个症状的发生率：咳嗽96%，发热81%，寒战59%，头痛58%，呼吸困难46%~66%，胸膜性胸痛37%~50%。

4. 体格检查（表4-2）

（1）可有 27%没有发热。

（2）单一体征（如发热、啰音、支气管呼吸音、叩诊浊音）的诊断敏感性不高，不能因为缺少某一体征而排除肺炎的诊断。

有将近20%的肺炎患者不发热。

X 线胸片正常不能除外肺炎的诊断。

老年人出现神志改变时要考虑肺炎的诊断。

表 4-2　查体在肺炎诊断中的作用

体　征	LR+	LR−
发热>37.8℃	1.4~4.4	0.8~1.0
啰音	1.6~2.7	0.6~0.7
支气管呼吸音	2.0~8.6	0.8~1.0
叩诊浊音	2.2~4.3	0.8~0.9

5. 体格检查

  （1）痰革兰染色：敏感性63%~82%，特异性63%~77%，LR+ 1.4~3.5，LR- 0.9~0.23。

  （2）WBC>10.4×10^9/L：LR+ 3.7，LR- 0.6。

  （3）X线胸片：敏感性69%，94%在下叶或中叶。

  （4）血培养：4%患者阳性。

临床高度怀疑肺炎，即使X线胸片正常也应考虑抗生素治疗。

CAP很少发生在上叶，当上叶病变时注意除外结核。

流感

A. 流感的诊断

 1. 病原：A型和B型流感病毒。

 2. 一般不需要实验室确诊检查，主要依靠症状和流行病学做出临床诊断。

  （1）流行病学：秋冬季暴发流行，潜伏期短。

  （2）症状：急性发作的高热、头痛、寒战、肌痛、咳嗽等。

 3. 常见并发症

  （1）肺炎：包括病毒性肺炎和继发细菌性肺炎。

   a. 病毒性肺炎：起病早期，常表现为呼吸困难。病死率29%。

   b. 细菌性肺炎：起病晚期咳嗽加重，咳痰，持续发热。多由葡萄球菌或肺炎链球菌引起。

   c. 肺炎高危人群：高龄、充血性心衰、COPD、免疫抑制、肾脏病、糖尿病、孕妇。

  （2）哮喘或COPD加重。

  （3）心衰、脑膜炎、肌炎、格林-巴利综合征。

B. 流感的鉴别诊断

 1. 普通感冒。

 2. CAP。

25%~50%的肺炎患者可以没有肺部啰音的体征，当怀疑肺炎时需行X线胸片检查。

C. 治疗

1. 每年对高危人群（慢性呼吸道疾病患者、孕妇、心脏病患者、卫生工作者、免疫抑制个体等）及所有 50 岁以上人群进行疫苗接种。
2. 金刚烷胺仅对 A 型流感有效，奥司他韦和扎那米韦对 A、B 型流感均有效。
3. 在 48 小时内进行抗病毒治疗可缩短症状持续时间，减少传染性。

病例随诊

> 患者治疗后体温正常，但仍有咳嗽。干咳为主，少量白稀痰，遇刺激性气味咳嗽加重。无喘憋。因干咳持续不缓解，2 周后再次就诊。

最可能的诊断是什么？还有其他的可能吗？下一步应做何种检查？

鉴别诊断

患者体温已正常，咳嗽性质与之前相比有变化，以刺激性干咳为主，考虑气道高反应的可能性大。另外需与支气管哮喘、支气管内膜结核等鉴别。具体鉴别诊断见表 4-3。

表 4-3　患者王某再次就诊的诊断假设

诊断假设	临床线索	疾病要点	重要检查
可能性最大的诊断			
气道高反应	刺激性干咳 呼吸道感染后	呼吸道感染后或粉尘等异物导致气道黏膜高反应性，引起咳嗽。有部分患者可合并上气道综合征/鼻后滴漏综合征	
其他可能的诊断——最常见			
支气管哮喘	阵发性、可逆性气道阻塞	许多细胞和细胞因子参与作用的气道慢性炎症性疾病。典型哮喘主要依靠临床特点诊断，即反复发作性喘息、发病时哮鸣音、症状可逆性	峰流速 肺功能（可逆试验） 治疗反应
支气管内膜结核	慢性症状 低热、乏力、盗汗等	结核分枝杆菌侵及气管、支气管黏膜和黏膜下层引起的结核病。可以没有肺内病灶。刺激性咳嗽为突出表现，容易误诊	X 线胸片：肺内病灶 痰抗酸染色和培养 纤维支气管镜检查

根据现有临床表现是否能够确诊呢？如果不能，还需要补充哪些资料？

诊断与治疗

> 复查胸片提示左下肺影较前明显吸收。给予患者氯苯那敏（扑尔敏）及镇咳药对症处理后，咳嗽逐渐好转。

患者的 X 线胸片无结核等其他肺部疾病证据，临床表现及治疗反应也符合气道高反应。

疾病知识拓展

气道高反应

A. 气道高反应的诊断
   1. 定义比较模糊，但临床十分常见，为气管和支气管的炎症。
   2. 由感染性因素（细菌或病毒）或刺激物（如粉尘和烟雾）引起。
   3. 咳嗽是最常见的症状。
   4. 感染后咳嗽持续，常常无发热。
   5. 胸部 X 线检查正常。
   6. 吸烟者发生率增加。
B. 鉴别诊断
   1. 咳嗽变异性哮喘。
   2. 支气管内膜结核。
   3. 嗜酸性粒细胞性支气管炎。
C. 循证诊断
   1. 26%患者呼吸道感染后咳嗽会持续 2 周以上。
   2. 痰多为清亮、无色。
   3. X 线胸片不是常规检查项目。但在老年患者或有肺部体征、COPD、心衰、肿瘤等患者应行 X 线胸片检查。
D. 气道高反应的治疗
   1. 不应继续使用抗生素。
   2. 支气管扩张剂（如吸入异丙托溴铵）与抗组胺药（如扑尔敏）能减轻症状。
   3. 其他对症治疗：镇咳药和祛痰药。

病例2

赵某，男性，32岁。因咳嗽、低热1月余就诊。近一个月来，患者出现咳嗽，少量白痰，伴低热，T 38℃左右，午后为著。同时出现乏力、盗汗。患者既往史不详。为农村进城务工人员，从事重体力劳动，生活条件差。吸烟10年，每天1包。

体格检查：营养状况差，生命体征平稳。T 37.5℃，R 20次/分，P 95次/分，BP 140/90mmHg。双肺未闻及湿啰音。心脏检查无异常发现。

最可能的诊断是什么？还有其他的可能吗？下一步应做何种检查？

鉴别诊断

咳嗽、发热提示呼吸道感染。普通上呼吸道感染或CAP不好解释患者一个月的病史，要考虑慢性的肺部感染，如肺脓肿、结核、真菌等。尤其中国是结核的高发地区，患者又属于营养状况不佳的结核高危人群，结核的可能性最大。肺部真菌感染一般发生在有基础疾病及免疫缺陷的人群。葡萄球菌、厌氧菌、奴卡菌等感染容易形成肺空洞样病变或脓肿，病程常呈现慢性。鉴别诊断具体见表4-4。

表4-4　患者赵某的诊断假设

诊断假设	临床线索	疾病要点	重要检查
可能性最大的诊断			
肺结核	慢性症状：咳嗽、午后低热、乏力、盗汗等	结核分枝杆菌所致的肺部传染性疾病。中国为高发地区。多为上肺病变，慢性浸润或空洞性病变	X线胸片：上肺病变、空洞、结节等 痰抗酸染色和培养
其他可能的诊断——最常见			
社区获得性肺炎（CAP）	咳嗽 气短 高热 肺部啰音	CAP是指在社区环境中机体受微生物感染而发生的肺炎，常见病原体为肺炎链球菌、流感嗜血杆菌和支原体、衣原体、军团菌等非典型病原体	X线胸片 血培养 痰涂片和培养
肺脓肿	发热、脓痰、体重减轻	由多种病原菌（如厌氧菌、金黄色葡萄球菌、铜绿假单胞菌等）引起的肺实质化脓性疾病。临床表现为高热、咳嗽、脓臭痰	胸片 痰涂片和培养
肺部真菌感染	危险因素（HIV感染、皮质激素使用、糖尿病、肿瘤、终末期肾病、营养状况差等）	患者常有免疫低下的基础。痰液黏稠，曲霉菌等真菌易侵袭血管引起咯血。影像学表现各异，诊断需要组织学和微生物学证据。一般不推荐经验性治疗	胸部CT G试验、GM试验 组织学培养（支气管镜或经皮肺穿刺活检组织）

诊断与治疗

患者血常规正常。红细胞沉降率54mm/1h。PPD（++）。X线胸片示右上肺斑片渗出影。痰抗酸染色（－）。病史和影像学诊断肺结核。开始异烟肼＋利福平＋吡嗪酰胺（INH+RFP+PZA）三联抗结核治疗。

疾病知识拓展

肺结核

A. 诊断

1. 病原学（气道分泌物细菌涂片或培养）为诊断的金标准。但结核分枝杆菌生长缓慢，病原学证据不易获得。

2. 临床诊断主要依靠症状及典型影像学表现

（1）症状：倦怠、体重减轻、发热、咳嗽、盗汗、咯血，症状均不特异。

（2）中上肺浸润影伴或不伴空洞为肺结核典型表现，但下肺病变不能除外肺结核的诊断。

肺结核可以出现任何一种肺部影像学改变。

3. 在HIV感染、使用皮质激素或免疫抑制剂、肿瘤、糖尿病、终末期肾病、移植等人群中，结核可以表现不典型，肺外结核很常见，如脊柱、肾、肝、中枢神经系统、心包等。

4. 在中国，单侧渗出性胸腔积液最常见的病因为结核性胸膜炎。

5. 当临床考虑结核但无病原学证据时可以诊断性抗结核治疗，治疗反应对诊断的意义很大。

B. 鉴别诊断

1. 肺癌。

2. 结节病。

3. 肺部真菌感染。

C. 循证诊断

1. 病史

（1）50%可有发热或盗汗，可以不发热。

（2）肺部查体多为正常。

（3）轻度咳嗽，干咳或有痰。

（4）咯血发生率25%。

（5）老年人多症状不典型。

2. PPD：中国属于结核病的高发地区，PPD的敏感性和特异性都不高。

PPD 阴 性 不 能 除 外 结核。

3. 活动性结核病的诊断
　　（1）胸片
　　　　a. 一侧或双侧肺尖病变（OR 5.0）。
　　　　b. 空洞形成 19%~50%（OR 3.9），典型为壁厚不规则空洞。
　　　　c. 沿支气管播散。
　　　　d. 钙化。
　　　　e. 5%患者 X 线胸片可以完全正常。
　　（2）痰或支气管肺泡灌注液抗酸染色和培养
　　　　a. 培养为金标准。
　　　　b. 非结核分枝杆菌感染可涂片假阳性。
4. 结核性胸膜炎
　　（1）胸腔积液
　　　　a. 渗出液。
　　　　b. pH 多<7.4。
　　　　c. WBC 1000~6000/ml，早期可以多核细胞为主，后来单核细胞为主。
　　（2）诊断方法的敏感性
　　　　a. 胸腔积液培养，<30%。
　　　　b. 胸膜活检组织培养，64%。
　　　　c. 胸膜活检组织病理（干酪样坏死），70%~80%。
　　　　d. 组织培养结合病理，70%~80%。
　　　　e. 痰培养，20%~50%。
D. 治疗
　1. 督导治疗（DOT），联合用药 6~9 个月。
　2. 根据传染病法规定，怀疑及诊断病例都需及时向疾控部门报告。

肺脓肿

A. 诊断
　1. 危险因素
　　（1）吸入性肺脓肿的危险因素：痴呆、脑血管病等神经系统疾病；药物过量；会厌部功能受损；呕吐；鼻饲等。
　　（2）血源性肺脓肿的危险因素：皮肤化脓性感染、静脉吸毒等。
　2. 临床症状：咳嗽、咳脓痰、咯血、发热、体重减轻、乏力。
　3. 查体可发现受累肺闻及支气管呼吸音，叩诊浊音。
　4. X 线胸片示致密影或气液平。
B. 鉴别诊断
　1. 肺癌。
　2. 肺结核。
　3. 韦格纳肉芽肿。

C. 循证诊断

  1. 存在危险因素和典型的胸片对诊断很有帮助。

  2. 急性起病或寒战提示致病力强的病原菌，如金黄色葡萄球菌、肺炎链球菌。

  3. 胸片：典型部位位于下肺基底段，但卧床的患者病变也可位于肺上叶。

D. 治疗

  1. 支持治疗：意识障碍的患者气道保护。

  2. 经验性抗生素治疗需覆盖葡萄球菌、肺炎链球菌、铜绿假单胞菌、厌氧菌等易形成脓肿的细菌。

  3. 巨大脓肿或持续性咯血患者需行手术治疗。

病例随诊

    患者给予 INH+RFP+PZA 三联抗结核治疗 3 周后体温正常，咳嗽好转。继续规律抗结核随诊中。

病例 3

张某，男性，50 岁。因间断咳嗽半年、咳血痰 1 周就诊。

咯血是喉以下呼吸道的出血，是门急诊另一个常见的呼吸道症状。一次超过 100ml、24 小时超过 600ml 或引起影响生命体征的咯血为大咯血。严重的大咯血会危及生命，需要紧急处理。另外咯血首先要和口腔、鼻咽部或上消化道出血区分。咯血的病因很多，鉴别诊断见表 4-5。

表 4-5 咯血的鉴别诊断（病因）

A. 气管支气管来源
  1. 肿瘤（如支气管肺癌、转移癌、支气管类癌等）
  2. 急、慢性支气管炎
  3. 支气管扩张
  4. 气道损伤或异物
B. 肺实质来源
  1. 肺脓肿
  2. 肺炎
  3. 肺结核
  4. 侵袭性真菌感染
  5. Goodpasture 综合征
  6. 韦格纳肉芽肿
  7. 系统性红斑狼疮（SLE）
C. 血管来源
  1. 动静脉畸形
  2. 肺循环压力增高（如二尖瓣狭窄）
  3. 肺栓塞
D. 其他
  1. 子宫内膜异位症
  2. 出凝血异常

病史同样很重要，如慢性咳脓痰基础上出现咯血提示支气管扩张；吸烟者痰中带血丝需警惕肺癌；发热伴咯血要考虑肺结核及肺脓肿等；急性起病的胸痛、呼吸困难伴咯血提示肺栓塞。体格检查除注意肺部体征外，全身其他部位的查体也不能忽视。如同时有皮肤淤斑要考虑血液系统异常；心脏发现杂音提示先心病或风心病导致的咯血；水肿除考虑心衰外也要想到 SLE 等系统性疾病。

患者近半年经常出现咳嗽、咳白痰，感冒后症状加重。近 1 周出现痰中带血，晨起明显，鲜红色，每天 10 余口。无发热、胸痛、呼吸困难等。近半年有不明原因体重下降约 5kg。患者既往体健。吸烟 25 年，每天 20 支。

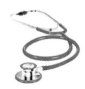

最可能的诊断是什么？还有其他的可能吗？下一步应做何种检查？

鉴别诊断

患者长期吸烟，近期出现咳嗽、咯血、体重减轻，首先考虑肺癌。其他需要考虑的疾病有支气管扩张、肺结核、肺脓肿等。另外患者虽无呼吸困难、胸痛等典型肺栓塞症状，由于肺栓塞尤其是大面积栓塞是危及生命的急症，鉴别诊断不应遗漏。具体鉴别诊断见表4-6。

表4-6 患者张某的诊断假设

诊断假设	临床线索	疾病要点	重要检查
可能性最大的诊断			
肺癌	吸烟 痰中带血 体重减轻	吸烟是肺癌最主要的病因之一。咳嗽、咯血、继发肺炎是肺癌最常见的临床表现。胸片或CT是发现肺癌最主要的方法，纤维支气管镜是诊断肺癌最主要的方法	X线胸片或胸部CT 痰找肿瘤细胞 纤维支气管镜
其他可能的诊断——最常见			
支气管扩张	慢性咳痰，痰量大 反复肺部感染	与支气管-肺反复感染有关。典型症状为慢性咳嗽、咳大量脓痰和反复咯血。胸部HRCT是诊断的金标准	胸部高分辨CT（HRCT）
肺结核	慢性症状：咳嗽、午后低热、乏力、盗汗等	结核分枝杆菌所致的肺部传染性疾病。中国为结核病高发地区。多为上肺病变，慢性浸润或空洞性病变	X线胸片：上肺病变、空洞、结节等 痰抗酸染色和培养
肺脓肿	发热、脓痰、体重减轻	由多种病原菌（如厌氧菌、金黄色葡萄球菌、铜绿假单胞菌等）引起的肺实质化脓性疾病。临床表现为高热、咳嗽、脓臭痰	胸片 痰涂片和培养
其他可能的诊断——不应遗漏			
肺栓塞	呼吸困难、咯血、胸痛 下肢深静脉血栓	急性肺栓塞由于病死率高，是急诊不可遗漏的疾病。呼吸困难、胸痛是肺栓塞最主要的临床表现，咯血仅见于不到1/3患者。多排CT肺血管重建已取代肺血管造影成为诊断的金标准	血气分析 V/Q显像 多排CT肺血管重建

诊断与治疗

> 体格检查：患者生命体征平稳，R 18 次/分，BP 140/90mmHg，P 80 次/分，T 36.8℃。咽部正常。心脏未闻杂音。肺部呼吸音清，未闻啰音。下肢不肿。
>
> 胸片示：右肺上叶结节，直径 2cm 左右。痰中未找到肿瘤细胞。
>
> 胸部 CT：右肺上叶团块结节影，纵隔淋巴结不大。纤维支气管镜示右肺上叶前段支气管开口新生物，活检病理为鳞癌。

单发肺部结节患者如存在肺癌的危险因素（吸烟史、有咳嗽咯血等症状、结节边界不清等），即使结节小于 2cm，也应积极行组织病理检查。

> 患者行手术切除右上肺叶。术后转肿瘤专科行化疗。

疾病知识拓展

肺癌

A. 诊断

1. 最重要的致病因素是吸烟（包括主动、被动吸烟）。

不吸烟的肺癌患者多为中年女性，细胞类型多为非小细胞肺癌，这些病人的肺部症状往往很明显。

2. 常见症状有慢性咳嗽、呼吸困难、咯血、体重减轻等，也可无任何症状。
3. 杵状指、锁骨上淋巴结增大、上腔静脉综合征对诊断有意义。
4. 影像学检查可发现结节、空洞、肺不张、浸润、胸腔积液等。
5. 诊断依靠痰或胸腔积液细胞学检查或组织病理活检。
6. 纤维支气管镜对于中心型肺癌的诊断意义大，周围型肺癌可选择细针穿刺、外科切除等诊断手段。

小细胞肺癌在诊断时往往已有中枢神经系统转移。

B．鉴别诊断
    1．肺结核（结核球）。
    2．肺炎。

C．循证诊断
    1．5%~15%的患者没有任何症状，常规查体行 X 线胸片发现。
    2．孤立性肺部结节 25%最终诊断为肺癌。
    3．痰细胞学检查：敏感性 44%~70%，特异性 95%，LR+ 8.8~35，LR- 0.3~0.6。
    4．纤维支气管镜下组织活检对于中心型肺癌诊断的敏感性 65%~88%。
    5．经皮肺穿刺组织活检对于周围型肺癌诊断的敏感性 85%~99%。

D．治疗
    1．若无远处转移证据，切除非小细胞肺癌及其所有局部转移的病灶。
    2．小细胞肺癌联合放化疗。
    3．病情达到完全缓解或肿瘤对起始治疗敏感者，可进行预防性的头颅放疗。
    4．有转移的非小细胞肺癌，放化疗可能缓解病情。

支气管扩张

A．支气管扩张的诊断
    1．一种先天性或获得性疾病，感染或先天因素造成支气管壁的破坏和支气管永久性的异常扩张。
    2．临床表现为慢性咳嗽，脓性痰；咯血；体重减轻；反复发生肺炎。
    3．体格检查可能出现肺部固定局限的湿啰音、杵状指。
    4．肺部 X 线晚期病例可能显示肺野有多发囊性病灶。
    5．支气管扩张患者痰里分离出的常见病原为流感嗜血杆菌、绿脓杆菌和肺炎链球菌。
    6．常见并发症为咯血，慢性炎症也可导致淀粉样变。

咯血最常见的病因是支气管扩张。

B．支气管扩张的鉴别诊断
    1．COPD。
    2．肺结核。
    3．肺炎。

C．支气管扩张的治疗
    1．戒烟。
    2．接种肺炎疫苗及流感疫苗预防感染。

3. 合并感染时根据细菌培养和药敏选择抗生素。

4. 局灶性病变或大咯血患者可手术切除。

D. 循证小知识

1. 诊断支气管扩张常常需要肺部高分辨计算机断层扫描（HRCT）检查。

2. 症状和发生率：呼吸困难和喘息，75%；胸膜疼痛，50%。

3. 体征和发生率：湿啰音，70%；喘鸣音，34%。

4. 有时与 COPD 不易鉴别，以下有助于两者的鉴别：

（1）大量咳痰是支气管扩张的特征，而 COPD 患者只在急性加重时出现。

（2）COPD 患者常常有吸烟史。

（3）肺功能检查不特异，因为支气管扩张也可导致气流受限。

（4）肺部 HRCT 检查帮助除外支气管扩张。

第五章 喘 憋

病例1

陈某，男性，32岁。因反复发作性喘憋1年就诊。

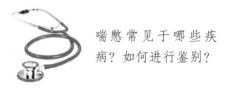

喘憋常见于哪些疾病？如何进行鉴别？

喘憋的鉴别诊断思路

引起喘憋、呼吸困难的原因主要是呼吸系统疾病和心血管系统疾病。鉴别诊断见表5-1。

表5-1 喘憋的鉴别诊断

A. 呼吸系统疾病
  1. 气道阻塞
    （1）上气道梗阻：如急性咽炎、气道异物或肿瘤、喉头水肿等
    （2）下气道梗阻：如支气管哮喘、慢性阻塞性肺疾病（COPD）等
  2. 肺部疾病
    （1）肺炎：如肺孢子菌性肺炎、病毒性肺炎等
    （2）肺水肿
    （3）弥漫性肺实质病变（DPLD）
  3. 胸壁、胸膜疾病
    （1）气胸
    （2）大量胸腔积液
  4. 神经肌肉病变
    （1）运动神经元病
    （2）重症肌无力
B. 心血管系统疾病
  1. 各种原因所致心力衰竭
  2. 心包疾病：如心包积液、缩窄性心包炎
  3. 血管疾病：如肺动脉高压、肺栓塞等
C. 中毒性呼吸困难
  1. 代谢性酸中毒
  2. 急性感染和传染病
  3. 药物和化学物质中毒：如一氧化碳、有机磷、巴比妥中毒等
D. 其他疾病
  1. 器质性脑病：如颅脑外伤、脑血管病、脑膜炎等
  2. 精神心理疾病：如癔症、抑郁症等
  3. 贫血

> 患者1年前开始出现发作性喘憋，症状在感冒时明显。开始症状较轻未就诊，上月开始症状有所加重，发作时有呼吸困难、胸部紧缩感，自己能听到喘鸣声，夜间及运动时症状加重。既往体健，无心、肺疾病病史。不吸烟。

最可能的诊断是什么？还有其他的可能吗？下一步应做何种检查？

鉴别诊断

患者为青年男性，既往无基础疾病。发作性喘憋首先考虑支气管哮喘的诊断。其他引起气道阻塞的疾病也需考虑。具体见表5-2。

表5-2　患者陈某的诊断假设

诊断假设	临床线索	疾病要点	重要检查
可能性最大的诊断			
支气管哮喘	阵发性、可逆性气道阻塞	许多细胞和细胞因子参与作用的气道慢性炎症性疾病。典型哮喘主要依靠临床特点诊断，即反复发作性喘息、病时哮鸣音、症状可逆性	峰流速 肺功能（可逆试验） 治疗反应
其他可能的诊断——最常见			
过敏性鼻炎	季节性	与外源性吸入性变应原有关，喷嚏、鼻痒、流涕和鼻堵是最常见的四大症状。患者发生哮喘的风险是正常人的3~4倍	治疗反应
COPD	吸烟史	40岁以上人群易患的慢性呼吸系统疾病。慢性不可逆的逐步进展的气流受限，与肺组织对某些颗粒或气体的过度炎症反应有关。吸烟是最主要的危险因素	肺功能
慢性心衰	基础心脏疾病肺底啰音、下肢水肿等体征	各种心脏疾病导致的心脏结构功能的变化，心室泵血功能低下难以满足组织代谢需要，造成肺淤血和外周水肿	超声心动图

诊断与治疗

> 体格检查：一般情况好，生命体征平稳。BP 120/76mmHg，R 20 次/分，P 72 次/分，T 36.9℃。肺部查体双肺散在哮鸣音，未闻及湿啰音。肝脾不大。下肢不肿。胸片正常。肺功能 FEV_1 占预计值 70%，可逆试验阳性。

患者没有鼻堵等支持过敏性鼻炎的症状；年龄和无吸烟史不支持 COPD；没有基础心脏病史也不支持慢性心衰的诊断。患者的病史、查体与肺功能均支持支气管哮喘的诊断。下一步可以考虑按哮喘治疗。

疾病知识拓展

支气管哮喘

A. 临床表现：发作性喘鸣、气短、胸闷等，也可仅表现为咳嗽
　1. 间断发作，复发性。
　2. 多在幼年起病，但成年起病的也不少见。
　3. 峰流速：波动超过 20%，早晨最低，中午最高。
　4. 有时冷空气或运动可诱发发作。
　5. 吸气时间延长，喘鸣；严重时可有发绀。
B. 支气管哮喘的诊断
　1. 诊断主要依靠病史和查体。诊断要点为阵发性、可逆性喘憋，除外其他疾病。只有临床表现不典型的哮喘需要行肺功能检查。
　2. 大部分哮喘很容易诊断，甚至病人自己就可以做出正确诊断。
　3. 不典型的哮喘不易发现，患者间断有以下症状时都要想到哮喘的可能性：
　　　（1）喘息。
　　　（2）呼吸困难。
　　　（3）咳嗽。
　　　（4）胸部紧缩感。
　4. 肺功能显示可逆性阻塞支持哮喘的诊断。但发作间期肺功能可以完全正常，需行支气管激发试验帮助诊断。典型的肺功能表现为：
　　　（1）FEV_1 降低，FEV_1/FVC 降低，可逆试验阳性（吸入支气管扩张剂后改善>12%）。
　　　（2）激发试验阳性（吸入组胺、乙酰胆碱或低渗盐水后 FEV_1 下降>20%）。
　5. 胸片：除外其他疾病。
C. 支气管哮喘的治疗
　1. 哮喘的治疗目标
　　　（1）预防慢性症状。
　　　（2）维持正常肺功能。
　　　（3）维持日常活动，提高生活质量。
　　　（4）减少急性发作。
　2. 避免接触已知的触发因素，持续性哮喘吸入皮质激素，有症状时吸入支气管扩张剂。

3. 吸入激素控制不佳的患者，可联合吸入长效 β₂-受体激动剂。

4. 对轻、中度哮喘白三烯拮抗剂可作为长期治疗药物。

5. 对难以控制的哮喘，应考虑诱发因素未控制（如胃-食管反流病）和其他少见疾病［如变应性肉芽肿性血管炎（Churg-Strauss 综合征）、变应性支气管肺曲菌病（ABPA）、气道肿瘤等］。

病例随诊

> 患者开始每日规律吸入激素及长效 β₂-受体激动剂，有症状时吸入沙丁胺醇气雾剂。自觉症状略有缓解，但仍有喘憋反复发作，以夜间明显。加大吸入激素的量，加用白三烯拮抗剂效果均不明显。

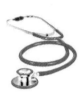

您认为患者的支气管哮喘诊断明确吗？能除外其他诊断吗？需要做何种检查才能除外其他诊断？

患者按支气管哮喘正规处理效果不佳，症状难以完全控制。需要考虑以下原因（表5-3）：

A. 患者的治疗依从性：支气管哮喘是慢性疾病，大部分时间是患者在家自行用药，且各种吸入装置品种繁多，规律正确地用药是治疗的关键。对于所有哮喘患者首先需加强病人教育。

B. 合并胃-食管反流病（GERD）：哮喘和 GERD 的关系密切。哮喘伴有 GERD，称为胃-食管反流相关性哮喘，两者可互相诱发和加重。难治性哮喘或哮喘夜间症状不易控制时需筛查是否合并GERD。

C. 某些少见疾病：如 Churg-Strauss 综合征、变应性支气管肺曲菌病（ABPA）、气道肿瘤等疾病可以以哮喘为主要临床表现。如遇难治性哮喘需重复影像学、嗜酸性粒细胞计数等，必要时行纤维支气管镜、肺组织活检等帮助诊断。

表5-3　患者陈某第二次就诊的诊断假设

诊断假设	临床线索	疾病要点	重要检查
可能性最大的诊断			
胃-食管反流病	反酸、胃灼热 夜间发作	患病率高。主要根据反酸、胃灼热等典型症状诊断。部分以呼吸道症状为主要表现的患者可以没有任何消化道症状	食管 pH 值检测 诊断性质子泵抑制剂（PPI）治疗
其他可能的诊断——需考虑			
Churg-Strauss 综合征	嗜酸性粒细胞增高	累及中小动脉及静脉的系统性坏死性血管炎。主要临床表现为哮喘、过敏性鼻炎、嗜酸性粒细胞增多及嗜酸性细胞脏器浸润	抗中性粒细胞胞浆抗体（ANCA） 组织病理检查

续 表

诊断假设	临床线索	疾病要点	重要检查
气道肿瘤	吸气性呼吸困难	临床少见，表现为咳嗽、喘息等非特异症状，诊断困难。恶性肿瘤占气道肿瘤的 80% 以上	影像学 纤维支气管镜
ABPA	嗜酸性粒细胞增高 IgE 增高	对曲菌的过敏反应，临床表现和哮喘类似，影像学可见游走性浸润影，对激素及抗真菌治疗有效	影像学 曲霉菌特异性抗原检测

诊断与治疗

> 追问病史，患者偶有进食后反酸、胃灼热的症状。血常规嗜酸性粒细胞计数 $0.6\times 10^9/L$，ANCA 阴性，曲菌特异性抗原检测阴性。胸片及胸部 CT 未发现占位性病变及肺部浸润影。

嗜酸性粒细胞轻度增多在哮喘患者很常见。患者无嗜酸性粒细胞脏器浸润表现，ANCA 阴性，临床不支持 Churg-Strauss 综合征；肺部影像正常，曲菌特异性抗原阴性，也不考虑 ABPA。患者有进食后反酸、胃灼热的症状，且呼吸困难发作以夜间明显，高度提示合并有胃-食管反流病。

> 怀疑合并胃-食管反流病患者，可给予患者诊断性质子泵抑制剂（PPI）治疗，服用标准剂量 PPI 每日两次，2 周后患者喘憋的症状明显改善，无夜间发作。至此胃-食管反流相关性哮喘诊断明确。

疾病知识拓展

胃-食管反流病（GERD，见第三章）

Churg-Strauss 综合征

A. Churg-Strauss 综合征的诊断

1. 哮喘。
2. 嗜酸性粒细胞增多：白细胞计数嗜酸性粒细胞>10%。
3. 单发或多发神经炎。
4. 游走性肺浸润。
5. 鼻窦炎。
6. 病理示血管周围嗜酸性粒细胞浸润。

7. 以上 6 条符合 4 条及以上者可诊断。

B. Churg-Strauss 综合征的鉴别诊断

    1. 其他系统性血管炎：如结节性多动脉炎。

    2. 支气管哮喘。

    3. 高嗜酸性粒细胞综合征。

C. Churg-Strauss 综合征的治疗

    1. 首选糖皮质激素。

    2. 有重要器官受累者免疫抑制剂，首选环磷酰胺。

变应性支气管肺曲菌病（ABPA）

A. ABPA 的诊断

    1. 年轻人多见，表现为喘息，还可出现支气管扩张合并感染的表现。

    2. 肺游走性浸润影或中心性支气管扩张。

    3. 外周血嗜酸性粒细胞增多，IgE 增高。

    4. 有对曲菌过敏的证据，如烟曲菌皮试阳性、血清抗曲菌特异性 IgE 增高等。

B. ABPA 的鉴别诊断

    1. 支气管扩张。

    2. 支气管哮喘。

    3. Churg-Strauss 综合征。

C. ABPA 的治疗

    1. 糖皮质激素。

    2. 抗真菌药物，如伊曲康唑。

病例随诊

    患者坚持使用质子泵抑制剂治疗。3 个月后随诊，无喘憋发作，一般情况良好。逐步减少吸入激素的量。

病例2

> 李某，女性，52岁，因气短、喘息就诊。她主诉近2年出现气短和喘息的症状，症状几乎是持续的，在运动或感冒后尤其明显。同时经常会有轻度的咳嗽，咳少量清痰。她感觉自从2年前戒烟后咳嗽的症状有所减轻。

最可能的诊断是什么？还有其他的可能吗？进一步做何种检查？

鉴别诊断

患者有慢性呼吸困难和喘息病史，同时有吸烟史，应首先考虑COPD和哮喘。吸烟也是冠心病的重要危险因素，而冠心病是导致慢性心衰最主要的病因，患者喘息的症状在活动后加重，所以慢性心衰也是重要的鉴别诊断之一。支气管扩张同样会引起呼吸困难，但咳嗽、咳痰是更为突出的症状，而患者咳嗽咳痰的症状不重，可能性不大。中国为结核病高发地区，慢性咳嗽和呼吸困难，结核也不能除外，应注意患者是否有体重减轻、盗汗等提示结核的表现。具体鉴别诊断见表5-4。

表 5-4　患者李某的诊断假设

诊断假设	临床线索	疾病要点	重要检查
可能性最大的诊断			
COPD	吸烟 慢性反复发作的呼吸道梗阻症状	40岁以上人群易患的慢性呼吸系统疾病。慢性不可逆的逐步进展的气流受限，与肺组织对某些颗粒或气体的过度炎症反应有关。吸烟是最主要的危险因素	肺功能 有时需辅助影像学
其他可能的诊断——最常见			
哮喘	阵发性反复发作的呼吸道梗阻症状	许多细胞和细胞因子参与作用的气道慢性炎症性疾病。典型哮喘主要依靠临床特点诊断，即反复发作性喘息、发病时哮鸣音、症状可逆性	峰流速 肺功能 激发试验 治疗反应
慢性心衰	冠心病危险因素 体格检查	各种心脏疾病导致的心脏结构功能的变化，心室泵血功能低下。难以满足组织代谢需要，造成肺淤血和外周水肿	超声心动图
其他鉴别诊断			
支气管扩张	慢性咳嗽，大量咳痰	反复发作，易合并感染。痰量大或出现咯血。肺部高分辨CT（HRCT）有确诊意义	肺部HRCT

诊断与治疗

> 　　患者有 30 年的吸烟史，每天 2 包。2 年前因担心逐渐加重的慢性咳嗽戒烟，自诉戒烟仍有咳嗽，但咳痰减轻。
>
> 　　否认发热、寒战、体重减轻及下肢水肿等病史。卧位时呼吸困难的症状有所加重，但没有夜间阵发性呼吸困难的表现。

体位性呼吸困难的症状很不特异，很多心肺疾病都可以有此特征。

> 　　体格检查：患者生命体征平稳。呼吸音减低，呼气相延长。其余查体正常。胸片正常。肺功能检查见表 5-5。

表 5-5　患者李某肺功能检查结果

	吸入支气管扩张剂前		吸入支气管扩张剂后	
	结果	%预计值	结果	%改变
肺总量（L）	6.92	128		
最大肺活量（L）	3.03	91	2.90	-4.0
FEV_1（L）	1.03	43	1.00	-4.0
FEV_1/FVC（%）	34		34	
DLCO	50			

患者的病史、体格检查和肺功能检查结果都支持 COPD 的诊断。

> 　　给予患者异丙托溴铵吸入剂治疗，症状有所改善。

疾病知识拓展

慢性阻塞性肺疾病（COPD）

A. COPD 的定义和诊断

1. 定义：慢性不可逆的逐步进展的气流受限，与肺组织对某些颗粒或气体的过度炎症反应有关。
2. 所有吸烟患者出现下述从轻到重的呼吸道症状时，都应考虑 COPD：
    （1）轻度（如咳嗽）。
    （2）中度（慢性咳嗽、咳痰、呼吸困难）。
    （3）重度（因呼吸困难活动受限，危及生命的呼吸困难急性加重）。
3. 吸烟是 COPD 最重要的危险因素，COPD 也可出现在被动吸烟、接触职业粉尘或室内污染的人群。
4. 确诊主要依靠肺功能结果。

B. COPD 的分级

WHO 推荐根据肺功能对 COPD 患者进行分级处理（表 5-6）。

表 5-6　WHO COPD 分级

分级	肺功能
轻度	$FEV_1/FVC<70\%$，$FEV_1>80\%$
中度	$FEV_1/FVC<70\%$，$FEV_1 50\%\sim80\%$
重度	$FEV_1/FVC<70\%$，$FEV_1 30\%\sim50\%$
极重度	$FEV_1/FVC<70\%$，$FEV_1<30\%$，或出现 II 型呼衰

C. COPD 的稳定期治疗
    1. 非药物治疗
        （1）危险因素去除：如戒烟。
        （2）流感疫苗与肺炎疫苗接种。
        （3）肺康复治疗。
    2. 药物治疗
        （1）支气管扩张剂：如塞托溴铵异丙托溴铵、β 受体激动剂、茶碱。
        （2）中重度患者吸入糖皮质激素。
        （3）慢性低氧患者建议氧疗。

D. COPD 的急性加重处理
    1. 评估
        （1）基线 FEV_1、血气分析 pH 低、PCO_2 高的患者预后差。
        （2）所有患者应行胸部 X 线检查除外肺炎等疾病。
        （3）肺功能检查在急性加重患者意义不大。
    2. 支气管扩张剂治疗。
    3. 短期应用全身糖皮质激素。
    4. 感染诱发急性加重患者应用抗生素。
    5. 氧疗很重要。

E. 循证小知识
    1. 体格检查的敏感性和特异性见表 5-7。

表 5-7　体格检查对于 COPD 诊断的意义

体格检查发现	敏感性	特异性	LR+	LR-
剑突下心脏搏动	4%~27%	97%~99%	8	1
心界缩小	15	99	15	1
膈肌移动	13	98	6.5	1
吸气早期啰音	25~77	97~98	8~38.5	1
喘鸣音	13~56	86~99	1~56	1

2. 肺功能：是 COPD 诊断的金标准。

3. 其他检查

（1）可逆试验：用来除外哮喘，同时对于预后判断有意义，气流阻塞有一定可逆性的患者预后较好。

（2）胸片：对于 COPD 的诊断无意义，主要用于除外其他肺部疾病。

（3）动脉血气：建议 FEV_1<40% 或有右心衰的患者检查。

（4）α_1 抗胰蛋白酶缺乏检查：建议 45 岁以前的年轻患者或没有吸烟史及其他危险因素的患者筛查。

支气管扩张（见第四章　咳嗽与咯血）

病例随诊

　　患者 1 个月后因上呼吸道感染导致 COPD 急性加重入急诊治疗，经抗感染、短期应用糖皮质激素后症状缓解。

病例3

赵某，女性，28岁，因发作性呼吸困难6月余就诊。

患者近半年经常突然出现发作性呼吸困难，发作无明显诱因，发作时伴心悸、胸闷、恶心、出汗、手足麻木等。症状发作时有濒死感，极度恐惧。

既往有轻度抑郁症病史。无过敏史。不吸烟。

最可能的诊断是什么？还有其他的可能吗？进一步做何种检查？

鉴别诊断

患者为年轻女性，发作性呼吸困难，首先应考虑支气管哮喘的诊断。发作时症状重，注意除外血管神经性水肿等过敏性疾病。发作时伴心悸、胸闷等心血管症状，患者年轻女性，心绞痛的可能性不大，但不除外心律失常的可能。患者发作无诱因，发作时除呼吸困难外伴随症状较多，既往有抑郁症病史，要考虑惊恐发作的可能，但需先除外器质性疾病。具体鉴别诊断见表5-8。

表5-8　患者赵某的诊断假设

诊断假设	临床线索	疾病要点	重要检查
可能性最大的诊断			
哮喘	阵发性、可逆性气道阻塞	许多细胞和细胞因子参与作用的气道慢性炎症性疾病。典型哮喘主要依靠临床特点诊断，即反复发作性喘息、发病时哮鸣音、症状可逆性	峰流速 肺功能（可逆试验） 治疗反应
其他可能的诊断——最常见			
惊恐发作	无法预料的症状发作 有焦虑、抑郁等其他表现	心理疾病的一种，发作突然，有强烈恐惧及濒死感，伴有自主神经系统症状，持续时间不超过1小时	除外其他器质性疾病
心律失常（如阵发性室上速）	发作性心悸 突然发作，突然停止	突发突止的心悸、胸闷、喘憋，发作时心电图有确诊意义	心电图
其他可能的诊断——不能遗漏			
血管神经性水肿	可伴有荨麻疹等表现	常因过敏因素诱发，表现为突发的局限性水肿。有遗传倾向，患者血液和组织中 C_1 酯酶抑制物水平减低	血液中 C_1 抑制物水平

诊断与治疗

患者第一次发作是在半年前，当时她正在准备一个重要的会议发言，突然感呼吸困难、心悸、发抖、手足麻木等，伴随强烈的恐惧感，休息约10分钟后症状缓解。此后常有毫无征兆的上述症状发作。曾多次叫120或去急诊行心电图检查，但检查结果大致正常。怀疑哮喘，发作时予 β_2 受体激动剂症状不能缓解。发作间歇期无特殊不适，但因担心再次发作而惴惴不安，甚至影响睡眠。

体格检查（发作间期）：T 36.5℃，P 90次/分，BP 110/60mmHg，R 16次/分。心肺查体无异常发现。

对反复呼吸困难或心脏不适收入急诊室而检查结果为阴性的年轻患者，惊恐发作是很常见的原因。

患者行肺功能通气及可逆试验均正常。

患者各项客观检查均阴性，未发现器质性疾病的证据。根据患者的临床症状特点：无特定原因的发作性恐惧；恐惧害怕无具体内容；发作时伴有自主神经症状；发作影响生活及社会功能，均符合惊恐发作的特点。

根据患者临床表现诊断惊恐发作。给予行为治疗及选择性5-羟色胺再摄取抑制剂后患者发作明显减少。

疾病知识拓展

惊恐发作

A. 惊恐发作的特点
   1. 年轻人常见，但可发生于任何年龄。
   2. 突然、反复、无法预料的惊恐发作。
   3. 常见症状有心悸、心动过速、呼吸困难或窒息感、胸痛或胸部不适、恶心、头晕、出汗、手足麻木、人格分裂等。
   4. 末日来临感、担心失去控制或死亡。

5. 持续担心将来发作。

6. 有时会因为担心处于可能引起发作的场所而导致行为改变（如广场恐惧症）。

7. 无器质性疾病的证据。

B. 惊恐发作的鉴别诊断

1. 需除外哮喘、心律失常、心肌梗死等器质性疾病。

2. 与哮喘的鉴别

（1）没有哮喘常见的诱因。

（2）对哮喘治疗无反应。

（3）有焦虑、抑郁的其他表现，如睡眠不佳、心情压抑等。

C. 惊恐发作的治疗

1. 认知行为治疗为主。

2. 抗抑郁药物治疗（5-羟色胺再摄取抑制剂、三环类抗抑郁药、单胺氧化酶抑制剂）。

3. 有睡眠障碍者辅助苯二氮䓬类。

4. 尽早除外其他疾病，并教育患者使患者安心。

血管神经性水肿

A. 血管神经性水肿的诊断

1. 主要依靠临床诊断、临床特点

（1）起病迅速（几分钟）。

（2）口唇、面侧部或四肢局部出现水肿，可在数天内自然消退，但可以反复发生。

（3）少数病人可因发生在咽峡部而造成窒息。如不及时处理，可导致死亡。

2. 原因

（1）血管紧张素转换酶抑制剂（ACEI）类药物。

（2）过敏反应。

（3）遗传性 C_1 抑制物缺乏。

3. 病因不同其临床表现和治疗也不一样

（1）组胺相关：常伴发荨麻疹，多和过敏有关，如食物过敏或昆虫叮咬。

（2）非组胺相关（缓激肽水平升高）：ACEI 治疗，C_1 抑制物缺乏。

B. 血管神经性水肿的治疗

1. 最关键的治疗：保持气道通畅。

2. 抗组胺类药物和激素。

3. 有喉头水肿等气道梗阻表现者给予肾上腺素。

4. 严密监测病情变化，必要时气管插管。

5. C_1 抑制物缺乏者可给予雄激素治疗（雄激素能增加 C_1 抑制物产生）。

第六章　呼 吸 困 难

病例 1

> 李某，男性，64 岁，因呼吸困难 2 年就诊。

呼吸困难是呼吸功能不全的一个重要症状，是患者主观上有空气不足或呼吸费力的感觉；而客观上表现为呼吸频率、深度和节律的改变。

有关呼吸困难的基础知识

呼吸困难的主要原因是氧气传递障碍，氧气传递的决定因素是心排出量（由每搏输出量和心率决定）、血红蛋白和氧饱和度。氧饱和度减低（低氧血症）经常继发于肺部疾病，包括肺泡、气道、血管、胸膜或间质。逐个分析每一项，可以构建针对呼吸困难全面的鉴别诊断。

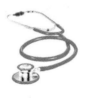

呼吸困难常见于哪些疾病？如何进行鉴别？

呼吸困难的鉴别诊断思路

表 6-1　呼吸困难的鉴别诊断

A. 每搏量
　　1. 充血性心力衰竭（CHF）
　　2. 冠状动脉缺血
　　3. 瓣膜性心脏病［例如主动脉瓣狭窄、二尖瓣反流（MR）、主动脉瓣反流、二尖瓣狭窄］
B. 心率
　　1. 心动过速
　　　　（1）心房颤动（Af）和其他室上性心律失常
　　　　（2）室性心动过速
　　2. 心动过缓
　　　　（1）贫血
　　　　（2）低氧血症
C. 肺部疾患
　　1. 肺泡疾病

　　　　（1）肺水肿

　　　　（2）肺炎

　　2. 气道疾病

　　　　（1）上呼吸道狭窄，如喉头水肿、会厌炎等

　　　　（2）下呼吸道狭窄，如支气管哮喘，COPD

　　3. 血管疾病

　　　　（1）肺栓塞

　　　　（2）肺动脉高压

　　4. 胸膜疾病

　　　　（1）气胸

　　　　（2）胸腔积液，包括漏出性和渗出性

　　5. 肺间质疾病

　　　　（1）水肿

　　　　（2）炎症：接触有机物（如干草、棉花、谷物）；接触矿物质（石棉、硅、煤等）；特发性疾病（例如结节病、硬皮病、系统性红斑狼疮、韦格纳肉芽肿）

　　　　（3）感染性（如肺孢子菌性肺炎、巨细胞病毒感染等）

> 　　从 2 年前开始，患者出现活动后的呼吸困难，且进行性加重。发病之初，患者可以步行 500 米。近半年以来，平地行走 10 米即需要休息。近半年患者夜间不能平卧，需半卧位。有时会半夜憋醒，坐起可以缓解。双下肢有轻度可凹性水肿，晨轻暮重。

　　要注意量化逐渐进展的呼吸困难，明显的进展提示疾病的严重程度以及提示应该进行全面的评估。

> 　　既往史：2 年前急性前壁心肌梗死。
> 　　查体：T 37℃，R 24 次/分，P 110 次/分，BP 120/78mmHg。颈静脉怒张，心律不齐，心尖部可及 2/6 收缩期杂音，第三心音奔马律。双侧中下肺可闻及湿啰音。胫前可凹性水肿。

最可能的诊断是什么？还有其他的可能吗？下一步应做何种检查？

鉴别诊断

　　虽然呼吸困难的鉴别诊断很多，但是该患者有很多症状、体征指向心源性因素。颈静脉充盈、第三心音奔马律和外周水肿都指向心脏。最可能的诊断是继发于心肌梗死的慢性心力衰竭（CHF），可

能的诊断是瓣膜病（如二尖瓣反流、主动脉瓣狭窄或反流）。心脏的杂音最符合二尖瓣反流（MR）。该患者的心律不齐提示可能是心房颤动（Af）。最后不要忘记心肌缺血可以不表现为胸痛，而是呼吸困难（表6-2）。

表6-2　李某的鉴别诊断

诊断假设	临床线索	疾病要点	重要的检查
最可能的诊断			
CHF	S_3 奔马律，颈静脉怒张，肺底湿啰音，下肢水肿	有心脏基础疾病	超声心动图（UCG）心电图（ECG）
其他可能的诊断——最常见			
瓣膜性心脏病			
二尖瓣反流	心尖收缩期杂音，向心底部传导	基础瓣膜病	UCG
主动脉瓣狭窄	胸骨右缘收缩期杂音，向颈部传导，主动脉瓣区第二心音减弱	基础瓣膜病	UCG
主动脉瓣关闭不全	胸骨左缘舒张早期杂音	基础瓣膜病	UCG
心房颤动	心律绝对不规整	有心脏基础病，少数为特发性	ECG UCG
其他可能的诊断——不能漏掉的			
心绞痛	冠心病病史或危险因素（糖尿病、男性、吸烟、高血压、高脂血症）	典型的胸痛	ECG 运动试验 冠脉造影

诊断与治疗

> 患者行 ECG：窦性心率，陈旧心梗。UCG：左心室功能减低，射血分数（EF）18%，有节段性室壁运动异常，左心室前壁运动减低，没有主动脉瓣狭窄、反流，有轻微的二尖瓣反流。

患者有慢性充血性心力衰竭（CHF）高度特异的表现，有陈旧心梗的病史，端坐呼吸。UCG 证实是 CHF，节段性室壁运动异常提示缺血性疾病，继发于既往的心肌梗死。应该行运动试验以除外可逆的心肌缺血。UCG 除外了瓣膜性心脏病。

> 运动核素检查显示陈旧心梗，没有可恢复的心肌缺血，EF 20%。

运动试验显示陈旧心梗是导致患者 CHF 的病因，没有活动性心肌缺血。

病例随诊

给予低盐饮食、利尿剂、血管紧张素转换酶抑制剂（ACEI）和 β 受体阻滞剂（心衰控制后）。利尿后，患者体重下降了 10kg，呼吸困难明显减轻，端坐呼吸缓解。随诊 5 年，病情平稳。

疾病知识拓展

慢性心力衰竭（CHF）

A. 慢性心力衰竭的诊断

1. CHF 是指由于某种心脏的结构或功能的异常导致心排出量异常产生的综合征。患者经常有乏力、劳力性呼吸困难、端坐呼吸、夜间阵发性呼吸困难和水肿。经常在发病前有心肌梗死的病史或者控制不佳的高血压。

2. 病理生理分类：CHF 可以继发于收缩功能或舒张功能受损，CHF 可以累及左心室或右心室，或左、右心室同时受累。

3. 收缩功能衰竭

   （1）最常导致 CHF 的病理生理改变。

   （2）冠心病导致 2/3 的 CHF。

   （3）其他原因包括控制不佳的高血压、酗酒、病毒性心肌病。

   （4）不太常见的病因：包括产后心肌病、药物的毒性（如阿霉素）和特发性心肌病。

4. 舒张性心力衰竭

   （1）舒张性心力衰竭占所有 CHF 的 20%~50%。

   （2）舒张性心力衰竭在左心室壁增厚和左心室顺应性下降时发生，左心室压力增高传导到肺毛细血管。

   （3）左心室顺应性减低，影响左心室充盈，降低心排出量。

   （4）肺毛细血管压升高和心排出量的下降，导致呼吸困难和乏力。

   （5）有症状的患者被诊为舒张性心力衰竭，可以发生在左心室收缩功能正常的情况下。

   （6）舒张性心力衰竭最常见的原因是高血压。

   （7）不太常见的原因：主动脉瓣狭窄、浸润型心肌病（如血色病、淀粉样变性）等。

5. 右心衰或左心衰

   （1）心衰可包括左心衰、右心衰或全心衰。

   （2）左心衰常见的原因：包括冠状动脉硬化性心脏病、高血压和酒精性心肌病。

   （3）右心衰常见的原因：包括严重的肺部疾病（特别是慢性阻塞性肺疾病）和左心衰恶化。

   （4）四肢水肿、颈静脉充盈和乏力可见于左心衰和右心衰，但肺水肿只见于左心衰。

   （5）左心衰的症状：劳力性呼吸困难、端坐呼吸、阵发性夜间呼吸困难、交替脉、肺底啰音、奔马律，X 线胸片显示肺淤血。

   （6）右心衰的症状：乏力、食欲减退、静脉压增高、肝脾大、低垂部位水肿。

6. 心功能分级（NYHA）：描述性，但是由于患者经过治疗可以从一个级别变为另一个级别，预

　　后的价值有限。

　　(1) Ⅰ级：无症状。

　　(2) Ⅱ级：日常活动受限（如爬楼梯）。

　　(3) Ⅲ级：日常活动明显受限（如平地行走）。

　　(4) Ⅳ级：静息时也有症状。

7. 并发症

　　(1) 电生理：心脏传导阻滞、室性心动过速、心房颤动、猝死。

　　(2) 脑卒中和血栓栓塞。

　　(3) 年发生率2%~4%。

　　(4) 合并房颤时风险增加。

　　(5) 二尖瓣关闭不全。

　　(6) 死亡：症状轻微或中等度的心衰：每年20%~30%；严重的心衰：可达每年50%。

B. 心力衰竭的鉴别诊断

1. 心包疾病。

2. 肾病综合征。

3. 肝硬化。

4. 甲状腺功能低减。

C. 心力衰竭的治疗

1. 预防：控制高血压可以降低CHF的发生率30%~50%。

2. 实验室检查：血尿素氮、肌酐、电解质、血常规和促甲状腺激素。

3. 研究显示，ACEI、β受体阻滞剂、螺内酯可以降低左心室收缩功能减低和CHF患者的病残率和病死率。

4. ACEI

　　(1) 在有症状或无症状均有使用指征。

　　(2) 当患者服用ACEI有刺激性干咳时，可以换用血管紧张素Ⅱ受体阻滞剂（ARB）。

　　(3) 在服用ACEI有血管神经性水肿的患者，服用ARB也有可能产生。

　　(4) 服用ACEI产生血管神经性水肿的患者可以服用氢氯噻嗪和硝酸酯类。

5. β受体阻滞剂

　　(1) β受体阻滞剂可以降低任何一个阶段的心衰患者的病残率和病死率，包括严重心衰（EF<25%）。

　　(2) 有证据显示卡维地洛优于美托洛尔。

　　(3) 纠正了容量负荷过重的情况，可以开始治疗。

6. 螺内酯

　　(1) 降低Ⅳ级心功能患者的病死率。

　　(2) SCr>2.0mg/dl，K^+>5.0mmol/L，禁用。

7. 地高辛

　　(1) 可以减少住院时间，但是不降低病死率。

　　(2) 低血药浓度与高血药浓度的一样有效。

　　(3) ACC/AHA将地高辛的应用限制于有症状的患者。

8. 利尿剂（袢利尿剂或噻嗪类）

　　(1) 水肿以及肺淤血的主要治疗。

　　(2) 临床对患者的容量状况的判断很重要：体重增加、水肿、颈静脉怒张、肺水肿或S_3奔马律提示患者容量负荷过重。

（3）多个研究显示，容量明显超负荷［通过测定肺毛细血管楔压（PCWP）］的严重心衰患者，可以没有体征。

（4）心衰患者应该在监测肾功能的情况下加强利尿。

9. 每日监测体重。

10. 限盐。

11. 控制高血压。

12. 心梗后或射血分数减低的无症状患者也应该使用 ACEI 和 β 受体阻滞剂。

13. 非甾体类抗炎药（NSAIDs）加重水钠潴留，可以发生心衰或使心衰加重。

14. 植入性自动除颤装置（AICD）

（1）一部分 CHF 猝死，继发于室速和室颤。

（2）一部分 CHF 患者，尤其是曾经有过心脏骤停、晕厥、室速病史的患者有指征安装 AICD。

15. 注射流感和肺炎球菌疫苗。

16. ACC/AHA 指南推荐，在有心绞痛或冠心病危险因素的患者检查并纠正心肌缺血。检查方法包括：冠状动脉造影，或运动试验发现可逆的心肌缺血。在没有明确冠心病、心绞痛或冠心病危险因素的 CHF 患者，进行无创性心脏影像的意义还有争议。

17. 对于一部分严重 CHF 且对药物治疗反应差的患者，可选择心脏移植。

18. 舒张功能减低的治疗

（1）控制高血压。

（2）合并房颤的患者要控制心室率。

（3）用利尿剂控制外周和肺水肿。

（4）有可逆性心肌缺血的患者进行冠状动脉再通。

（5）ACEI、β 受体阻滞剂和 ARB 的有效性尚未明确。最近的研究显示，ARB 可以缩短舒张功能减低的住院时间。

95% 的右心衰继发于左心衰。

D. 循证小知识（表 6-3）

1. 临床症状和体征受以下影响

（1）患者当前的容量状况。

（2）在慢性心功能不全的患者，尽管有左心室功能下降以及容量负荷过多，仍有很多患者无症状、体征。

（3）临床症状和体征对发现 CHF 不敏感，即使无症状也不能除外 CHF。

（4）一些临床表现（S₃ 奔马律和颈静脉曲张）是很特异的，这些症状的出现增加了 CHF 的可能性。

表 6-3 症状和体征对诊断充血性心力衰竭的敏感性和特异性

症状和体征	敏感性（%）	特异性（%）	LR+	LR-
劳力性呼吸困难	100	17	1.2	0
端坐呼吸	22	74	0.85	1.05
夜间阵发性呼吸困难	39	80	1.95	0.76
第三心音奔马律	40~50	90	4~5	0.56~0.67
外周水肿	49	47	0.92	1.09

2. 端坐呼吸

(1) 不特异，在 CHF 和肺病的患者中均可出现。

(2) 对于 CHF 的敏感性随患者的临床情况改变。在严重 CHF 的患者中，敏感性达 91%。

3. S_3 奔马律

(1) 当大量的血在舒张期开始时从左心房冲进左心室时产生 S_3 奔马律（紧跟在第二心音之后）。

(2) 提示容量负荷过重，最常见于失代偿性 CHF。

(3) 对 CHF 高度特异（大约 95%）。

(4) 敏感性低：当肺毛细动脉楔压（PCWP）>22mmHg，敏感性 69%；当 PCWP>34mmHg，敏感性 89%。

4. S_4 奔马律

(1) 当左心房收缩将血送入左心室时产生（在第一心音之前）。

(2) S_4 奔马律可以出现在一部分正常人群、很多高血压患者和左心室肥厚的患者。

(3) S_4 对 CHF 不特异（大约 50%）。

5. 颈静脉扩张（JVD）

(1) 定义为在胸骨角以上 ≥4cm 颈静脉扩张。

(2) 对 CHF 高度特异（>95%）；在左心或右心衰竭时均可出现。

(3) 对 CHF 不敏感：在 <50% 的 CHF 患者出现；在 PCWP 正常的 CHF 中只有 21%；在 PCWP 明显升高（平均 34mmHg）的患者中可达 68%。

6. 啰音

(1) 肺部啰音对 CHF 并不特异。在 CHF 导致的肺水肿、ARDS、肺炎及其他疾病均可听到。

(2) 在慢性稳定的 CHF 中敏感性低。

(3) 在 PCWP 慢性升高（平均 34mmHg）的患者，敏感性 67%。

缺乏体征（S_3、JVD）不能除外 CHF。患者即使没有体征，也有可能患有 CHF。

7. 胸片对 CHF 不够敏感：肺水肿只见于 25%~63% 的 CHF 患者。

8. ECG 可以提供患者既往心肌梗死或左心室肥厚的证据，但是不能证实或排除 CHF。

9. 脑钠肽（brain natriuretic peptide，BNP）

（1）在容量和/或血压增加时左心室或右心室分泌产生。

（2）在左心室舒张末压升高导致呼吸困难的患者中经常升高。

（3）BNP 升高的水平与 CHF 程度成比例。

（4）BNP 不能鉴别收缩功能不全或舒张功能不全所致的 CHF。

（5）BNP 在右心衰（如由于肺心病或肺栓塞等导致）的患者中也升高，因此在鉴别左心衰或是肺脏疾病方面作用有限。

（6）BNP 100pg/ml：敏感性 90%，特异性 76%；LR+ 3.8，LR- 0.13。

10. 二维超声心动图

（1）可以评价收缩和舒张功能。

（2）节段性心肌收缩功能减低提示心肌缺血。

（3）可以评价瓣膜功能。

11. 心肌核素显像可以定量测量射血分数，但是不能评价左心室室壁厚度或瓣膜异常。

12. 劳力性呼吸困难的敏感性很好，阴性时可以除外充血性心力衰竭；阵发性呼吸困难和第三心音奔马律的特异性较好，对诊断充血性心力衰竭有作用。症状和体征对诊断充血性心力衰竭的价值如表 6-3 所示。

13. 脑钠肽（BNP）>100pg/ml 对诊断充血性心力衰竭的敏感性、特异性分别是 90% 和 76%。如表 6-3 所示，阳性似然比、阴性似然比分别是 3.75 和 0.13。对于房颤患者，采用相同的标准（BNP>100pg/ml），诊断充血性心力衰竭的特异性仅为 40%，敏感性为 95%；提高诊断标准至 BNP>200pg/ml，则其敏感性、特异性分别为 85% 和 73%。

14. 正常心电图对收缩性心功能不全的阴性预测值是 98%，对除外收缩性心功能不全很有价值

15. 二维超声心动图对诊断充血性心力衰竭的敏感性、特异性分别为 80% 和 100%，阳性似然比和阴性似然比分别为 ∞ 和 0.2。

BNP<100mg/ml 可以除外充血性心力衰竭。

二维超声心动图可以诊断充血性心力衰竭。

二尖瓣关闭不全（MR）

A. 二尖瓣关闭不全的诊断

1. MR 患者可以无症状或气短、呼吸困难、端坐呼吸、乏力。查体：心尖部全收缩期杂音。

2. S_1 减弱，在心尖部可听到吹风样全收缩期杂音，向腋下传导。

3. MR 可继发于二尖瓣瓣叶的破坏（原发）或二尖瓣瓣环的扩大（继发）。

（1）原发 MR 的病因包括二尖瓣脱垂、感染性心内膜炎、风湿性心脏病和心内膜炎。绝大多数二尖瓣脱垂的患者不需要瓣膜置换，但是它仍然是最常见的导致 MR 和瓣膜置换的原因。

（2）继发 MR：慢性心衰时，左心室扩张导致二尖瓣瓣环扩张和 MR，心肌缺血也可导

致 MR。

（3）慢性二尖瓣反流导致左心室扩张以及不可逆的心功能下降；左心房扩张导致房颤。

4. 急性的 MR 可在短时间内发生肺水肿。慢性的进展较慢，一般从诊断到有症状平均为 16 年。而在严重的 MR 患者中，年病死率为 5%。并发症包括呼吸困难、肺水肿和猝死。

B. 二尖瓣关闭不全的鉴别诊断

1. 主动脉狭窄、硬化。

2. 房间隔缺损。

3. 三尖瓣反流。

4. 室间隔缺损。

5. 肥厚梗阻性心肌病。

C. 二尖瓣关闭不全的治疗

1. UCG 随诊

（1）随诊 UCG，尽早发现左心室功能减低，尤其是针对无症状的患者。

（2）对轻度 MR 患者每 5 年做 1 次，而中度 MR 患者每年做 1 次。

（3）对于重度 MR 或左心室功能不全的患者，推荐每 6 个月做 1 次 UCG。

2. 降低后负荷不能延缓瓣膜置换。对于继发性 MR 患者可能有效，因为对这些病人来说，左心室体积降低可以减少二尖瓣反流。

3. 治疗心肌缺血。

4. 治疗心内膜炎。

5. 瓣膜修补或置换

（1）有左心室功能不全的证据或症状的患者。标准：左心室收缩末内径 ≥45mm 或 EF ≤ 60%。在有房颤或肺动脉高压的患者也要考虑瓣膜修补或置换。

（2）在 EF<30% 或左室收缩末径>55mm 的患者手术预后差。

（3）二尖瓣修补或置换减少了左心室的反流，增加了左心室的后负荷。

（4）手术可能会使患者发作心衰。

（5）很难预测哪些患者将从手术获益。

（6）瓣膜修补与置换：如果技术上可行，瓣膜修补优于置换。瓣膜修补手术的病死率低（1%~2% : 5%~10%），且不需抗凝，术后 EF 更高。

D. 循证小知识

1. 查体：典型的杂音是在心尖部听到全收缩期吹风样杂音。

（1）3/6 或更强的杂音：对中-重度 MR，敏感性 85%，特异性 81%；LR+ 4.5，LR- 0.19。

（2）由于通过二尖瓣的血流增加，可以听到 S_3 奔马律。

2. ECG 和胸片可以显示左心房增大或左心室肥厚，但是对 MR 的诊断既不敏感也不特异。

3. 超声心动对于诊断以及评价 MR 都是最好的选择。经食管超声可以提供瓣膜解剖结构更多的细节，协助决定进行瓣膜修补或瓣膜置换术。

主动脉瓣反流（AR）

A. 主动脉瓣反流的诊断

1. 慢性主动脉瓣反流的患者常主诉进行性加重的活动后呼吸困难和心跳的感觉。有时，仔细查体时会发现舒张早期杂音。

2. 病因

（1）瓣膜异常：风湿性心脏病、感染性心内膜炎、先天性二尖瓣畸形、结缔组织病（胶原血管病）和服用芬氟拉明、芬特明所致疾病。
　（2）主动脉根部扩张：升主动脉瘤、马方综合征、主动脉夹层、梅毒性主动脉炎。
3. 病理生理
　（1）反流导致左心室重构和左心室肥厚。最终，为保证每搏量，左心室扩张。
　（2）前负荷和后负荷的增加导致左心室功能不全，射血分数下降。左心室舒张末压升高，肺淤血和呼吸困难。
　（3）左心室功能的明显降低是不可逆的，因此瓣膜置换应该在不可逆的左心室功能不全和心力衰竭产生之前进行。
　（4）每年有4%的患者进展到左心室功能不全，产生症状。
　（5）由于血液流回左心室，导致舒张压的快速下降。导致脉压的增加。
4. 急性AR导致急性肺水肿，慢性AR可以无症状，或表现左心衰的症状。
5. 脉压增加产生很多典型体征，如洪脉和点头运动。
6. 可以听到提示主动脉瓣狭窄的收缩期杂音
　（1）反流导致舒张末容积增加。
　（2）为保证前向血流，每搏量增加。
　（3）心排出量增加，超过了主动脉瓣能承受的通过血流的能力，产生功能性的主动脉瓣狭窄。

B. 主动脉瓣反流的鉴别诊断
1. 肺动脉高压伴Graham Steel杂音。
2. 二尖瓣狭窄，偶尔为三尖瓣狭窄。
3. 其他原因导致的左心衰。

C. 主动脉瓣反流的治疗
1. 中到重度主动脉反流的无症状患者，推荐每6个月行1次UCG检查评价左心室功能，以决定是否需要行瓣膜置换及其时机。
2. 中到重度反流的无症状患者，降低后负荷可以减少反流量，降低心脏扩大的速度和换瓣的需要。
　（1）降低后负荷的指征：包括中、重度的主动脉瓣反流伴有左心室扩大或者高血压。
　（2）药物有硝苯地平或ACEI。
　（3）β受体阻滞剂相对禁忌，因为它延长舒张期，增加了反流量，使病情加速恶化。
3. 预防心内膜炎。
4. 瓣膜置换纠正了瓣膜反流，但是带来了与人工瓣或生物瓣相关的问题。选择瓣膜置换的合适时机至关重要，应该在发生不可逆的左心室功能受损之前进行（即使EF<35%，患者也能从手术中获益）。手术指征是基于症状以及左心室功能。
　（1）不管EF是多少，心功能Ⅲ或Ⅳ级。
　（2）心功能Ⅱ级的患者，虽然左心室功能正常，但是左心室进行性扩大或EF下降。
　（3）中到重度主动脉瓣反流的患者行冠状动脉旁路移植术（CABG）。
　（4）左心室EF<50%。
　（5）左心室收缩末径>50mm或舒张末内径>70mm。
　（6）一些机构建议在心功能Ⅱ级，没有左心室功能不全以及左心室扩大的患者就进行瓣膜置换。
　（7）换瓣可以是机械瓣或生物瓣（如猪瓣膜）。机械瓣更持久，经常用于年轻人，以避免再次换瓣，但是机械瓣需要终生抗凝。在老年患者（>70岁），由于预期生存期短、出血风险高，经常选用生物瓣。

D. 循证小知识

1. 脉压增大并非主动脉瓣反流所特有，其他包括贫血、发热、妊娠、肝硬化、甲状腺功能亢进和动脉导管未闭。

2. 舒张期杂音

（1）在 S_2 之后可以听到舒张早期的杂音，在胸骨左缘最容易听到。

（2）听诊对中到重度的主动脉瓣反流更敏感。

（3）在医学生和住院医师中，敏感性为 0~64%。

（4）在有经验的心脏科医师中，敏感性为 80%~95%。

3. Austin Flint 杂音

（1）主动脉反流的血流在舒张期冲击二尖瓣瓣叶，导致功能性二尖瓣狭窄，在心尖部可以听到舒张晚期杂音。

（2）敏感性 0~100%。

（3）心脏多普勒超声是最佳检测手段。

（4）运动试验可以评价运动时的左心室功能。

主动脉瓣狭窄（见第十八章）

心房颤动（Af）

A. 心房颤动的诊断

1. Af 的患者经常因心悸就诊，还可能主诉气短、活动时呼吸困难；或在常规就诊过程中发现脉搏不规整进行评价发现的。

2. Af 是临床最常见的慢性心律失常

（1）60 岁以上的人群中为 1%。

（2）70~75 岁的人群为 5%。

（3）80 岁以上的人群为 10%。

3. 可以是阵发性或持续性的。

4. 继发于心房内的异位起搏点及微型折返环。

5. 查体：心律绝对不规整，第一心音强弱不等，心率大于脉率，有短绌脉。

6. ECG：P 波消失，代之以连续、不规则的房颤波（f 波）。在未经治疗的患者，心室率 80~170 次/分。

7. 最常见的原因是高血压、冠心病、慢性心力衰竭。其他原因包括酒精性心脏病、瓣膜病、肺心病、甲状腺功能亢进和肺栓塞。还有一部分为特发性心房颤动。

8. 由于减弱了左心房的收缩，心衰加重，特别是左心室顺应性下降（如舒张功能减低）的患者，左心房血栓形成，可导致脑卒中或体循环栓塞。

（1）Af 导致 1/6 患者脑卒中。

（2）在有一些危险因素的患者中，脑卒中的风险更高：瓣膜性心脏病、既往短暂性脑缺血发作（TIA）或脑卒中史、高龄、高血压、糖尿病、CHF、性别（女性受累比男性多 1~1.5 倍）、老年 Af 患者的脑卒中风险高，但是摔倒和华法林的并发症更多。

B. 心房颤动的鉴别诊断

1. 多源性房速。

2. 房扑或有传导阻滞的心动过速。

3. 窦性心动过速。

4. 正常窦性心律伴多发期前收缩。

C. 心房颤动的治疗

1. 评价

（1）UCG 评价左心室功能和脑卒中的风险。

（2）甲状腺功能检查以除外甲状腺功能亢进。

（3）电解质检查。

（4）进行其他病因的评价（如肺栓塞）。

2. 转复与控制心室率

（1）在血流动力学不稳定的患者应该立即进行电转复。

（2）在血流动力学稳定的患者，可以考虑进行转复或控制心室率。

（3）转复是使用电转复或者抗心律失常药物使心率恢复正常窦性心律。

（4）控制心室率是在持续房颤的患者，使用房室结阻滞药（如 β 受体阻断剂、地尔硫䓬、维拉帕米或地高辛）以降低心率。

（5）两种方法的结果和脑卒中发生率相似。

（6）在大多数患者推荐控制心室率，有症状或明显影响活动者可以进行转复。

（7）β 受体阻断剂、地尔硫䓬、维拉帕米或地高辛。

（8）在控制运动时心室率效果不佳、左心室功能减低的患者适用地高辛。

（9）Af<48 小时：电转复后使用肝素抗凝，维持 4 周。

（10）Af>48 小时：抗凝 3 周后电转复；或行经食管超声（TEE），如果在 TEE 未见到左心房血栓的证据，开始肝素治疗并电转复。

（11）任何一种治疗，术后均需抗凝 4 周以上。

（12）Af 持续时间越长，转复为正常窦率的机会越低。

（13）多种药物可以用于转复，在有冠心病史或左心室功能不全者避免使用氟卡尼。应该请心脏科会诊。

（14）Maze 手术。

3. 预防脑卒中

（1）阿司匹林与安慰剂对照可以减少22%的脑卒中风险。

（2）华法林与安慰剂对照减少68%的脑卒中风险。

（3）在 Af 患者使用华法林的指征包括：瓣膜性心脏病、既往 TIA 发作及脑血管事件、CHF（中到重度左室功能不全和 Af 的患者，即使没有症状，脑卒中的风险也明显增加，每年 9.3%）、高血压、糖尿病、年龄>75 岁、TEE 显示左房血栓。

（4）低危患者：无瓣膜性心脏病、TIA 或脑血管事件史、CHF、高血压、糖尿病的年轻患者，使用阿司匹林治疗，是发生脑卒中的最低危的患者，每年 1%。

（5）使用华法林治疗出血的风险每年 1.3%。

（6）华法林的禁忌证包括近期的消化道出血或脑出血、未控制的高血压、依从性差、晕厥或酗酒。

D. 循证小知识

1. ECG 很容易识别。

2. Holter 检测可以发现阵发性 Af。

冠状动脉粥样硬化性心脏病（见第三章）

病例 2

> 　　刘某，女性，58 岁。因呼吸困难进行性加重 6 个月于急诊就诊。6 个月前，患者无明显诱因出现轻微活动受限。病情进行性加重，目前，患者休息时无不适，平地行走十几米就有明显呼吸困难。否认有突发呼吸困难、胸痛、咯血。否认有喘鸣。既往体健，无呼吸困难史，无高血压、冠心病或其他的心脏病史。职业：会计。吸烟 20 支／日×10 年，34 岁戒烟。少量饮酒，每周 1 次。

鉴别诊断

　　患者的气短在进行性加重，需要全面的研究。其病史没有提示特异的诊断。无冠心病、高血压、酗酒史等以提示 CHF，也没有长期吸烟史以提示 COPD。需要行进一步检查寻找有用的证据。

> 　　体格检查：BP 140/70mmHg，P 72 次／分，T 37.1℃，R 20 次／分。结膜无苍白，无颈静脉怒张，听诊双肺呼吸音清，未及干湿啰音。心律齐，未及奔马律和杂音。双下肢轻度水肿。腹部查体无异常，血常规和胸片正常。

　　经过全面体检，最可能的诊断仍不清楚，这种情况下需要全面回顾一下，以获得正确的诊断。所有本章前面提到的诊断都要通过病史和查体进行仔细的鉴别，以决定是否仍是可能的诊断或需要行进一步的检查，或目前的资料显示该诊断可能性很小。

　　参考在本章开头的鉴别诊断的列表，其病史和查体不是特别提示 CHF，但是鉴于 S_3 和 JVD 的敏感性很低，也不能排除 CHF。虽然该患者否认有胸痛，但是呼吸困难有时等同于心绞痛，因此冠状脉疾病（CAD）不能排除。由于在二尖瓣关闭不全和主动脉瓣狭窄的患者，心脏杂音的敏感性可达 85%~90%，该患者查体时未及心脏杂音，这两个诊断不太可能。而对于主动脉瓣关闭不全、体格检查的敏感性不高，仍需要进一步鉴别。患者发作时心律规整，排除了心律失常。血常规正常，排除了贫血。由于患者无发热、咳嗽、胸片无渗出影，肺炎也被排除。哮喘也有可能，但是病史及体格检查不支持。由于没有吸烟史，COPD 基本可以排除。以目前的临床资料尚不能排除肺栓塞，但是临床表现不符合经典的肺栓塞。由于 PE 的病死率很高，一旦漏诊，后果严重，因此仍然要进一步鉴别。由于胸片正常，排除了大量胸腔积液以及气胸，肺间质疾病虽然仍有可能，但是可能性不大。现在，我们可以将注意力放在仍然可能的诊断：CHF、CAD、主动脉瓣关闭不全、哮喘、PE，进一步分析相关的临床线索以及辅助检查。表 6-3 列举了鉴别诊断。

　　关于 CAD，她否认运动时胸痛以及压迫感，几乎没有冠心病危险因素（血脂正常，无糖尿病和 CAD 家族史，无吸烟史）。关于哮喘，患者否认有与寒冷、运动及粉尘接触相关的喘鸣和咳嗽加重。关于肺栓塞，患者否认胸痛、咯血、制动、手术病史及深静脉血栓家族史。她目前正接受绝经期激素替代治疗。

　　UCG 显示左心室及主动脉瓣功能正常。肺功能检查：通气功能正常，激发试验阴性。

表 6-3 患者刘某的诊断假设

诊断假设	临床线索	疾病要点	重要的诊断
可能性最大的诊断			
CHF	S₃ 奔马律，颈静脉怒张，肺底湿啰音，下肢水肿	心梗病史，高血压控制不佳	UCG
冠心病	运动时胸闷、胸痛病史，CHD 危险因素	危险因素 典型胸痛	运动试验 冠状动脉造影
主动脉瓣关闭不全	胸骨左缘舒张早期杂音	基础瓣膜病	UCG
哮喘	寒冷、运动、毛发等可诱发的喘鸣、胸部紧缩、咳嗽加重	气道高反应	肺功能检查：峰流速、激发、可逆试验
其他可能的诊断——不能漏掉的			
肺栓塞（PE）	胸膜性胸痛	危险因素（制动、术后或产后、肿瘤、高凝状态）	螺旋 CT、V/Q 显像、肺动脉造影、下肢血管彩超

S_3 奔马律

患者的查体以及 UCG 排除了 CHF，对于她的年龄、性别以及危险因素来说，CAD 的可能性不大。Framingham 风险评分显示其未来 8 年 CAD 的风险<1%。UCG 结果排除了明显的主动脉瓣反流。病史、肺功能检查的通气功能正常以及激发试验阴性排除了哮喘的诊断。虽然她的病史不太像肺栓塞，但是她正在进行激素替代治疗，这是深静脉血栓的一个危险因素，既然除外了其他诊断，肺栓塞变得可能性增加了。PE 成了最可能以及不能漏诊的诊断。

目前的资料足够诊断 PE 了吗？如果不够，还需要什么资料？

诊断与治疗

> 患者行 V/Q 显像。通气正常，血流灌注显示多发充盈缺损，高度提示 PE。

V/Q 的结果高度提示 PE，因此 PE 已经可以诊断，不需要行其他检查进一步确认，也不需要其他检查除外其他有可能的诊断。

病例随诊

> 在抗凝治疗之前，抽血查易栓全套、停用激素替代治疗。开始低分子肝素抗凝治疗。同时行全身体格检查、下肢深静脉彩超，并行胸腹 CT 等筛查肿瘤，均未见异常。逐渐由肝素过渡到口服华法林抗凝治疗，随诊半年，患者无不适主诉。抗凝治疗没有出现并发症。

疾病知识拓展

肺栓塞

A. 肺栓塞的诊断

1. 常见于制动、心衰和恶性肿瘤的患者，也经常继发于骨盆创伤或手术。下肢深静脉血栓形成对诊断有重要意义。

2. 典型症状为呼吸困难、胸痛和咯血（三联征），少数患者可有晕厥（提示病情重）。大面积肺栓塞可以导致右心衰以及猝死。

3. 心动过速、呼吸急促常见，听诊可及 P_2 亢进。

4. 血气分析示低氧血症，可有急性碱中毒。

5. 血浆 D-二聚体（D-dimer）含量增加，敏感性高，但特异性不高。如 D-dimer 低于 $500\mu g/L$，基本可排除急性肺栓塞诊断。

6. 超声心动图可显示右心的大小和功能，对病情危重、血流动力学不稳定的可疑急性大面积肺栓塞有诊断价值，可列入首选（在患者就诊 2 小时内完成）。

7. CT 肺动脉造影（computed tomographic pulmonary angiography，CTPA）诊断价值高，利用 CTPA 可作栓塞的定量分析，结果与临床严重程度相关性好。

8. 通气-血流灌注比值显像（ventilation-perfusion ratio，V/Q）可发现栓塞后继发的肺实质通气与血流的不匹配。

9. 肺动脉造影是诊断肺栓塞的"金标准"，但属于有创检查，应严格掌握适应证。

10. 其他检查：X 线胸片多有异常改变，最常见的征象为肺纹理稀疏、减少，透过度增加和肺血分布不匀。

B. 深静脉血栓的诊断

1. 静脉血栓的危险因素

   （1）年龄（每 10 年风险增加 1 倍）。

   （2）雌激素：口服避孕药（OBCP）（风险增加 3 倍）或激素替代治疗（HRT）（风险增加 2 倍）。

   （3）制动。

   （4）术后或绝经期。

   （5）肿瘤。

   （6）高凝状态：抗磷脂综合征、凝血酶原基因突变、蛋白 C 或蛋白 S 缺乏（罕见）、抗凝血酶Ⅲ缺乏（罕见）、高同型半胱氨酸血症。

2. 如果同时有 PE 和 DVT，DVT 经常被看做 PE 的佐证。

3. 下肢肿胀只见于 50% 的 DVT 患者。

4. 多普勒彩超是首选检查

   （1）对有症状的近端血管的血栓，敏感性 95%~99%，特异性 96%。

   （2）LR+ 24；LR- 0.05。

   （3）对膝盖以下的 DVT 敏感性 75%。

   （4）有症状的 DVT 患者，只有不到 1% 的患者彩色多普勒结果为阴性。

   （5）患者症状加重，需再次检查。

5. 其他检查包括静脉造影（有创性）和 MRV（直接可显示血栓，但是很昂贵）。

C. 肺栓塞的鉴别诊断

   1. 肺炎。

   2. 肺膨胀不全。

   3. 心肌梗死。

   4. 其他导致急性呼吸窘迫的疾病（气胸、急性肺水肿、误吸或哮喘）或胸腔积液。

   5. 早期败血症。

   6. 心肌梗死后综合征。

D. 肺栓塞的治疗

   1. 抗凝：对高度可疑肺栓塞者包括高龄患者应即开始抗凝治疗，防止血栓蔓延和复发。

     （1）低分子肝素（LMWH）副作用小，疗效好，适应证广，一般不需监测。但在严重肥胖以及肾功能不全的患者，LMWH 的生物利用度难以预测。

     （2）口服华法林起效慢，抗凝疗程应足够长，初始用药 4~5 天需与肝素重叠使用。用药期间需监测抗凝强度，凝血酶原时间国际化比率（INR）应保持在 2~3。继发于肿瘤的静脉血栓患者，在华法林治疗期间静脉血栓的复发率高，LMWH 更加适合。

     （3）抗凝治疗期限：对于很多患者来说，停用华法林，血栓复发的风险升高，复发危险因素见表 6-4。

       a. 继发于术后或产后的深静脉血栓应该治疗 6 个月；有反复发作的血栓、肿瘤、易栓症的应长期抗凝。对大面积的 PE 或者股髂静脉血栓的患者，肝素使用至少 10 天。

       b. 对于特发性静脉血栓的治疗期限不详。随诊多普勒彩超或者 D-dimer 水平对于治疗是否有指导意义尚未得到证实。

       c. 患者出现有症状的小腿静脉血栓，应当抗凝至少 6~12 周，如果因故不能进行抗凝治疗，在接下来的 10~14 天应该对下肢进行严密随访，通过无创性手段判断血栓是否向近心端延伸。

     （4）抗血小板药物如阿司匹林不适合单独作为静脉血栓栓塞症的抗凝治疗。继发于抗磷脂抗体综合征的静脉血栓患者需要更强的抗凝治疗，但是最佳的目标 INR 不确定。

     （5）希美加曲（ximelagatran）是一个还在研究中的新的抗凝药物，它是口服凝血酶抑制剂。

       a. 不需要监测凝血时间。

       b. 在使用 6 个月华法林治疗的患者中，与安慰剂相比，明显降低了血栓再发的风险（1.9%/年 vs 8.4%/年）。

       c. 不增加出血的风险。

       d. 6%的患者出现转氨酶升高。

   2. 溶栓治疗主要用于血流动力学不稳定的急性大面积肺栓塞。

   3. 下腔静脉滤器置入术用于有抗凝和溶栓治疗禁忌证或抗凝和溶栓失败的高危患者：

     （1）抗凝有禁忌证或并发症。

     （2）经充分抗凝治疗，仍有反复肺栓塞发作。

     （3）慢性复发性血栓并已出现肺动脉高压。

     下腔静脉滤网增加 DVT 的风险(不伴有 PE)。

   4. 有肺栓塞高危因素并接受外科手术者，有严重心肺内科疾病者以及多数重症监护病房患者应进行预防性抗凝以预防肺栓塞。

     （1）对于许多住院患者，预防性抗凝可使之减少静脉血栓的风险。

     （2）预防的强度取决于风险的大小，髋关节置换患者的风险尤其高。

     （3）易栓症：治疗的期限取决于其潜在的易栓倾向。关于常规检测的指南尚未确定，对于没有明确静脉血栓诱因的患者可考虑进行易栓症的检查。

表 6-4 血栓栓塞（VTE）的复发率

风险分类	年复发率（%）	
术后或产后	0	
	血管多普勒超声（−）*	血管多普勒超声（+）
短期危险因素	0	7.1
特发性 VTE	4.4	7.5
高凝状态	10	23
肿瘤（积极治疗中）	18~34#	
男性	6.1	
女性	1.7	
治疗结束时 D-dimer		
<250	2.4%	
≥250	5%~6%	

*：血管多普勒超声是完成至少 3 个月的抗凝结果；#：积极治疗中的肿瘤患者，在使用低分子肝素者为 18%，使用华法林者为 34%。

E. 循证小知识

1. 所有临床症状对肺栓塞的诊断都不够敏感（表 6-5）。

表 6-5 肺栓塞患者临床表现的发生率

临床表现	出现频率（%）
PE 的危险因素	80
突发呼吸困难	73
胸膜痛	44~74
咯血	13~28
胸膜摩擦音	3
心动过速	30~70
气短、胸痛和咯血	33
孤立的呼吸困难	25
晕厥	5
下肢肿胀	17
不吸氧情况下 $PaO_2 < 80mmHg$	74

2. 80%PE 的患者有深静脉血栓（DVT）。48%DVT 的患者有肺栓塞（经常无症状）。

3. 一些检查高度特异，提高了患者的可能性。

（1）胸膜摩擦音，特异性98%。

（2）咯血，特异性92%。

PE 的经典表现其实并不常见，患者有可能症状很少。因此，临床上不要漏掉 PE 的诊断。

4. 胸片

（1）50% 的 PE 患者胸片正常。

（2）可能有局部肺血减少，楔形渗出或胸腔积液。

5. ECG 的一些表现可提示 PE（敏感性 50%，特异性 88%）。

（1）$S_I Q_{III} T_{III}$（I 导联 S 波加深，III 导联出现 Q/q 波及 T 波倒置）。

（2）$V_{1~4}$ 导联 T 波倒置。

（3）一过性右束支传导阻滞。

6. D-二聚体（D-dimer）

（1）纤维蛋白降解产物。

（2）在很多情况下均可升高：手术、创伤、肿瘤、终末期肾病、DVT。

（3）非特异性：其水平升高不能诊断深静脉血栓。

（4）敏感性高、可除外肺栓塞的试验方法：酶联免疫吸附测定法（ELISA）和定量快速 ELISA 较其他方法更加敏感（敏感性：95%~98%；LR- 0.05~0.11）；其他检测方法不够敏感，不足以排除深静脉血栓。

（5）如果快速定量 ELISA 检验的 D-dimer 为阴性，大大降低了 PE 的可能性，足以排除验前概率中-低可能的患者。

7. 血管造影

（1）金标准。

（2）有创性检查，有 0~3% 的患者有严重并发症。

（3）往往是在临床强烈提示为 PE、而其他检查均不能诊断时使用。

8. V/Q 显像

（1）通气和血流显像应该匹配。

（2）提示高度可能：多发与通气不匹配的充盈缺损；敏感性 60%，特异性 96%；LR+，15；LR-，0.4。

（3）正常或接近正常的显像结果：只见于 0~2% 的 PE 患者；显像正常基本可以有效地排除 PE。

（4）中-低可能的显像：通气和血流充盈缺损的部位匹配；67% 行 V/Q 显像的患者是这种结果。不能诊断或者除外 PE。

9. 螺旋 CT

（1）可显示肺动脉近端的充盈缺损。

（2）诊断 PE 的特异性很高。

（3）25% 的患者可以发现其他的问题（淋巴结增大、肿瘤、主动脉夹层）。

（4）对外周的肺动脉栓塞不敏感。

（5）总敏感性为 70%。

10. 诊断策略

（1）患者的验前概率决定了检查的选择。

（2）最先选择的经常是螺旋 CT 和 V/Q 显像。V/Q 显像的阴性预测值更高，但是对于有肺部原发病、胸片不正常的患者意义不大。

图 6-1 呼吸困难的诊治策略

病史：现病史：程度、变化、持续时间。哮喘：哮鸣、咳嗽，寒冷可以引发症状。CHF：端坐呼吸，阵发性夜间呼吸困难，高血压或心梗病史，CAD：糖尿病、高脂血症、高血压、吸烟、早发冠心病家族史、运动时胸痛；肺炎：咳嗽、发热、咳痰；PE；咯血、胸膜性胸痛、下肢肿胀、制动、近期手术史、肿瘤、静脉血栓家族史、CTD 家族史

个人史：吸烟、职业暴露

用药史：雌激素替代治疗、口服避孕药、博来霉素、胺碘酮

体格检查：生命体征，肺部查体（哮鸣音、爆裂音），心脏检查（心律、水肿、颈静脉怒张、奔马律、杂音），粪便潜血

实验室检查：血常规、胸片、ECG

线索		可考虑的诊断	检验
病 史	查 体		
心梗、咽炎（CAD）、高血压（HTN）、饮酒、端坐呼吸、阵发性夜间呼吸困难、CHF 病史	第三心音奔马律，颈静脉怒张，双肺水泡音	CHF	超声心动图
运动时胸痛、心梗、冠心病（CAD）、糖尿病、其他冠心病危险因素		心肌缺血	运动试验 冠状动脉造影
风湿性心脏病	明显的心脏杂音	瓣膜性心脏病	超声心动图
吸烟、哮鸣、运动或寒冷可诱发症状	哮鸣音，呼吸音减低	COPD 或哮喘	肺功能：激发加可逆试验
胸膜性胸痛、制动、肿瘤、雌激素治疗、术后或产后、小腿肿胀	颈静脉怒张，低血压，P_2 亢进，胸膜摩擦音，单侧小腿肿胀	PE	V/Q 显像，CTPA，下肢血管彩超、肺动脉造影
CTD、雷诺现象、职业暴露	关节炎，结节红斑，颧部红斑，双肺爆裂音	间质性肺病	肺功能：弥散功能、HRCT
高危性行为，静脉吸毒	卡波西肉瘤，鹅口疮，双肺啰音	HIV 相关感染（肺孢子菌性肺炎、结核病、细菌性肺炎）	HIV-Ab，CD4 细胞计数，支气管镜
心悸	心律不规整	心律不齐	ECG，Holter，发作时心电监测
发热、咳痰、酗酒或吸毒	发热、肺部啰音	肺炎（细菌性、结核病、吸入性）	胸片
黑便，直肠出血，月经过多	结膜苍白	贫血	血常规
NS、肿瘤、肝硬化、CHF	叩诊浊音，呼吸音减低	胸腔积液	胸片

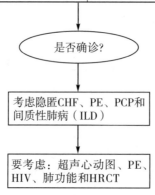

第七章 腹 痛

病例1

王某，男性，22岁，全腹痛3小时。

急性腹痛常见于哪些疾病？如何进行鉴别？

急性腹痛的鉴别诊断思路

急性腹痛是临床最常见的主诉之一，常见的腹痛原因见表7-1。由于病因从良性的肠易激综合征（IBS）到危及生命的腹主动脉瘤破裂均有可能，诊断要求快速准确，极具挑战性。

表 7-1 腹痛的鉴别诊断（病因）

A. 疼痛来源于腹部
　1. 壁层腹膜炎症
　　（1）细菌感染累及腹膜，如阑尾炎穿孔、盆腔炎等
　　（2）化学物质刺激腹膜，如消化性溃疡穿孔、急性胰腺炎、痛经等
　2. 空腔脏器机械性梗阻
　　（1）肠道梗阻，如各种原因导致的肠梗阻
　　（2）胆道梗阻，如胆石症导致的急性胆囊炎
　　（3）尿路梗阻，如泌尿系结石致肾绞痛
　3. 血管性病变
　　（1）血栓形成或栓塞
　　（2）血管破裂
　　（3）血管外压或扭转性闭塞
　4. 腹壁病变，如腹肌外伤或感染
　5. 腹腔脏器肿大，如肝、肾占位性病变
B. 疼痛来源于腹腔以外
　1. 胸腔，如肺炎、冠心病（牵涉痛）
　2. 脊柱，如脊神经炎、带状疱疹
　3. 生殖器官，如睾丸扭转
C. 代谢原因
　1. 外源性，如铅中毒等
　2. 内源性
　　（1）尿毒症
　　（2）糖尿病酮症酸中毒

续　表

    （3）卟啉病

    （4）过敏性（C_1 抑制物缺乏）

D. 神经病变

  1. 器质性病变

    （1）带状疱疹

    （2）脊髓结核

  2. 功能性，如 IBS

    详细询问病史是腹痛诊断的重要切入点。诊断常从腹痛的部位、腹痛的性质特点出发，注意询问疼痛是否和饮食有关；疼痛是否放射；疼痛持续的时间；有无恶心、呕吐、排便排气停止、黑便、血便、发热、寒战、大便习惯改变、体重减轻等伴随症状。肺炎或心肌梗死有时也表现为腹痛，所以要注意询问肺部症状和心脏病史。育龄期妇女询问生育和月经史很重要。根据腹痛部位的腹痛鉴别诊断见表 7-2。

表 7-2　腹痛的鉴别诊断（部位）

部位	鉴别诊断	疼痛性质	放射、伴随症状	临床线索
右上腹	胆道疾病	阵发性	后背，右肩 恶心，呕吐	餐后或夜间痛 尿色加深
	胰腺炎	见后		
	肾绞痛（侧腹部）	阵发性	会阴部 恶心，呕吐	血尿（肉眼或镜下） 疼痛难以缓解
左上腹	脾破裂或梗死	持续性	左肩	心内膜炎，创伤，直立性低血压
上腹部	消化性溃疡	间断发作，饥饿感	后背	黑便，NSAIDs 药物服用史，进食可加重或缓解疼痛
	胰腺炎	持续性	后背 恶心，呕吐	仰卧位疼痛加重，酗酒，胆石症
	胆道疾病	见上		
全腹疼痛	阑尾炎	逐渐加重，转移至右下腹	可至后背 恶心，呕吐	转移性腹痛
	肠梗阻	绞痛	恶心，呕吐	停止排便、排气，既往手术史
	肠系膜动脉缺血	剧烈	体重减轻	体征相对轻，进食疼痛加重
	主动脉瘤	撕裂样	后背	低血压，腹部包块
	IBS	复发性	间断腹泻，便秘	没有体重减轻等警示症状，自行缓解复发
右下腹	阑尾炎	见上		
下腹部	憩室炎	见后		
	肠扭转	与肠梗阻相似		
	妇科疾病	包括卵巢扭转、黄体破裂、异位妊娠、盆腔炎等		
左下腹	憩室炎	持续加重	后背 发热、恶心、呕吐	既往有类似发作，局部压痛，腹泻
	妇科疾病	见上		
	乙状结肠扭转	与肠梗阻相似		

体格检查是诊断的最重要手段之一，检查中有几点需要强调：

A. 检查不能只局限于腹部。生命体征很重要。低血压、发热、呼吸频率加快、心动过速都是不容忽视的重要体征。一般状况检查注意贫血或黄疸，常常对诊断有重要提示意义。仔细的心肺检查能提示肺炎等腹部以外原因引起的腹痛。

B. 腹部查体是关键。视诊，腹部异常膨隆常提示梗阻或腹水。听诊，肠鸣音消失提示严重的腹腔内病变，高调或亢进的肠鸣音是肠梗阻的表现。触诊应该在视、听、叩之后进行，疼痛的部位最后触诊。

C. 不要忘记肛诊和女性盆腔检查。

> 　　患者3小时前出现腹痛。最初是在脐周，不很剧烈。无发热、恶心、呕吐等伴随症状。疼痛逐渐加重，近3小时一直没有排便，食欲有减退。既往身体健康。体格检查：生命体征稳定，体温正常，心肺检查无特殊，肠鸣音存在，腹部广泛轻压痛，无反跳痛和肌紧张，无肝脾肿大，肛诊无异常发现。

最可能的诊断是什么？还有其他的可能吗？下一步应做何种检查？

鉴别诊断

　　患者的病史对诊断没有特殊提示。重点考虑可以引起腹中部疼痛的疾病，健康青年人突发脐周疼痛，最常见的疾病为急性阑尾炎。消化性溃疡和急性胰腺炎典型表现为上腹部疼痛，但也可表现为中腹部脐周的疼痛。患者腹痛同时出现停止排便，需警惕早期肠梗阻的可能性。患者的诊断假设见表7-3。

表7-3　患者王某的诊断假设

诊断假设	临床线索	疾病要点	重要检查
可能性最大的诊断			
急性阑尾炎	转移性右下腹痛（从脐周转移至右下腹部）	急性起病，转移性右下腹痛。可伴发热及白细胞增多	体格检查腹部 CT
其他可能的诊断——最常见			
消化道溃疡	NSAIDs 药物使用史黑便进食后疼痛缓解	最常见的上腹痛原因之一，与幽门螺杆菌（Hp）感染密切相关。年轻人十二指肠球部溃疡常见。老年人胃溃疡多与 NSAIDs 药物使用有关	内镜检查Hp 血清学检查
急性胰腺炎	胆绞痛病史酗酒	在中国胆源性胰腺炎较酗酒更常见。重症胰腺炎可继发感染、腹膜炎、多脏器功能衰竭等并发症，病死率高	血清淀粉酶
其他可能的诊断——不应遗漏			
早期肠梗阻	停止排便排气恶心、呕吐既往腹部手术病史	小肠梗阻多为粘连性，常与既往手术史有关。结肠梗阻老年人多见，最常见的原因是肿瘤	腹平片腹部 CT 小肠检查钡灌肠

诊断与治疗

　　患者没有 NSAIDs、阿司匹林等药物使用史，没有酗酒史，没有胆石症病史，既往也没有手术史。他自诉有排气，没有呕吐。

　　王先生的病史（无酗酒史，无 NSAIDs 药物使用史，无既往手术史）等不支持急性胰腺炎、消化道溃疡、肠梗阻等。最有可能的诊断是急性阑尾炎。下一步检查选择包括血常规、继续观察和重复体格检查、外科会诊、CT 检查。

在临床怀疑、不能确诊的急性阑尾炎患者，密切的临床观察是很重要的。

　　血常规提示 WBC 8.7×10^9/L，中性粒细胞占 86%。淀粉酶检查正常。患者主诉疼痛更剧烈，并局限在右下腹部。外科医师查体腹部没有肌紧张和反跳痛，建议做腹部 CT。

　　疼痛转移至右下腹部，除了急性阑尾炎外还要想到憩室炎、克罗恩病、结肠癌等。憩室炎多发生在左半结肠，左下腹痛更常见。克罗恩病多表现为慢性腹痛、肠梗阻，患者无既往病史，可能性不大。结肠癌在无家族史的年轻人中很少见。如果是女病人，妇科的疾病如盆腔炎、异位妊娠、卵巢囊肿、卵巢扭转等也需要考虑。

广泛的腹痛局限到某一部位并加重提示局限性的腹膜炎。

　　腹部 CT 提示右侧盲肠下有低密度的液体信号，可见阑尾。影像诊断为可能的阑尾穿孔。患者接受外科手术，术中发现盆腔脓性分泌物，坏死的阑尾被切除。术后予以广谱抗生素，患者恢复良好。

疾病知识拓展

急性阑尾炎

A. 急性阑尾炎的诊断

1. 人群中患病率为6%，是急性腹痛最常见的病因之一。无法解释的急性腹痛都应考虑到急性阑尾炎的可能。

2. 临床症状：食欲下降、腹痛、发热、恶心、呕吐等。腹痛最初常在脐周或腹痛部位不定，2/3患者4~48小时后腹痛转移并固定于右下腹部。

3. 常见体征：右下腹麦氏点压痛，伴或不伴腹膜炎体征。

4. 腹部平片示肠淤积症，但诊断意义不大。

5. 急性阑尾炎发生穿孔的概率随着年龄而增长（10~40岁，10%；60岁，30%；大于75岁，50%）。

在一个人一生中的任何时期，急性阑尾炎都是最常见的急腹症。

B. 急性阑尾炎的鉴别诊断

1. 消化性溃疡。
2. 急性胰腺炎。
3. 肠梗阻。
4. 盆腔炎。
5. 异位妊娠。
6. 卵巢囊肿破裂。

育龄期妇女腹痛病史和盆腔及直肠检查至关重要，需检查β-HCG除外异位妊娠。

C. 急性阑尾炎的治疗

1. 观察很重要。诊断不明确时先观察几小时，同时进行排除其他疾病的检查，8~12小时后重新评估病情，以明确诊断。
2. 监测生命体征、尿量。补液。
3. 广谱抗生素。
4. 外科腹腔镜或开腹阑尾切除术。

D. 循证小知识

1. 大部分临床症状与体征对于急性阑尾炎的诊断敏感性和特异性都不高。
   - （1）发热：敏感性，15%~67%；特异性，85%；LR+，1；LR-，1。甚至在阑尾穿孔的患者中，发热的敏感性也只有40%。
   - （2）肌卫：敏感性，46%；特异性，92%；LR+，5.5；LR-，0.59。22%的急性阑尾炎患者完全没有肌卫。
   - （3）反跳痛：敏感性，61%；特异性，82%；LR+，3.45；LR-，0.47。16%的患者完全没有反跳痛。

急性阑尾炎患者完全可以没有发热、肌紧张、肌卫和反跳痛。

2. 白细胞（WBC）

（1）在没有反跳痛或肌卫的患者，非常低的 WBC 提示急性阑尾炎的可能性很小。WBC $<7.0\times10^9/L$：LR-，0.1。

（2）在有明显反跳痛或肌卫的患者，正常 WBC 不能除外急性阑尾炎；80%这样的患者 WBC $<8.0\times10^9/L$。

（3）WBC 升高（$>17\times10^9/L$）对于急性阑尾炎的诊断：敏感性，15%；特异性，98%；LR+，7.5。

（4）WBC 接近正常没有诊断意义。WBC$<11\times10^9/L$：敏感性，76%；特异性，74%；LR+，3.1；LR-，0.3。

WBC 升高在急性阑尾炎的诊断中并不可靠。

3. 腹部平片对诊断的意义在于除外肠梗阻。

4. 腹部 CT 是诊断急性阑尾炎的准确影像手段

（1）敏感性，96%~98%；特异性，98%；LR+，49；LR-，0.05~0.08。

（2）有研究发现，在手术前行 CT 检查的患者中只有 3%进行了不必要的阑尾切除，而没有行 CT 检查的患者中这个比例达 6%~13%。

（3）虽然超声检查的敏感性不如腹部 CT，但在妊娠的患者它可以替代 CT。

病例 2

张某，男性，55 岁。因剧烈腹痛 1 小时急诊就诊。1 小时前突发剧烈全腹疼痛，难以忍受，疼痛放射至侧腹部，改变体位不能缓解疼痛。伴有头晕及呕吐，呕吐物为黄色。早晨已排便，无便血及黑便。既往有高血压，吸烟。体格检查：表情痛苦，大汗。BP 110/65mmHg，P 90 次/分，T 37℃，R 20 次/分。心肺检查无特殊。全腹广泛压痛，没有肌紧张和反跳痛，肠鸣音存在偏低。

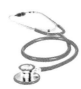

最可能的诊断是什么？还有其他的可能吗？下一步应做何种检查？

鉴别诊断

此病例起病急，疼痛剧烈，要首先除外危及生命的急症。急性腹痛最危险的病因是腹主动脉瘤破裂，如临床怀疑，需争分夺秒安排急诊手术，而不是为了明确诊断而行过多的检查，患者往往在等待腹部超声或 CT 的过程中死亡。患者疼痛放射至侧腹部，还要想到泌尿系结石所致的肾绞痛、胆绞痛、急性胰腺炎、憩室炎等诊断。患者的诊断假设见表 7-4。

表 7-4 患者张某的诊断假设

诊断假设	临床线索	疾病要点	重要检查
可能性最大的诊断			
肾绞痛	疼痛放射至腹侧部或会阴部，肉眼血尿	急性起病，剧烈绞痛伴血尿，常伴恶心呕吐	尿检 B 超泌尿系 CT
其他可能的诊断——最常见			
胆绞痛	阵发性绞痛，多与饮食相关尿色加深	油腻饮食后突发右上腹绞痛，可伴发热、黄疸	B 超
憩室炎	左下腹疼痛 腹泻 发热	多发生在乙状结肠和降结肠，急性间歇性、痉挛性左下腹痛，便秘与腹泻交替	CT
急性胰腺炎	酗酒 胆石症病史	在中国胆源性胰腺炎比酗酒更常见。重症胰腺炎可继发感染、腹膜炎、多脏器功能衰竭等并发症，病死率高	血清淀粉酶
其他可能的诊断——不应遗漏			
主动脉瘤	直立性低血压 腹部搏动性包块 下肢动脉搏动减弱	吸烟、高血压是最常见的危险因素。无症状者不易发现。剧烈腹痛伴血压降低常提示破裂，病死率极高	急诊手术 CT

诊断与治疗

> 患者既往无泌尿系结石、血尿、胆石症、腹泻等病史。不饮酒。进一步体格检查发现直立性低血压，卧位 BP 110/65mmHg，P 90 次/分；立位 BP 65/40mmHg，P 140 次/分。腹部仍无肌紧张和反跳痛，左下腹压痛也不明显，侧腹部及背部有叩痛。因肥胖未及腹主动脉搏动，下肢动脉搏动对称存在。腹平片未见游离气体。

最重要的发现是直立性低血压，可提示容量不足，患者无大量呕吐、腹泻、禁食等引起容量不足的常见原因。直立性低血压也可提示急性失血，常见的为消化道或腹腔出血。患者无消化道出血的临床表现，需注意有无腹腔内出血。腹主动脉瘤破裂、脾破裂、异位妊娠都可以造成腹腔内大量出血，该患者的病史不除外腹主动脉瘤破裂。

直立性低血压可被称为第五个生命体征。

进一步评估方法的选择需根据临床情况。如高度怀疑主动脉瘤且患者病情不稳的，许多血管外科医师会选择直接手术以避免进一步检查延误治疗时机。如果怀疑主动脉瘤且患者病情稳定，可选择 CT 检查。

> 血管外科医师会诊同意首先考虑腹主动脉瘤的诊断，情况紧急直接手术探查。术中发现正在渗血的腹主动脉瘤，行修补术。术后患者恢复良好。

疾病知识拓展

腹主动脉瘤

A. 腹主动脉瘤诊断
1. 吸烟和高血压是最主要的危险因素。
2. 大多数患者无症状，可于体检或超声检查时偶然发现。病变部位 90% 以上发生在肾动脉以下。
3. 腹部超声检查的敏感性几乎达 100%，是腹主动脉瘤的主要诊断手段。
4. 腹主动脉瘤破裂常表现为腹痛或背痛，因症状不典型容易被误诊，有很高的病死率。腹主动脉瘤直径是预测其能否破裂的重要指标，一般认为>5cm 破裂的机会大。
5. 有时腹主动脉瘤破裂可表现为非急性症状，如腹膜后的出血症状可持续几周甚至几个月。
B. 腹主动脉瘤破裂的鉴别诊断
1. 急性心肌梗死。
2. 消化性溃疡穿孔。

    3. 泌尿系结石。
C. 腹主动脉瘤的治疗
    1. 怀疑破裂者急诊手术。
    2. 无症状主动脉瘤
        （1）>5cm，若年龄及其他脏器情况允许，应手术治疗。
        （2）4cm 大小的动脉瘤切除也是有益的。
        （3）不行手术的无症状主动脉瘤，应动态观察大小变化，每半年行超声检查。
    3. 如果动脉瘤解剖位置允许，可考虑经腹主动脉安放支架。
D. 循证小知识
    1. 60 岁以上人群中的患病率为 2%~6.5%。
    2. 体格检查阴性不能除外主动脉瘤。
    3. 对于有症状的主动脉瘤：
        （1）腹痛、压痛敏感性差。
        （2）仅有 18% 患者能发现搏动性包块。
    4. 实验室和影像检查
        （1）超声是首选的筛查方法，敏感性几乎 100%。
        （2）对于无症状的主动脉瘤，术前的评估包括 CT、螺旋 CT 和血管造影。

泌尿系结石

A. 泌尿系结石的诊断
    1. 腰部急性、严重的绞痛，常伴有恶心、呕吐以及发热；如果结石位于输尿管膀胱交界处可以
       有明显的尿频和尿急。
    2. 90% 有血尿的表现，但无血尿不能除外泌尿系结石。同时感染者伴有脓尿；尿液中存在晶体
       有助于诊断。
    3. 可使用腹部平片发现 90% 的结石，CT 或超声也可以显示结石的位置。
    4. 由于存在代谢异常，结石可由草酸钙或磷酸钙、磷酸铵镁、尿酸或胱氨酸构成。
B. 泌尿系结石的鉴别诊断
    1. 急性泌尿系感染。
    2. 腹主动脉瘤破裂。
C. 泌尿系结石的治疗
    1. 通过镇痛和水化治疗结石通常可以自行通过。
    2. 如果同时存在感染需使用抗生素治疗。
    3. 水化治疗主要是防止结石复发。
    4. 出现肾功能衰竭或感染性休克时应尽快解除梗阻，并予以广谱抗生素。
    5. 结石>5mm 时一般不能自动排出（<25%），需行取石术。
D. 循证小知识
    超过 50% 患者的结石可复发。

憩室炎

A. 憩室炎的诊断
    1. 85% 发生在乙状结肠或降结肠。临床表现为急性间歇性、痉挛性左下腹痛，便秘与腹泻交替。

可伴发热、左下腹触痛，部分患者腹部可触及包块。

2. 影像学检查显示肠憩室、结肠袋加深，肠腔受压变窄。

3. CT 是最安全、有效的诊断方法。

B. 憩室炎的治疗

1. 轻症患者（能进食，口服镇痛药有效）

（1）抗生素 7~10 天。

（2）流食。

（3）病情稳定后行结肠镜检除外肿瘤。

2. 中到重症患者（疼痛明显，不能进食）

（1）广谱抗生素静脉给药。

（2）禁食。

（3）如脓肿形成（>5cm），CT 引导下引流。

（4）症状缓解 4~6 周后行结肠镜检除外肿瘤。

3. 以下情况考虑手术（乙状结肠切除）

（1）腹膜炎。

（2）感染性休克无法控制。

（3）临床情况不断恶化。

（4）内瘘形成。

（5）反复发作（2 次以上）。

（6）免疫抑制状态。

左侧结肠憩室较常见，且易感染；右侧结肠憩室虽不常见，但易合并出血。

病例 3

　　王某，50 岁，女性，因反复上腹痛半年就诊。最近半年反复发作性上腹痛，多发生于进食油腻食物后，疼痛为剧烈绞痛，有时放射至右背部，可伴有呕吐。有时一周发作好几次，也可以几周或一个月不发作。自诉尿便颜色正常。体格检查：生命体征稳定，体温正常，无黄疸。心肺检查无特殊。腹软，上腹部有深压痛。Murphy 征阴性。肛诊正常。

最可能的诊断是什么？还有其他的可能吗？下一步应做何种检查？

鉴别诊断

　　患者腹痛的特点为发作性上腹部剧烈绞痛。上腹部疼痛最常见的原因是消化道溃疡、胆绞痛、胰腺炎、肠梗阻、肠系膜动脉缺血、肾结石、IBS 等。剧烈绞痛常提示空腔脏器梗阻，如胆绞痛、肠梗阻、泌尿系梗阻。患者腹痛的发作与进食油腻食物有关，最有可能的诊断是胆绞痛。患者的诊断假设见表 7-5。

表 7-5　患者王某的诊断假设

诊断假设	临床线索	疾病要点	重要检查
可能性最大的诊断			
胆绞痛	发作性绞痛，放射至背部	油腻饮食后突发右上腹绞痛，可伴发热、黄疸	超声
其他可能的诊断——最常见			
IBS	慢性病程 间断发作腹痛，排便可缓解 可伴有腹泻	以腹痛为特征的慢性功能紊乱，大便习惯改变，便秘和腹泻交替，抑郁、焦虑或消化不良	无报警症状（贫血、发热、体重减轻、便潜血阳性） 排除其他诊断
消化道溃疡	NSAIDs 药物使用史 幽门螺杆菌（Hp）感染 黑便 进食后疼痛缓解	最常见的上腹痛原因之一，与幽门螺杆菌（Hp）感染密切相关。年轻人十二指肠球部溃疡常见。老年人胃溃疡多与 NSAIDs 药物使用有关	内镜检查 Hp 血清学检查
急性胰腺炎	胆石症病史 酗酒	在中国胆源性胰腺炎比酗酒更常见。重症胰腺炎可继发感染、腹膜炎、多脏器功能衰竭等并发症，病死率高	血清淀粉酶
肾结石	血尿 疼痛放射至会阴部	急性起病，剧烈绞痛伴血尿，常伴恶心呕吐	尿检 CT

续 表

诊断假设	临床线索	疾病要点	重要检查
其他可能的诊断——不应遗漏			
早期肠梗阻	停止排便排气 恶心、呕吐 既往腹部手术病史	小肠梗阻多为粘连性，常与既往手术史有关。结肠梗阻老年人多见，最常见的原因是肿瘤	腹部平片 腹部 CT 小肠检查 钡灌肠
肠系膜动脉缺血	餐后疼痛 可伴有体重减轻 房颤、冠心病、心梗、心衰等 外周血管病	全腹痛明显，而腹膜炎体征较轻，症状与体征不符。慢性者因疼痛影响进食导致体重下降	多普勒超声 血管造影

胆绞痛、肾结石、肠系膜动脉缺血、IBS 都可以表现为复发性阵发腹痛。

诊断与治疗

> 患者既往没有腹痛病史。无 NSAIDs 药物使用史，不饮酒。没有手术史。进食或服用抗酸药后疼痛不缓解。否认停止排便排气。无房颤、心梗、心衰、冠心病或外周血管病病史。

患者的病史高度提示胆绞痛，下一步检查首选腹部超声。

> 腹部超声检查发现胆囊内多发小结石，总胆管正常，未见扩张。血清淀粉酶正常，Hp 血清学检查正常。胆石症所致胆绞痛诊断明确。禁食、补液治疗后患者腹痛缓解。医师建议手术，但患者打算推迟到 2 个月后。

疾病知识拓展

胆绞痛

A. 胆绞痛的诊断

1. 进食油腻食物后突发右上腹或中腹痛、恶心、食欲下降。可伴发热、白细胞计数升高、轻度肝功能异常、淀粉酶可轻度升高。

2. 典型病例 Murphy 征阳性。

3. 胆绞痛与急性胆囊炎常常同时存在，临床鉴别困难。

4. 腹部 B 超是最重要的诊断工具，可显示胆囊内结石、胆囊炎症改变（胆囊壁增厚、水肿、胆囊周围积液）。

5. 无症状胆石症患者每年发作胆绞痛的概率为 1%~4%，不建议行胆囊切除。

B. 胆绞痛的鉴别诊断

1. 急性阑尾炎。

2. 急性心肌梗死。

3. 急性胰腺炎。

胆绞痛患者能够准确地说出症状发作的时间，这与阑尾炎不同。

C. 胆绞痛的治疗

1. 胆囊切除术。

2. 不推荐碎石。

D. 循证小知识

1. 54% 的患者疼痛位于右上腹，34% 位于中上腹。疼痛可放射至后背、右臂或胸部。

2. 诊断首选超声：敏感性 89%，特异性 97%，LR+ 30（CT 的敏感性只有 79%）。

肠易激综合征（IBS）

A. IBS 的诊断

1. 以腹痛、腹胀、腹泻或便秘为主诉，伴有全身性神经症状（症状持续或反复超过 3 个月）。

2. 一般情况良好，无消瘦及发热，抗生素治疗及停用乳制品无效。

3. 辅助检查多为阴性

（1）多次粪常规及培养（至少 3 次）均阴性，粪潜血试验阴性。

（2）X 线钡剂灌肠检查无阳性发现，或结肠有激惹征象。

（3）结肠镜示部分患者运动亢进，无明显黏膜异常，组织学检查基本正常。

（4）血、尿常规正常，红细胞沉降率正常。

4. 有警示症状者需要评价其他可能的诊断

（1）大便潜血阳性或直肠出血。

（2）贫血。

（3）体重减轻。

（4）发热。

（5）导致脱水的持续腹泻。

（6）严重的便秘。

（7）结肠癌家族史。

（8）症状开始于 50 岁以后。

新出现的排便习惯改变（腹泻或便秘）直接考虑 IBS 是不合适的，需首先排除结肠癌、炎性肠病等其他器质性疾病。

B. IBS 的治疗

    1. 耐心解释。

    2. 调整饮食结构：高纤维饮食，限制奶制品。

    3. 针对症状的药物治疗

        （1）疼痛：抗胆碱能药物、硝酸酯类、三环抗抑郁药、平滑肌松弛药等。

        （2）腹泻：洛哌丁胺、地芬诺酯、考来烯胺（消胆胺）。

        （3）便秘：容积性泻药，如乳果糖、聚乙二醇。

    4. 抗焦虑抑郁治疗和行为疗法。

C. 循证小知识

    1. 没有特异的实验室检查指标。

    2. 诊断检查是为了除外其他疾病。

    3. 检查建议包括血常规、肝功能、促甲状腺激素（TSH）、肾功能和电解质，50 岁以上的患者行结肠镜并取活检。

    4. 对于没有警示症状的年轻患者，没有证据显示需常规行结肠镜检查。

缺血性肠病

A. 急性肠缺血

    1. 病因为栓塞（心房纤颤）、血栓、动脉粥样硬化、非闭塞性功能性肠缺血（充血性心力衰竭）。

    2. 肠系膜上动脉栓塞的临床特点是全腹痛明显，而腹膜炎体征较轻，症状与体征不符。

    3. 并发乳酸性酸中毒提示肠坏死。

B. 慢性肠缺血

    1. 病因为肠系膜上动脉、腹腔干、肠系膜下动脉发生动脉粥样硬化、斑块形成导致所属肠管缺血。因上述动脉之间侧支循环的存在，故该病有症状时，动脉粥样硬化范围多波及上述一个以上动脉。

    2. 进食后上腹痛或脐周痛，患者因而自动限制饮食，体重下降。

C. 缺血性结肠炎

    1. 主要与动脉粥样硬化、血栓形成导致的肠缺血有关。受累血管主要是肠系膜下动脉。

    2. 突发痉挛性腹痛、左下腹痛常见。常伴有腹泻、暗红色血便症状。少数患者发生肠坏死。

D. 缺血性肠病的治疗

    1. 一般采用保守治疗，手术治疗不列为首选。

    2. 有肠坏死症状应手术切除坏死肠管。

E. 循证小知识

    1. 由于肠胀气，多普勒超声检查不敏感。

    2. 血管造影是诊断的金标准。

如果是正在接受洋地黄及利尿剂治疗的心衰患者发生腹痛，要考虑非梗死性肠系膜缺血。

病例随诊

> 3周后，患者因腹痛8小时再次就诊于急诊。本次疼痛开始于前一天晚餐后，性质和以前基本相同，但疼痛持续不缓解，并逐渐向后背部放射。恶心、呕吐多次，腹胀明显。体格检查：T 37.5℃，其他生命体征平稳。巩膜黄染。腹部查体全腹压痛，Murphy征阴性，肠鸣音低弱。

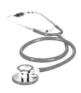

最可能的诊断是什么？还有其他的可能吗？下一步应做何种检查？

第二次就诊鉴别诊断

王女士既往的胆绞痛病史和这次出现持续不缓解的右上腹痛，首先考虑胆石梗阻胆总管造成急性胆囊炎，但单纯的胆囊炎不会造成黄疸。患者腹痛逐渐向后背部放射，腹胀明显，有胆石症基础，胆源性急性胰腺炎的可能性较大。黄疸再加上现在的发热要考虑胆总管梗阻的并发症，急性胆管炎，这是危及生命的临床急症。但急性胆管炎病程凶险，常伴寒战、高热，数小时内可导致感染性休克，患者体温仅37.5℃，不很支持。其他也要考虑急性肝炎的可能。患者第二次就诊的诊断假设见表7-6。

表7-6　患者王某第二次就诊的诊断假设

诊断假设	临床线索	疾病要点	重要检查
可能性最大的诊断			
急性胰腺炎	腹痛放射至后背 胆石症病史 酗酒	在中国胆源性胰腺炎比酗酒更常见。重症胰腺炎可继发感染、腹膜炎、多脏器功能衰竭等并发症，病死率高	血清淀粉酶 腹部CT
其他可能的诊断——最常见			
急性胆囊炎	右上腹疼痛 发热	油腻饮食后突发右上腹绞痛，可伴发热、黄疸。超声可见胆石或胆囊增大	超声
急性肝炎	右上腹疼痛 恶心 尿色加深	病毒或药物所致常见，发热、黄疸、恶心等表现，可伴有右上腹胀痛	转氨酶升高 病毒学指标
其他可能的诊断——不应遗漏			
急性胆管炎	右中上腹疼痛 尿色加深 发热 寒战	多因胆石引起，腹痛、发热、黄疸（Charcot 三联征），伴有恶心、呕吐、中性粒细胞增多及核左移，病情严重者可很快出现休克	超声 内镜下逆行胰胆管造影术（ERCP） 血常规 血培养

诊断与治疗

> 实验室检查：WBC $9×10^9$/L，中性粒细胞占 86%，淀粉酶 2100U/L，ALP 467U/L，Bil 3.8mg/dl，GGT 246U/L，ALT 46U/L，GLU 150mg/dl，肾功能正常。超声显示胰腺增大，因肠道胀气明显胆总管显示不清。

患者超声示胰腺增大，淀粉酶明显增高，无高热、休克等表现，临床考虑急性轻型水肿性胰腺炎。虽然超声未发现胆总管结石，但有胆红素和 ALP 升高，提示胆道梗阻所致胆源性胰腺炎，有行 ERCP 指征。

> 患者予禁食水、镇痛，行 ERCP 发现胆总管内多发小结石，行括约肌切开取石术。疼痛逐渐缓解，淀粉酶降至正常，逐步恢复饮食。2 个月后行胆囊切除术，术后恢复良好。

疾病知识拓展

急性胰腺炎

A. 急性胰腺炎的诊断
  1. 有胆囊结石或过度饮酒史。
  2. 突然发作的上腹痛，常放射至背部，腹胀、恶心、呕吐、低热和脱水。
  3. 血清和尿淀粉酶升高。
  4. 在重症病例可有白细胞核左移，血液浓缩和低钙血症，高三酰甘油血症（高甘油三酯血症）（>1000mg/dl）可成为病因，也可见于高钙血症。
  5. 腹部平片见局部小肠的"哨兵袢"。
  6. 对可疑病例或症状明显者可行 CT 检查，了解有无重症坏死性胰腺炎。
B. 急性胰腺炎的鉴别诊断
  1. 急性胆囊炎。
  2. 消化道溃疡穿孔。
  3. 急性阑尾炎。
C. 急性胰腺炎的治疗
  1. 密切观察生命体征和尿量。补液维持血压和出量。
  2. 禁食水，镇痛。
  3. 对肠梗阻和恶心的患者可行鼻胃管。
  4. 对有感染和 CT 示坏死性胰腺炎的患者可用抗生素。
  5. 坏死性胰腺炎保守治疗无改善时可行清创术。
  6. 若胰腺炎并黄疸和胆管炎由胆道结石引起，可行 ERCP，并行乳头切开术。
D. 循证小知识
  1. 关于急性胰腺炎的病史和查体

（1）低热很常见。

（2）查体 50% 可有肌卫。

（3）Cullen 征和 Turner 征很罕见。

2. 实验室检查

（1）脂肪酶比淀粉酶升高持续时间长：敏感性 94%，特异性 96%；LR+ 23；LR- 0.06。

（2）淀粉酶的敏感性特异性不如脂肪酶。

（3）ALP：ALP 和胆红素升高提示胆源性胰腺炎。

3. 影像学检查

（1）所有患者需行超声寻找胆石或胆总管扩张。

（2）CT 用于评价重症患者胰腺假囊肿形成和胰腺坏死程度，特别是症状在最初 72 小时后不改善的患者。

（3）腹平片用于除外游离气体或小肠梗阻。

4. ERCP

（1）对于胆源性胰腺炎，ERCP 能去除胆总管内的结石。

（2）大多数研究证明对于胆源性胰腺炎，早期行 ERCP 是安全的，能缩短病程。

急性胆管炎

A. 急性胆管炎的诊断

1. 腹痛、发热、黄疸（Charcot 三联征），伴有恶心、呕吐、中性粒细胞增多及核左移，病情严重者可很快出现休克。

2. 转氨酶学指标升高，特别是胆红素及 ALT。

3. 超声对于胆管炎的诊断不敏感，只有 25% 的患者超声会发现胆总管扩张。

4. CT 对于胆管炎诊断的敏感性为 75%。

5. ERCP 或 MRCP 可明确胆道狭窄的部位及程度。

胆总管结石常无症状，但若合并急性胆管炎，数小时内就可能导致感染性休克，应给予足够的重视。

B. 循证小知识

1. ERCP：可直接探查胆总管并行括约肌切开取石术。

（1）诊断的敏感性 >90%，特异性 99%。

（2）下面情况提示胆管炎，需立即术前行 ERCP 或手术中行胆管造影：

　　a. 胆囊炎、黄疸、超声发现胆总管扩张或 ALP 升高、胰腺炎。

　　b. 胆总管结石可出现在没有任何危险因素的患者（5%~8%）。

2. MRCP：胆总管和周围组织的无创性检查。

（1）对于梗阻的诊断：敏感性 97%，特异性 98%；LR+ 49，LR- 0.03。

（2）对于结石的诊断：敏感性 92%，特异性 97%；LR+ 31，LR- 0.08。

（3）恶性肿瘤的诊断敏感性 88%。

病例 4

李某，63 岁，男性。因腹痛 48 小时急诊就诊。疼痛位于脐周，有阵发的剧烈绞痛，疼痛剧烈时可听到"咕噜咕噜"的声音。伴随有恶心和呕吐。

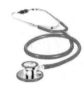

最可能的诊断是什么？还有其他的可能吗？下一步应做何种检查？

鉴别诊断

患者阵发性的剧烈绞痛提示空腔脏器的梗阻，比如泌尿系结石导致的尿路梗阻、胆道梗阻或肠梗阻，这一类疾病都可以伴随恶心、呕吐。疼痛剧烈时可以听到肠鸣音提示肠梗阻的可能，另外疼痛位于脐周也提示肠梗阻的可能性大于泌尿系或胆道梗阻。患者的诊断假设见表 7-7。

表 7-7　患者李某的诊断假设

诊断假设	临床线索	疾病要点	重要检查
可能性最大的诊断			
肠梗阻	停止排便排气 既往腹部手术病史或排便习惯改变 黑便 腹胀 高调肠鸣音或肠鸣音减弱	小肠梗阻多为粘连性，常与既往手术史有关。结肠梗阻老年人多见，最常见的原因是肿瘤	腹部平片 CT
其他可能的诊断——最常见			
胆绞痛	阵发性绞痛 尿色加深	油腻饮食后突发右上腹绞痛，可伴发热、黄疸。超声可见胆石或胆囊增大	超声
肾绞痛	腹侧部或会阴部疼痛 血尿	急性起病，剧烈绞痛伴血尿，常伴恶心呕吐	尿检 泌尿系 B 超或 CT

诊断与治疗

> 患者3周前曾出现便中带血。最近4天出现便秘，一直未排便。既往无腹部手术病史，无疝气或憩室炎病史。无肾绞痛样的发作，无胆石症病史。尿色正常。体格检查：BP 110/75mmHg, P 90次/分，T 37℃, R 18次/分。无黄疸。心肺检查无特殊。腹胀明显，可听到间断的高调肠鸣音。全腹广泛轻压痛，没有肌紧张和反跳痛。粪便为褐色带血。

便秘、肠胀气、腹胀、高调肠鸣音都提示肠梗阻。肠梗阻按部位可分为小肠梗阻和结肠梗阻。小肠梗阻多与既往手术后粘连有关，李先生没有既往手术史。结肠梗阻恶性肿瘤所致多见，患者粪便带血提示有恶性梗阻的可能。另外也要警惕电解质紊乱导致的动力性肠梗阻的可能。

腹痛患者停止排便排气提示肠梗阻。

> 实验室检查：WBC $10×10^9$/L（70%为中性粒细胞）。电解质：Na^+ 141mmol/L, K^+ 3.0mmol/L, HCO_3^- 32mmol/L, Cl^- 99mmol/L，肾功能：BUN 45mmol/L, Cr 1.0mg/dl。腹平片提示升结肠扩张，多发气液平，考虑结肠梗阻。

根据病史和腹部平片的结果，结肠梗阻的诊断成立。老年人出现肠梗阻要考虑肿瘤的可能。下一步可行钡灌肠或结肠镜检查。

> 钡灌肠发现乙状结肠部位"苹果核征"考虑结肠癌，行手术探查证实结肠肿物导致梗阻。行肿物及结肠切除术，病理证实为结肠腺癌。

疾病知识拓展

结肠梗阻

A. 结肠梗阻的病因和发生比例

　1. 肿瘤，53%。

　2. 乙状结肠或盲肠扭转，17%。

　3. 小肠憩室疾病，12%。

　4. 肿瘤外压性改变，6%。

5. 其他，12%。

B. 结肠梗阻的治疗

  1. 补液、观察生命体征和出量。

  2. 广谱抗生素。

  3. 手术：穿孔或缺血为急诊手术指征，症状持续不缓解也应考虑手术探查。

C. 循证小知识

  1. 关于病史和体格检查

    （1）所有症状均不敏感，呕吐敏感性 75%，腹胀敏感性 63%。

    （2）有些病史提示相对特异，如便秘的特异性 95%；LR+ 8.8。既往腹部手术的特异性 94%；LR+ 11.5。

    （3）一些伴随症状虽然敏感性不高（27%~48%），但特异性很好。

      a. 腹胀伴随以下任何一条都有很强的提示性（LR+约为 10）：肠鸣音高调、呕吐、便秘或既往手术史。

      b. 高调肠鸣音和既往手术史或呕吐同样提示肠梗阻（LR+分别为 11 和 8）。

  2. 必须查血常规和电解质，酸中毒提示肠坏死或感染性休克。

WBC 计数明显升高或中性粒细胞核左移、酸中毒是肠梗阻的晚期表现，提示肠坏死。

  3. 腹平片可以看到气液平和扩张的大肠（直径>6cm）

    （1）在大肠梗阻时敏感性为 84%，但不提示病因。

    （2）如回盲瓣功能不佳，小肠梗阻时同样可以出现。

  4. 钡灌肠或结肠镜

    （1）能术前了解病因。

    （2）能除外结肠假性梗阻（非机械性）。

    （3）对假性梗阻，结肠镜有减压作用，避免肠穿孔。

  5. CT 对于小肠梗阻患者更有意义。

小肠梗阻

A. 小肠梗阻的临床表现

  1. 痉挛性腹痛、呕吐（完全性肠梗阻时频繁）、腹胀、便秘或停止排便。

  2. 可有腹膜炎体征，高调金属样肠鸣音或气过水音。

  3. 因呕吐、进食少、肠腔液体丢失等，患者常有血容量不足的表现。

  4. 腹平片示小肠扩张，气液平面多于 3 个。

B. 小肠梗阻的病因与结肠梗阻的不同

  1. 70% 为粘连性

    （1）93% 既往腹部手术的患者可发生粘连。

    （2）3%~5% 的患者粘连可以发生在术后 10 年。

（3）即使在有肿瘤病史的患者，39%的小肠梗阻的原因为粘连性或良性。

2. 恶性肿瘤占 10%~20%，经常为转移性。

3. 疝气 10%，常并发绞窄。

4. 炎症性肠病 5%。

5. 放射性肠炎。

C. 小肠梗阻的治疗

1. 液体复苏（仔细观察出量）。

2. 胃肠减压。

3. 广谱抗生素（59%的患者细菌移行至肠系膜淋巴结）。

4. 明确梗阻是完全性或不完全性，以制定不同的治疗方案。

5. 出现以下情况时考虑外科手术：

（1）肠缺血征象（疼痛加剧、发热、肌紧张等腹膜炎表现、酸中毒、WBC 不断升高）

（2）CT 发现肠坏死。

（3）疝气继发的小肠梗阻。

（4）肯定不是由粘连引起的梗阻（如既往无手术史）。

（5）有部分专家建议保守治疗 24 小时不缓解应行手术探查。

D. 循证小知识

1. 出现缺血坏死时 WBC 计数仍可能正常。

2. 腹平片显示气液平（>2）或近端扩张的小肠肠袢（>2.5cm）提示小肠梗阻，敏感性 50%~90%，但对病因无提示意义。

3. 超声检查对诊断无帮助。

4. CT：对高位梗阻的诊断敏感性可达 80%~93%，对病因诊断有帮助，应在胃肠减压进行前检查。

5. 胃肠道造影：可行稀钡胃肠造影，敏感性 93%，特异性 97%。当怀疑大肠梗阻时此检查为禁忌。

第八章　急性腹泻

病例1

> 王某，男性，32岁，腹泻1天。

腹泻的定义为大便性状比平时稀薄或水样便，一天超过三次，量超过200g。急性腹泻持续时间小于两周，分为感染性与非感染性腹泻，临床症状不同。非感染性腹泻通常没有特异性的症状，而感染性腹泻常表现为胃肠炎，具有以下症状：大便量增多，常为水样便，伴恶心、呕吐，有时伴腹部绞痛、发热。感染性结肠炎则表现为发热、里急后重、黏液脓血便。

急性腹泻常见于哪些疾病？如何进行鉴别？

表8-1　急性腹泻的鉴别诊断

Ⅰ. 非感染性腹泻

　　A. 药物和其他渗透性可吸收的物质

　　　　1. 山梨醇（口香糖、薄荷糖）

　　　　2. 甘露醇

　　　　3. 果糖（水果、软饮料）

　　　　4. 纤维（水果、蔬菜）

　　　　5. 乳果糖

　　B. 含镁药物

　　　　1. 营养添加剂

　　　　2. 抑酸药

　　　　3. 轻泻药

　　C. 通过非渗透性方式导致腹泻的药物

　　　　1. 二甲双胍

　　　　2. 抗生素

　　　　3. 秋水仙碱

　　　　4. 地高辛

　　　　5. 选择性的5-羟色胺（5-HT）再摄取抑制剂类抗抑郁药

　　D. 吸收不良

　　1. 乳糖不耐受

　　2. 胰腺炎

E. 炎症性肠病

F. 其他疾病的胃肠道表现

　　1. 甲状腺功能亢进

　　2. 糖尿病

　　3. 缺血性肠病

　　4. 结缔组织病：如系统性红斑狼疮

　　5. 肿瘤：如结肠癌、神经内分泌肿瘤、淋巴瘤

Ⅱ. 感染性腹泻：胃肠炎

A. 病毒（最常见）

　　1. 诺沃克病毒

　　2. 轮状病毒

B. 细菌（食物传播最常见）

　　1. 霍乱

　　2. 大肠杆菌

　　3. 志贺菌属

　　4. 沙门菌属

　　5. 弯曲菌属

　　6. 小肠、结肠耶尔森菌

C. 毒素介导

　　1. 金黄色葡萄球菌

　　2. 产气荚膜梭状芽胞杆菌

　　3. 蜡样芽胞杆菌

　　4. 大肠杆菌

D. 寄生虫或真菌

Ⅲ. 感染性腹泻：炎症性结肠炎

A. 细菌

　　1. 志贺菌属

　　2. E. coli

　　3. 弯曲菌属

　　4. 沙门菌属

　　5. 小肠结肠耶尔森菌

B. 抗生素相关性

　　1. 难辨梭状芽胞杆菌

　　2. 奥克西托克雷伯杆菌

　　3. 非难辨梭状芽胞杆菌相关

C. 寄生虫或真菌

患者今晨在早点店进食早餐，20分钟后出现恶心、大汗，继之呕吐，呕吐物为胃内容物，伴腹部绞痛、低热，10小时后出现腹泻两次，为褐色水样便，无脓血及黏液便，先后自服左氧氟沙星0.1g两次，后至急诊。

最可能的诊断是什么？还有其他的可能吗？下一步应做何种检查？

鉴别诊断

患者为急性腹泻，有外出就餐史，1小时内起病，早期表现为恶心、呕吐，之后出现褐色水样便，伴低热、腹痛，均提示感染的可能性。无里急后重表现，提示胃肠炎可能性大。表8-2为鉴别诊断。

表8-2　患者王某的诊断假设

诊断假设	临床线索	疾病要点及病程	重要检查
可能性最大的诊断			
诺沃克病毒	超急性起病 进食未煮熟的贝类海产、沙拉等后可出现	儿童呕吐常见，成人腹泻常见 多数24~48小时内缓解	大便常规正常或见少量白细胞
其他可能的诊断——最常见			
毒素介导的胃肠炎，如金黄色葡萄球菌感染	进食后1~8小时出现常见食物中毒表现	呕吐很显著 12小时内快速缓解	大便常规可见白细胞和红细胞 食物和大便毒素检测
细菌性胃肠炎，如沙门菌感染	通常由食物传播 相当特异的临床综合征	全身症状明显，伴呕吐、腹痛、腹泻，可以出现高热 常在抗感染治疗后缓解	大便常规可见较多量白细胞和红细胞 大便培养可以确诊
其他可能的诊断——不应遗漏			
轮状病毒	患病儿童接触史 伴全身症状	呕吐常见，水样或蛋花汤样大便 2岁以下小儿秋冬季腹泻的最常见病原体 24~72小时内缓解	大便常规正常或见少量白细胞

患者既往体健，发病前无不适。无特殊药物服用史。无外地旅居史。近期饮食习惯无改变，否认不洁饮食史。无烟酒嗜好。查体：T 38.2℃，R 14次/分，卧位BP 110/80mmHg，P 90次/分；立位BP 100/70mmHg，P 100次/分。巩膜无黄染，心肺无明显异常。腹软，弥漫压痛，无反跳痛及肌紧张，肝脾未及，肠鸣音活跃。

根据现有临床表现是否能够确诊呢？如果不能，还需要补充哪些资料？

诊断与治疗

患者便常规及潜血阴性，血常规未见明显异常。目前轻微口干，尿量正常。

患者既往健康，此次急性起病，以急性胃肠炎为主要表现，结合病程及表现，病原学考虑病毒感染可能性大，其中诺沃克病毒感染可能性最大。诺沃克病毒是成人病毒性腹泻最常见的病原菌，急性呕吐是突出症状，呕吐后出现轻微腹泻，常伴随轻微腹痛，低热和脱水亦常见。多数患者症状在三日内完全缓解。

患者轻微口干，尿量无明显减少，没有直立性低血压，有轻度脱水。治疗主要是加强支持治疗，纠正脱水。对于腹泻患者判断患者脱水程度并决定补液途径和速度、补液种类和数量很重要。

患者就诊时症状已有所减轻，上腹仍有不适，2~3小时排稀水便一次，但不再呕吐，可以饮水了。予以口服补液盐、整肠生和黄连素治疗。

患者可以诊断诺沃克病毒感染了吗？能除外其他诊断吗？还需要做其他检查吗？

和多数临床情况不同，相当一部分腹泻患者常常不需要做出明确的病原学诊断。患者的临床表现符合病毒性胃肠炎，一般24~48小时后就会好转。即使没有明确病原诊断，支持治疗足以控制病情，所以一般情况下粪便病毒检测不作为临床常规检测。大多数腹泻的病原学检查是阴性的，便培养的阳性率大约是5%，虫卵和寄生虫检查的阳性率更低。

对于大多数急性腹泻的患者，诊断性检测作用不大，但从公共卫生角度是重要的。

病例随诊

经过上述治疗和休息，患者次日症状好转，4天后一般状况良好，追踪密切接触者亦无发病者。

大便检查无明显异常，不需要特殊治疗，患者症状 48 小时后缓解，未发现可疑的食物暴露史，无共同进餐者发病史，符合病毒性胃肠炎，如诺沃克病毒感染，毒素介导的食物传播性疾病和细菌性胃肠炎的可能性不大。

疾病知识拓展

诺沃克病毒感染

A. 诺沃克病毒感染的诊断要点

  1. 90% 的成人非细菌性胃肠炎由诺沃克病毒及密切相关的病毒引起。

  2. 冬季高发。

  3. 潜伏期 1~2 天。

  4. 可以人-人接触传播，也可以由食物传播。诺沃克病毒是最常见的食物传播感染。

  5. 致病率高，50% 以上的暴露者发病。

B. 诺沃克病毒感染的鉴别诊断

  1. 其他病毒导致的胃肠炎，如轮状病毒感染。

  2. 毒素介导的胃肠炎。

  3. 沙门菌及其他细菌感染导致的胃肠炎。

  4. 寄生虫或真菌感染。

C. 诺沃克病毒感染的治疗

  1. 支持治疗

    （1）大多数患者只需要支持治疗，包括补液和缓解症状。

    （2）补液

      a. 口服补液是最重要的补液方式。

      b. 口服补液最适用于轻微腹泻和轻微容量不足的患者。

      c. 中等容量不足的患者，可用含以下成分的口服补液盐：

        （i）Na 75mmol/L。

        （ii）Cl 65mmol/L。

        （iii）GLU 75mmol/L。

        （iv）K 20mmol/L。

        （v）枸橼酸 10mmol/L。

      d. 如果没有口服补液盐，可以用 1L 水混合以下物质：

        （i）半勺盐。

        （ii）四分之一勺苏打粉。

        （iii）八勺糖。

      e. 如果患者不能口服液体，予以静脉补液（林格液或生理盐水）。

    （3）止泻药。

    （4）止吐药。

    （5）饮食

      a. BRAT 饮食［香蕉（banana），米饭（rice），苹果酱（applesauce），烤面包（toast）］。

      b. 避免奶制品。

2. 不需要抗微生物治疗。

D. 循证小知识

  1. 诊断依据是临床诊断。

  2. 没有用于常规临床检查的诊断性检验。

腹泻的一般治疗原则

    诺沃克病毒感染的治疗遵循的是腹泻治疗的一般原则，除此之外，病毒感染之外的其他特殊感染的治疗还有以下原则：

  1. 止泻药：对没有痢疾症状的腹泻患者可以使用止泻药。但对有痢疾症状的患者不安全，可能导致：

    （1）发热延长。

    （2）中毒性巨结肠和穿孔。

    （3）可能使产志贺菌毒素的大肠杆菌（STEC）感染者发生溶血尿毒症综合征（HUS）的风险增加。

止泻药缓解症状非常有效。对于痢疾患者或者有侵袭性感染征象（里急后重、黏液便或血便、高热和严重腹痛）的患者禁用。

  2. 抗微生物治疗

    （1）对诺沃克病毒及其他病毒性胃肠炎及类似症状者，除了支持治疗，不需要其他治疗。

    （2）抗生素：非感染性腹泻病人不应该使用，胃肠炎患者基本也不需要。对于感染性腹泻，通常仅在以下情况经验性使用抗生素。

      a. 病情重（腹泻重伴低容量）。

      b. 高热。

      c. 严重腹痛。

      d. 痢疾。

      e. 杆状核比例升高。

症状严重的腹泻患者进行经验性抗生素治疗是合理的。

毒素介导的胃肠炎

A. 毒素介导胃肠炎的诊断（表 8-3）

1. 起病急，伴有呕吐和腹部绞痛，呕吐突出而腹泻轻微，为水样泻，伴低热。
2. 发病和进食之间间隔短（2~8 小时），缓解迅速（12~48 小时），通常最后一顿饭是罪魁祸首。
3. 由金黄色葡萄球菌、产气荚膜梭状芽胞杆菌或蜡样芽胞杆菌产生的毒素介导，基本上都经过食物传播。
4. 金黄色葡萄球菌、产气荚膜梭状芽胞杆菌和蜡样芽胞杆菌的临床表现、接触史及鉴别要点见表 8-3。明确诊断有助于医师判断预后，避免不必要的检查，并阻止进一步的感染。
5. 有急性胃肠道症状和可疑食物摄入史的患者均应考虑上述感染的可能。

表 8-3　毒素介导的胃肠炎的临床表现

病原微生物	致病机制	潜伏期	常见来源	临床表现
金黄色葡萄球菌	提早产生的毒素	1~6 小时	蛋白质丰富的食物	急性起病，呕吐明显，2 小时内缓解
产气荚膜梭状芽胞杆菌	新产生的毒素	8~16 小时	肉类、禽类	腹泻，伴腹部绞痛，持续 1~2 天
蜡样芽胞杆菌	提早产生的毒素	1~6 小时	谷类	与金黄色葡萄球菌类似

急性起病的腹泻，伴呕吐和临床症状，常伴腹部绞痛，通常由病毒或产毒素的细菌引起。

B. 毒素介导胃肠炎的鉴别诊断
　　1. 病毒性胃肠炎。
　　2. 沙门菌及其他细菌感染导致的胃肠炎。
　　3. 寄生虫或真菌感染。
C. 毒素介导胃肠炎的治疗
　　1. 支持治疗（同上）。
　　2. 不需要抗生素。
D. 循证小知识
　　1. 金黄色葡萄球菌、产气荚膜梭状芽胞杆菌或蜡样芽胞杆菌仅占食物传播感染病因的 1%。
　　2. 60% 的食物传播感染是由病毒引起的。沙门菌、空肠弯曲菌、志贺菌和隐孢子虫是食物传播感染最常见的细菌和寄生虫致病原（表 8-4）。
　　3. 诊断依据为临床诊断，没有用于常规临床检查的诊断性检验。毒素检测不作为临床常规。

表 8-4 食物传播疾病的常见致病菌

微生物	大约占总食物传播感染的百分比	食物传播微生物的感染百分比
诺沃克病毒	58	40
沙门菌感染	15	95
弯曲菌属	13	80
志贺菌属	6	20
产志贺毒素的大肠杆菌	2	85
隐孢子虫	2	10
耶尔森菌	0.4	90
弧菌属	0.4	65
李斯特菌	0.4	99
产气荚膜梭状芽胞杆菌	0.6	100
金黄色葡萄球菌	0.5	100

沙门菌胃肠炎

A. 沙门菌胃肠炎的诊断

1. 通常亚急性起病，伴恶心、发热和腹泻。发热和恶心通常 1~2 天后好转，腹泻持续 5~7 天。每天 6~8 次水样便，可以表现为痢疾。细菌常在大便中存在 4~5 周。

2. 相比病毒或毒素介导的胃肠炎，沙门菌胃肠炎引起的发热温度更高。

3. 沙门菌属感染主要有以下三种疾病形式：

    （1）腹泻

        a. 胃肠炎：最常见形式之一。

        b. 痢疾。

    （2）菌血症，有引起局灶感染并发症的可能性。

        a. 通常是胃肠炎的并发症。

        b. 5% 的患者发生菌血症，其中一小部分出现局灶感染。

    （3）伤寒

        a. 由伤寒沙门菌引起的全身性疾病，特点是发热、腹痛。

        b. 伤寒与非伤寒沙门菌引起的胃肠炎不同。

        c. 尽管通常不被认为属于腹泻性疾病，某些患者可以以腹泻为突出特点。

        d. 伤寒是世界范围内常见的公共卫生问题。

        e. 旅游者发热的鉴别诊断应考虑。

4. 传播途径

    （1）食物

        a. 鸡蛋和家禽是最常见来源。

        b. 几乎任何一种食物都可引起感染。

    （2）与感染患者的粪口接触。

        a. 人-人之间传播不如污染食物引起的常见。

b. 感染后患者排菌达数周。

（3）动物也是沙门菌携带者（最典型的是爬行动物）。

5. 大便培养是诊断金标准。

B. 沙门菌胃肠炎的鉴别诊断

1. 病毒性胃肠炎。

2. 毒素介导的胃肠炎。

3. 其他细菌导致的胃肠炎。

4. 寄生虫或真菌感染。

5. 细菌性痢疾。

C. 沙门菌胃肠炎的治疗

1. 支持治疗：大多数沙门菌感染不需要特殊治疗。

2. 除了支持治疗之外，以下患者还需要其他治疗：

（1）重症患者（脱水、痢疾、高热）。

（2）免疫缺陷状态，包括高龄患者。

（3）局灶部感染的危险增加

a. 菌血症。

b. 人工关节或金属器材。

c. 镰形细胞性贫血。

（4）伤寒。

3. 抗生素不缩短带菌时间，甚至可能延长。所以尽管大多数患者感染后排菌数周，不应该使用抗生素预防传染。

4. 菌血症的治疗

（1）一线治疗：头孢曲松，2g iv qd×7~14 天。

（2）二线：喹诺酮类，如环丙沙星 400mg iv bid×7~14 天。

5. 预防

（1）沙门菌对热敏感，易于预防。

（2）做饭时充分加热和加强洗手可以预防大多数感染。

D. 循证小知识

1. 诊断的金标准仍然是大便培养，培养阳性率9.5%~30%，费时长，3~5 天。

2. 目前有一些快速检测方法，敏感性、特异性较高，但没有用于常规的临床实践：

大便乳胶凝集试验的敏感性86.2%，特异性96.2%。

大便快速 PCR 方法的敏感性87%，特异性98%，可以快速检测。

随诊

两周后患者再次就诊，上次病情好转五天后，他再次感觉不适，近 10 天出现腹泻、腹胀和嗳气，为稀软便，3~4 次/天。无发热、寒战、腹痛、恶心、呕吐或里急后重，无黏液血便。患者认为上次病情改善可能与就诊当日服用了利复星有关，想再次服用。

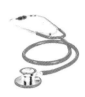

现在，最可能的诊断是什么？还有其他的可能吗？有不能遗漏的诊断吗？下一步应做何种检查？

鉴别诊断

患者此次患病有三个主要特点：症状持续了十天，近期有感染性胃肠炎病史并短期口服抗生素。对于急性感染性腹泻而言十天偏长，因此应考虑其他诊断，包括非感染性原因、胃肠炎反复及抗生素相关腹泻等。胃肠炎可导致小肠黏膜受损，有乳糖不耐受的可能性。另一种可能是感染性胃肠炎复发，临床症状消失后很多引起感染性腹泻的细菌仍然可以存在于大便中，持续的细菌排放也是疾病传播的原因，沙门菌和弯曲菌尤其常见。抗生素相关腹泻是常见病，发生率为2%~25%。危险程度与具体的抗生素相关。另外我们的初次诊断是否可能不正确呢？病程迁延应该考虑不典型病原菌，如寄生虫感染的可能性。表8-5列出了鉴别诊断。

表 8-5　患者再次就诊的诊断与鉴别诊断

诊断假设	临床线索	疾病要点	重要检查
可能性最大的诊断			
乳糖不耐受	种族易感性，亚裔和黑种人多见 近期发病	与饮食相关，随饮食改变而缓解 嗳气、腹胀、腹泻或腹痛	乳糖耐受试验 乳糖氢呼吸试验
其他可能的诊断——最常见			
抗生素相关腹泻	抗生素使用史 病情改善后无明显原因出现腹泻	通常停用抗生素后缓解 10%~20%由难辨梭状芽胞杆菌引起，典型表现为假膜性肠炎	难辨梭状芽胞杆菌毒素鉴定 大便培养 结肠镜
感染复发	与最初的疾病症状相似	细菌最常见	大便常规 大便培养
其他可能的诊断——不应遗漏			
寄生虫感染 如蓝氏贾第鞭毛虫病	常有接触史 在免疫抑制患者中特别考虑	通常有旅游史或接触史，通常发生在饮用过受污染水源后 嗳气、腹胀和恶臭的大便是常见症状	大便虫卵和寄生虫检查

根据现有临床资料是否能够确诊呢？如果不能，还需要补充哪些资料？

诊断与治疗

> 查体：一般状况良好，生命体征正常。腹部轻微膨隆、软，无压痛，肝脾未及，肠鸣音活跃。肛检未见异常，指套无血染。大便常规及潜血阴性。

从病史、查体及检查结果看，患者此次腹泻不像感染，至少不支持细菌或者病毒感染，之前感染复发的可能性也很小，抗生素相关腹泻或者寄生虫导致的腹泻仍有可能。

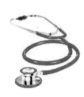 现在，达到诊断阈值，能够诊断乳糖不耐受了吗？能排除其他诊断吗？下一步应做何种检查？

> 大便虫卵和寄生虫检测阴性，难辨梭状芽胞杆菌毒素检测阴性。

考虑乳糖不耐受可能性大，寄生虫和抗生素相关腹泻证据不足。

> 给予患者无乳糖饮食，三天后症状改善，两周后逐渐过渡为正常饮食，症状消失。

病例随诊

> 患者间断门诊随诊半年余，无反复。

疾病知识拓展

乳糖不耐受

A. 乳糖不耐受的诊断
  1. 通常在易感人群中表现为慢性症状，在感染或饮食改变时可以表现为亚急性或者急性起病。一般有可疑的饮食史。
  2. 突出症状是嗳气、腹胀、腹泻或腹痛。
  3. 乳糖不耐受相对常见，具有种族可预测性，中东和地中海地区、东亚、非洲和美洲土著乳糖

　　酶活性可能低，随年龄增加程度严重。

　4. 小肠感染可以引起任何患者暂时的乳糖不耐受，但更容易在基础乳糖酶活性水平低的人群中引起症状。

　5. 乳糖转运到小肠的速度最快，所以乳糖含量高和脂肪含量低的食物更易出现症状。牛奶、冰淇淋和酸奶乳糖水平最高。

B. 乳糖不耐受的鉴别诊断

　1. 各种原因的感染性腹泻，包括病毒、细菌、寄生虫、真菌等。

　2. 抗生素相关腹泻。

　3. 消化吸收不良。

　4. 慢性胰腺炎。

　5. 化学因素或药品导致的腹泻。

　6. 肿瘤。

C. 乳糖不耐受的治疗

　1. 减少乳糖摄入。

　2. 酶替代治疗通常有效。

　3. 对于获得性疾病（如胃肠炎后），小肠刷状缘再生后乳糖酶水平会恢复正常，通常建议康复两周后再加用含乳糖的食物。

D. 循证小知识

　1. 乳糖不耐受的诊断通常是个临床诊断，根据可疑病史、背景和给予无乳糖饮食后症状缓解做出诊断。

　2. 乳糖酶活性不同，患者的耐受性因人而异。对可疑、但不能明确诊断的患者，可以进行乳糖耐受试验或乳糖氢呼吸试验。

　3. 轻微乳糖不耐受的发生率高，并常在胃肠炎后加重，建议急性胃肠炎患者恢复期（两周）内避免进食乳制品。

抗生素相关腹泻

A. 抗生素相关腹泻的诊断

　1. 在抗生素治疗过程中出现不好解释的胃肠炎或痢疾症状，恶心和呕吐等上腹部症状少见。

　2. 抗生素相关腹泻有两种类型：与肠道致病菌相关的（最常见为难辨梭状芽孢杆菌）和与抗生素其他作用相关的腹泻。

　3. 引起两种类型腹泻的最常见抗生素包括：

　　（1）克林霉素。

　　（2）头孢菌素。

　　（3）氨苄西林、阿莫西林、阿莫西林-克拉维酸。

　4. 难辨梭状芽孢杆菌相关腹泻

　　（1）难辨梭状芽孢杆菌通过毒素介导作用于大肠引起腹泻。可以表现为严重腹泻，通常出现结肠炎的症状，白细胞计数升高。

　　（2）危险因素包括年龄、住院和抗生素使用。

　　（3）引起10%~20%的抗生素相关腹泻。

　　（4）据报道抗生素使用后难辨梭状芽孢杆菌可持续存在6个月。

　5. 与难辨梭状芽孢杆菌无关的抗生素相关腹泻通常症状轻微，在抗生素使用过程中或刚使用完时发病。可能原因有：

（1）肠道菌群变化。

（2）抗生素的非抗微生物作用，如红霉素的促动力作用。

（3）难辨梭状芽胞杆菌以外的其他感染。

B. 抗生素相关腹泻的鉴别诊断

1. 各种原因的感染性腹泻。

2. 毒素介导的胃肠炎。

3. 药物或毒物导致的腹泻。

4. 消化吸收不良。

5. 炎性肠病。

C. 抗生素相关腹泻的治疗

1. 与难辨梭状芽胞杆菌不相关的抗生素相关腹泻在停用抗生素之后通常缓解。其他治疗包括

（1）微生态制剂。

（2）止泻药。

2. 难辨梭状芽胞杆菌的治疗

（1）一线治疗：口服甲硝唑 500mg tid。

二线治疗：口服万古霉素 125mg qid×10 天。

（2）避免止泻药。

（3）有 20%~25% 的复发率。

D. 循证小知识

1. 难辨梭状芽胞杆菌结肠炎

（1）大便毒素鉴定或结肠镜（或乙状结肠镜）下见到经典的假膜性肠炎可以确诊。

（2）难辨梭状芽胞杆菌培养敏感性和特异性高，但因存在临床意义不大的难辨梭状芽孢杆菌非产毒株，还是很少进行此项检测。大便厌氧培养对难辨梭状芽孢杆菌（CD）检出率约为 68.2%。

（3）毒素检测

a. 敏感性 70%~95%，特异性 95%~99%。

b. LR+ 14~95，LR- 0.05~0.32。

c. 因为敏感性较低，建议检测三次。

2. 如果临床特点符合难辨梭状芽胞杆菌结肠炎，即使毒素检测阴性，建议进行结肠镜或乙状结肠镜检查。如果症状不缓解而难辨梭状芽胞杆菌的检测阴性，应进行大便培养以排除其他抗生素相关肠道感染。

3. 以下特点提示与难辨梭状芽胞杆菌无关的抗生素相关腹泻

（1）既往发生过与难辨梭状芽胞杆菌无关的抗生素相关腹泻。

（2）症状轻度到中度。

（3）难辨梭状芽胞杆菌检测阴性。

4. 目前有社区获得性难辨梭状芽胞杆菌发病率增加、与质子泵抑制剂使用相关的难辨梭状芽胞杆菌相关的报道。

5. 新发现一种相对少见的产毒细菌产酸克雷伯菌（K oxytoca），可引起抗生素相关性出血性结肠炎。

蓝氏贾第鞭毛虫病

A. 蓝氏贾第鞭毛虫病的诊断

1. 可以表现为急性或慢性腹泻，常见症状有腹泻、嗳气、恶心、腹部绞痛、腹胀和恶臭的大便。

    （1）96%患者有腹泻。

    （2）62%患者有体重下降。

    （3）61%患者有腹部绞痛。

    （4）57%患者有油脂样便。

2. 通常不发热。

3. 是最常见的寄生虫性腹泻

    （1）常见发病年龄：儿童 1~9 岁，成人 30~39 岁。

    （2）发病高峰为夏季和初秋。

    （3）通常为散发，偶有暴发流行，与饮用水受污染有关，但人与人之间的传染也可发生。

    （4）慢性感染发生在大约 10%未治疗的患者中。

4. 如果贾第鞭毛虫的检测是阴性的、经验性的治疗也无效，应该考虑其他微生物，这在免疫抑制的患者中尤其重要。

B. 蓝氏贾第鞭毛虫的鉴别诊断

  1. 病毒性腹泻。

  2. 细菌性腹泻。

  3. 真菌性腹泻。

  4. 其他微生物感染所致腹泻，如隐孢子虫、卡耶潭圆孢子虫、贝氏等孢球虫等。

C. 蓝氏贾第鞭毛虫的治疗

  1. 口服甲硝唑 250mg tid×5 天。

  2. 常进行经验性治疗。

D. 循证小知识

  1. 一次大便检查贾第鞭毛虫卵和寄生虫的敏感性是 50%~70%。

  2. 三次大便检查的敏感性超过 90%。

  3. 抗原检测敏感性超过 90%。

病例 2

> 李某，女性，50 岁，腹泻 4 天，血便 1 天。大便 6~8 次/天，稀便，今天起出现血便。伴剧烈腹痛、乏力，尿量偏少。既往体健。
>
> 体格检查：T 38.6℃，P 98 次/分，R 16 次/分，BP 134/84mmHg。巩膜无黄染，心肺查体正常。腹部弥漫性压痛，无反跳痛和肌紧张，肝脾未及，肠鸣音活跃。

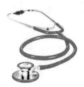

最可能的诊断是什么？还有其他的可能吗？下一步应做何种检查？

鉴别诊断

本病例的关键点是血便、腹痛和发热。这些症状提示可能是细菌感染引起的腹泻。常引起血便为主要表现腹泻的病原菌是弯曲菌属、志贺菌属、大肠杆菌、沙门菌属和小肠结肠耶尔森菌。难辨梭状芽胞杆菌也可以导致含血便的腹泻。另外还应该考虑非感染性腹泻，如缺血性或溃疡性结肠炎。

细菌性腹泻很难从临床加以鉴别，鉴别诊断的线索是那些可识别的症状群。在培养结果回报以前就应该根据这些线索进行经验性治疗。患者的诊断假设见表 8-6。

表 8-6 患者李某的诊断假设

诊断假设	临床线索	疾病要点	重要检查
可能性最大的诊断			
弯曲菌感染引起的细菌性腹泻	胃肠道表现前的全身症状明显	伴显著腹痛，通常为水样泻，2~3 天的水样泻后出现血便	粪便培养
其他可能的诊断——不应遗漏			
志贺菌属感染引起的细菌性腹泻	症状因种属而异以全身症状起病	经典表现为结肠症状突出，腹泻频繁，里急后重突出——痢疾高度致病菌	粪便培养常出现血中杆状核细胞增多
其他可能的诊断			
产志贺毒素的大肠杆菌 O157 引起的细菌性腹泻	通常为血性腹泻	血便严重腹痛（常为右侧）不发热	特异性的便培养毒素检测
溃疡性结肠炎	通常为亚急性到慢性病程	反复黏液、脓血便	结肠镜诊断

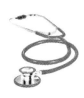

根据现有临床表现是否能够确诊呢？如果不能，还需要补充哪些资料？应该如何处理？

诊断与治疗

> 给予补液支持治疗及肠道微生态制剂，间断口服泰诺林退热，未使用止泻药。血常规和生化检查正常，进行便培养检查。

患者临床特点为感染性腹泻，病情重，表现考虑细菌性感染，弯曲菌感染可能性大，即使无便培养结果也应尽早使用抗感染治疗，并加强补液支持治疗。因有血便，不应使用止泻剂。

> 经验性使用环丙沙星，3 天内症状缓解。便培养结果回报为阴性。

尽管血便患者的便培养结果阳性率高，仍有大约 67% 的培养是阴性的。此患者的治疗反应好和快速改善符合感染性腹泻病程。

病例随诊

> 患者症状缓解后口服抗生素，出院后继续短期服用肠道微生态制剂，病情平稳，未反复。

疾病知识拓展

弯曲菌感染

A. 弯曲菌感染的诊断
1. 常见症状为大量的水样泻，腹痛剧烈，类似阑尾炎或其他急腹症。发热通常在疾病的最初两天缓解，而腹痛和腹泻常持续 4~6 天。
2. 常见表现
   （1）胃肠道表现前的全身症状。
   （2）2~3 天的水样泻后开始血便。
3. 弯曲菌是腹泻患者最常见的可分离的病原菌，是血便的常见原因。一项对以血便为主要表现的急诊腹泻患者病原学诊断的调查研究显示：
   （1）15.3% 志贺菌。
   （2）6.2% 弯曲菌。

（3）5.2%沙门菌。

（4）2.6%产志贺毒素的大肠杆菌。

（5）1.6%其他病因。

4. 少见的晚期并发症

（1）反应性关节炎。

（2）格林-巴利综合征。

5. 细菌通常在大便中存留4~5周，可能发生再次感染。

B. 弯曲菌感染的鉴别诊断

1. 其他引起血便的细菌性腹泻，见上。

2. 溃疡性和缺血性结肠炎。

3. 结肠癌。

C. 弯曲菌感染的治疗

1. 对有血便的严重腹泻通常（并且应当）在培养结果尚未回报时即开始经验性治疗。

2. 通常使用喹诺酮类药物进行经验性治疗。

3. 当经验性治疗可疑的细菌性腹泻或痢疾时应考虑以下要点：

（1）抗生素缩短志贺菌和弯曲杆菌的腹泻病程。

（2）某些弯曲杆菌的菌株对喹诺酮类耐药，因此如果高度怀疑弯曲菌或患者病情很重，经验治疗应当包括大环内酯类药。

（3）如果是产志贺毒素的大肠杆菌（STEC）的高危患者，不应该使用抗生素。

（4）沙门菌感染中，抗生素仅对伤寒或严重疾病有效。

D. 循证小知识

1. 尽管结果常为阴性，大便培养在某些情况下还是有用的。

（1）治疗后弯曲菌和志贺菌感染受益明确。

（2）不正确地治疗沙门菌（治疗轻到中度非伤寒感染）不但无益，还可能导致患者长期带菌。

（3）从公共卫生角度看培养结果非常有益。

2. 便培养是鉴定病原菌的唯一方法

（1）一项调查对做了诊断性便培养患者的临床特点进行研究，结果显示临床综合征是重叠的。

（2）表8-7根据微生物的不同特点列出了患者的比例。

表8-7 不同病原菌的临床特点比较（%）

特点	志贺菌	弯曲菌	沙门菌	大肠杆菌
血便	54.3	37.0	33.8	91.3
腹痛	77.9	79.5	69.7	90.5
腹部压痛	33.5	45.4	28.8	72.0
主观发热	78.6	58.7	72.0	35.0
客观发热	69.4	50.9	69.4	41.4
大便中带血	14.7	7.8	4.8	63.0
潜血	59.1	52.0	43.4	82.8
便白细胞	37.8	42.9	29.4	70.5
血 WBC>10×10^9/L	58.0	42.0	45.3	70.9

3. 是否进行便培养的决策反映了上述的治疗决策，为了提高培养的收益（兼指阳性率和临床应用性），考虑以下问题：

（1）临床是否怀疑某个需要治疗的特殊疾病

    a. 患者病情严重（发热、痢疾、腹痛）。痢疾患者培养阳性率大约为30%（所有的患者为1%~6%）。

    b. 可疑暴露史（旅游、高危性行为、抗生素使用）

      i. 旅游者腹泻（大肠杆菌常见）通常可以经验性治疗。

      ii. 其他和旅游相关的感染（溶组织阿米巴、蓝氏贾第鞭毛虫）可以经治疗好转。

（2）患者有更需要治疗的基础疾病吗？

    a. 免疫抑制。

    b. 炎症性肠病。

（3）有没有公共卫生方面的原因需要明确诊断

    a. 可能暴发食物传播疾病。

    b. 有可能传播疾病的患者（健康工作者、幼儿园工作人员、食品加工者）。

4. 有不需要培养的原因吗？

（1）住院患者的便培养和虫卵及寄生虫检查通常为阴性。

（2）将院内培养限定于以下情况：

    a. 腹泻发生在入院3天内。

    b. 3天以上起病但：

      i. 年龄大于65岁以上且有其他疾病。

      ii. HIV感染者。

      iii. 粒细胞缺乏。

      iv. 有肠道外症状。

      v. 医院内有腹泻暴发。

临床表现更严重的患者，包括高热、腹痛和痢疾患者，应该进行便培养。

5. 在某些情况下，其他诊断检测方法有用。

（1）使用抗生素或质子泵抑制剂的患者进行难辨梭状芽胞杆菌毒素检测。

（2）有血便的腹泻患者都应该查志贺毒素，以进行大肠杆菌O157鉴定。

（3）对鉴别什么样的患者更可能获得阳性的便培养结果，便白细胞有一定的作用。

    a. 敏感性73%，特异性84%。

    b. LR+ 4.56，LR- 0.32。

（4）血WBC

    a. 血WBC对于侵袭性细菌感染既不敏感也不特异。

    b. 显著的核左移，至少如果杆状核计数>中性分叶计数通常提示细菌感染，特别是志贺菌。

志贺菌感染

A. 志贺菌感染的诊断
  1. 通常以发热和全身症状起病，最初常为水样泻，之后也可以出现血便，腹泻频繁，里急后重突出。常见症状见表 8-7。
  2. 临床表现可以多种多样（某些志贺菌属仅引起轻微症状），全身状况差、有典型里急后重表现者（频繁血性腹泻和里急后重）很有可能是志贺菌感染。
  3. 志贺菌是高度致病菌，10 个病原菌就可以致病。
B. 志贺菌感染的鉴别诊断
  1. 其他引起血便的细菌性腹泻。
  2. 溃疡性和缺血性结肠炎。
  3. 结肠癌。
C. 志贺菌感染的治疗
  1. 首选环丙沙星，根据病情选择口服或静脉剂型。
  2. 志贺菌痢疾疗效显著。
D. 循证小知识
  1. 志贺菌具有高侵袭性，与其他致病菌相比，显示结肠炎症的一些检验方法对志贺菌检测更有效。
    （1）杆状核计数>1% 的敏感性为 85%。
    （2）便白细胞的敏感性至少为 70%。
  2. 便培养是金标准。

产志贺毒素的大肠杆菌（STEC）（O157：H7）感染

A. 产志贺毒素大肠杆菌（STEC）的诊断
  1. 大肠杆菌的表现取决于类型。STEC 通常表现为腹泻和腹痛，通常右下腹痛显著，血便显著，而恶心和呕吐、发热则不常见。常见症状见表 8-7。
  2. 分泌性的志贺毒素是疾病的常见原因。
  3. STEC 与溶血尿毒症综合征（HUS）相关。
    （1）HUS 同时表现为微血管病性溶血性贫血、血小板减少和急性肾衰。
    （2）HUS 主要发生在儿童，感染 STEC 的儿童发生率为 5%~10%。
    （3）成人中约 5% 的 HUS/血栓性血小板减少性紫癜（TTP）与 STEC 相关。
  4. 除 STEC 外，有四种类型的大肠杆菌引起成人腹泻，见表 8-8。
B. 产志贺毒素大肠杆菌（STEC）的鉴别诊断
  1. 其他引起血便的细菌性腹泻。
  2. 溃疡性和缺血性结肠炎。
  3. 结肠癌。
C. 产志贺毒素大肠杆菌（STEC）的治疗
  1. 对 STEC 的治疗有争议。
  2. 研究显示无效、HUS 危险提高和抗生素有效。
  3. 在 STEC 的治疗中通常建议使用抗生素。
D. 循证小知识

1. 感染 STEC 的患者比感染其他病原菌的患者以下表现可能更突出：
   （1）血便。
   （2）不发热。
   （3）腹部压痛。
   （4）血 WBC>10×10^9/L。
2. 从血便患者中分离出来的微生物很有可能是志贺菌或者弯曲菌。另外，感染肠出血性大肠杆菌（EHEC）的患者更有可能表现为血便。
3. 便培养阳性和检测到志贺毒素具有诊断意义。
4. 通常需要特别提出针对 STEC 的培养。

表 8-8　产志贺毒素大肠杆菌之外的致腹泻大肠杆菌

类　　型	常见缩写	特　点
肠产毒大肠杆菌	ETEC	毒素引起症状 水样便 旅游者腹泻的常见病因
肠致病性大肠杆菌	EPEC	成人和儿童腹泻的常见病因
肠侵袭性大肠杆菌	EIEC	血便 里急后重 类似志贺菌感染
肠聚集性大肠杆菌	EAEC	旅游者腹泻的第二常见原因

旅游者腹泻

A. 旅游者腹泻的诊断
1. 通常发生在从温带去热带地区的头五天，患者常表现为胃肠炎样的轻微症状，返家时缓解。
2. 发生的高危险目的地是亚洲、非洲、南美和中美洲。
3. 症状通常为轻到中度腹泻，但也可以更严重。
4. 尽管旅游者腹泻的常见病因是肠产毒大肠杆菌（ETEC），任何细菌、病毒或寄生虫均可致病。肠侵袭性大肠杆菌（EAEC）是另外一个重要原因。
5. 考虑特定区域的常见感染非常重要
   （1）圣彼得堡和美国西部的 Wilderness 流域：蓝氏贾第鞭毛虫。
   （2）尼泊尔：环孢子菌、蓝氏贾第鞭毛虫。
   （3）印度：溶组织阿米巴。
B. 旅游者腹泻的鉴别诊断
1. 病毒性腹泻。
2. 其他细菌性腹泻。
3. 毒素介导的腹泻。
4. 其他寄生虫或真菌引起的腹泻。
5. 药物或特殊物质导致的腹泻。
C. 旅游者腹泻的治疗
1. 支持治疗。

2. 如果有痢疾不要使用止泻药。

3. 应使用抗生素

    （1）环丙沙星、阿奇霉素和利福昔明是首选抗生素。

    （2）减轻症状（1~3 天）。

    （3）除 ETEC 之外，考虑旅游者腹泻的其他原因（如贾第鞭毛虫、阿米巴），其治疗不同。

4. 感染通常发生在远离医疗的地方，医生通常只起建议性的作用。

    （1）预防

        a. 保证水源干净

            i. 煮沸、过滤或者纯化的水。

            ii. 碳酸饮料和瓶装水。

        b. 餐前铋剂

            i. 降低腹泻风险。

            ii. 需要权衡水杨酸的风险。

        c. 除非在特殊的危险中，不推荐使用预防性抗生素。

        d. 胃酸具有自然防御作用，如果安全可短期停止质子泵抑制剂或 H_2 抑制剂。

        e. CDC 网站上获取有用信息。

    （2）提醒患者避免常见的错误

        a. 冰水和混合饮料通常都是用受污染的水配制的。

        b. 确保瓶装水是密封的，而不只是瓶装的自来水。

        c. 用流动水清洗食物。

        d. 加热后放置时间过长的食物都具有潜在危险。

        e. 只有削过皮的水果才安全。

D. 循证小知识

  1. 每年 1000 万的病例。

  2. 疾病通常发生在最初五天（发病高峰在第四天），1~5 天后缓解。

第九章　消化道出血

病例 1

> 　　赵某，男性，66岁，因"便血伴头晕2小时"就诊于急诊。患者今日进食时觉腹部痉挛样不适，后排便1次，便中带血，量较多（具体不详），便后腹部不适症状好转，无恶心、呕吐。30分钟后再次出现腹部不适、排鲜红色血便约1000ml，站起时觉头晕。

最可能的诊断是什么？还有其他的可能呢？下一步应做何种检查？

消化道出血的诊治思路

Ⅰ. 明确消化道出血诊断

　　A. 根据呕血、黑便、便血等症状，头晕、面色苍白、心率增快、血压下降等周围循环衰竭表现，结合呕吐物潜血或大便检查、血红蛋白和血细胞比容下降等实验室证据，基本可作出消化道出血诊断。

　　B. 注意排除消化道以外的出血因素：包括口、鼻、咽、呼吸道出血；服用药物（如铁剂、铋剂）或食物（如动物血）引起的粪便发黑等。

　　C. 需要注意的是，少数患者因出血速度快，可在出血症状出现之前即可出现周围循环衰竭征象，应及时行相关检查以免漏诊。

Ⅱ. 判断出血部位

　　对于消化道出血的患者，应首先判断出血来源于上消化道还是下消化道。上消化道出血是指屈氏韧带以上的食管、胃、十二指肠和胰胆等病变引起的出血；胃空肠吻合术后的空肠上段病变所致出血亦属此范围。下消化道出血指发生于十二指肠屈氏韧带以下部位的出血。根据详细的病史、查体以及辅助检查，能够帮助我们判断出血的来源。

　　A. 病史

　　　1. 特定的病史特点可以提示特异性的诊断（表9-1）。

　　　2. 提示上消化道出血的病史特点

　　　　（1）恶心、呕吐。

　　　　（2）呕血或呕吐咖啡样物。

　　　　（3）黑便（敏感性80%，特异性84%；LR+ 5.1，LR- 0.23）。

　　　　（4）BUN/Cr比值大于36:1，强烈提示出血来源于上消化道可能（排除应用利尿剂和肾功能不全的情况下）。

表 9-1　消化道出血诊断的病史特点

病史特点	提示的诊断
慢性、周期性、节律性上腹痛	消化道溃疡
服 NSAIDs 类药物、应激状态（创伤、大手术等）	急性胃黏膜损伤
肝病或酗酒病史，腹壁静脉曲张、脾大、腹水等	食管-胃底静脉曲张
出血前剧烈呕吐	贲门黏膜撕裂
严重血管疾病	缺血性结肠炎
盆腔放疗史	放射性结肠炎
发热性疾病	感染性结肠炎
腹主动脉瘤修补病史	主动脉消化道瘘（十二指肠最常见）
近期结肠息肉切除	息肉切除术后出血
严重便秘	粪性溃疡

　　3. 提示下消化道出血的病史特点
　　　　（1）便血通常提示下消化道出血来源。
　　　　（2）需要注意的是，10%~15% 的便血来源于上消化道，多见于年龄较大、十二指肠溃疡的患者。
B. 体格检查
　　1. 注意有无慢性肝病体征、恶病质表现、炎症性肠病的肠外表现等特征性体征。
　　2. 若出现容量丢失、体位性低血压或血压下降，上消化道出血的可能性是下消化道出血的2 倍。
C. 放置鼻胃管、持续胃肠引流
　　1. 协助判断出血部位
　　　　（1）在无操作损伤的情况下，血性冲洗液对上消化道出血具有诊断意义。
　　　　（2）未见血性冲洗液不能完全除外上消化道出血来源的可能。
　　　　（3）鼻胃管引流对诊断活动性出血来源于上消化道的敏感性和特异性分别为79%、55%。
　　2. 协助评估出血程度
　　　　观察出血速度、出血量、引流液颜色，帮助判断有无活动性出血。
　　3. 有利于止血治疗
　　　　通过持续胃肠减压、联合胃管内给药（冰盐水、凝血酶），有利于止血治疗。
D. 内镜
　　1. 内镜检查能直接发现消化道黏膜病变，是消化道出血患者的首选推荐。
　　2. 怀疑上消化道出血的患者，应尽早在消化道出血后 24~48 小时行胃镜检查。
　　3. 有周围循环衰竭征象者，应先迅速纠正循环衰竭后再行内镜检查。
　　4. 怀疑下消化道出血患者，若生命体征平稳且无内镜检查禁忌，最好行结肠镜检查明确病因。但急性活动性出血、生命体征不平稳者不宜行全结肠镜检查，原因包括出血造成视野不清、进镜和发现病变都比较困难、肠道准备欠佳可能会遗漏小的病变等。
E. 放射性核素显像
　　1. 通常使用 ^{99m}Tc 标记自体红细胞。
　　2. 可发现出血速率小至 0.1ml/min 的活动性出血病灶。

3. 多用于检测活动性出血而内镜检查阴性患者的定位诊断。

4. 可进行连续的较长时间动态观察，在间断性消化道出血诊断方面具有更多优势，但其缺点为无法提供准确的解剖学定位和出血部位。

F. 血管造影

1. 能够发现出血速率在 0.5ml/min 以上的活动性出血病灶。

2. 特异性高。敏感性因出血类型的不同而异，急性出血约 47%，再发出血约 30%。

3. 血管造影对拟行手术的憩室出血患者具有重要意义，能够帮助术前明确出血部位。

Ⅲ. 明确出血病因

消化道出血的病因见表 9-2：

表 9-2 消化道出血的病因

A. 上消化道出血
常见：
1. 消化道溃疡
2. 食管-胃底静脉曲张
3. 贲门黏膜撕裂
不常见：
1. 糜烂性胃炎
2. 食管炎
3. 血管发育不良
4. 恶性肿瘤（胃癌、淋巴瘤等）
5. Dieulafoy 病
6. 主动脉-十二指肠瘘
B. 下消化道出血
结肠出血：
1. 结肠憩室
2. 血管发育不良
3. 恶性肿瘤
4. 炎症
炎症性肠病
缺血性结肠炎
感染性结肠炎
放射性结肠炎
5. 活检或息肉切除术后
6. NAIDAs 相关的结肠溃疡
小肠出血：
1. 血管发育不良
2. 肿瘤
3. 溃疡
4. Crohn 病
5. Meckel 憩室
肛门直肠出血：
1. 痔疮
2. 肛裂

Ⅳ. 评估容量状态及病情严重程度

A. 评估周围循环状态

1. 密切监测生命体征，注意患者神志、末梢循环等表现，记录尿量。严重大出血者必要时进行中心静脉压、血乳酸测定，同时留置尿管观察每小时尿量。

2. 若血压、心率正常，需要注意有无体位性生命体征变化。

若由平卧位改为坐位，血压下降>10mmHg、心率增加>10 次/分，提示血容量明显不足。

3. 若收缩压<90mmHg、心率>120 次/分，伴面色苍白、四肢湿冷、烦躁不安或神志不清，则患者已进入休克状态。

B. 评估出血量及严重程度

1. 判断液体丢失量

休克表现：容量丢失 30%~40%。

体位性反应：容量丢失 20%~25%。

心动过速：容量丢失约 15%。

2. 记录呕血、黑便和便血的颜色、次数、总量等。

3. 定期复查血常规，观察血红蛋白浓度、血细胞比容等指标变化。

Ⅴ. 一般治疗

一旦明确消化道出血，应立即开始治疗，首要的处理是维持血流动力学稳定。治疗的同时完善相关检查，明确出血病因。

A. 禁食禁水。

B. 补充血容量。

1. 立即建立静脉通路

迅速建立两条通畅的静脉通道，供快速补液输血之用。

其中一条最好是通过颈内静脉或锁骨下静脉途径，以便监测中心静脉压。

2. 补液

初始补液选用生理盐水或林格液。

C. 输血

1. 所有患者应立即进行血型检测及交叉配血。

对于出血严重的患者，通知血库备血，以确保充足的血液供应。

2. 需要注意的是，急性出血早期血红蛋白浓度、红细胞计数及血细胞比容可以无明显变化。

3. 若出血量大，应及时输血。

4. 对于体位性低血压和活动性出血的患者，应尽量放低输血指征。

D. 药物治疗

根据出血病因制定相应治疗方案。

鉴别诊断

患者为老年男性，急性病程，特征性表现为排大量鲜红色血便，无恶心、呕吐等不适。目前消化道出血明确，定位考虑下消化道出血可能性大。病因方面，下消化道出血的常见原因包括憩室、血管发育不良、恶性肿瘤、炎症性肠病、肛裂或痔疮等。肛裂或痔疮出血一般出血量不大，可能性小。炎症性肠病中，溃疡性结肠炎典型表现为黏液脓血便、腹泻、腹痛等症状，克罗恩病多有腹痛、右下腹包块、肠梗阻、肛周脓肿或肛瘘等表现，且大出血者少见，本例不符合上述表现，可能性小。由此诊断重点考虑憩室、血管发育不良或恶性肿瘤可能。应进一步询问病史，若既往有排便习惯改变、体重下降、缺铁性贫血等病史，则需警惕结肠癌诊断。

此外，活动性上消化道大出血亦可表现为便鲜血，因此本例需要除外上消化道出血来源可能。上消化道出血常见病因包括消化性溃疡、食管-胃底静脉曲张、食管贲门黏膜撕裂症、急性胃黏膜炎症、恶性肿瘤等。该患者无肝病病史、腹壁静脉曲张、脾大、腹水等表现，无出血前剧烈呕吐病史，无酗酒或应激状态，无食欲减退、消耗等表现，后四种病因可能性小。部分消化性溃疡患者出血前无明显症状，因此本例需要警惕消化道溃疡出血可能。表9-3列出了本例患者的诊断与鉴别诊断思路。

表9-3　患者赵某的诊断假设

诊断假设	临床线索	疾病要点	重要检查
最可能的诊断			
憩室出血	活动性自限性出血，憩室病史	西方国家常见，我国相对少见。好发于年龄较大者。虽然憩室多发于左半结肠，但出血多见于右半结肠憩室	结肠镜
可能的诊断			
血管发育不良	活动性下消化道出血，常合并终末期肾病等	是60岁以上者发生下消化道出血的常见病因。常与主动脉瓣狭窄、慢性肾病等疾病伴随发生	结肠镜或小肠镜
其他可能的诊断			
消化道溃疡	典型表现为慢性周期性上腹痛，但部分患者出血前无症状	活动性上消化道大出血亦可表现为便鲜血，需要警惕	胃镜
其他可能的诊断——不能漏掉的			
结肠癌	排便习惯改变、缺铁性贫血、体重下降等	40岁以上者若出现消化道出血、腹痛、排便习惯改变、缺铁性贫血、肠梗阻等，或筛查发现便潜血阳性，应警惕消化道肿瘤	结肠镜

　　患者既往体健，无慢性腹痛、排便习惯改变、消化道出血等表现。未曾行结肠镜检查。吸烟50包/年，已戒烟6年，每晚饮啤酒2~4瓶。否认结肠癌家族史。
　　查体：坐位时 BP 120/92mmHg，HR 100 次/分；立位时 BP 100/80mmHg，HR 122 次/分，T 37.0℃，R 16 次/分。结膜无苍白，巩膜无黄染。心肺（-）。腹软无压痛，肝脾未及肿大，移动性浊音（-），肠鸣音活跃。直肠指诊为鲜红色血液。

患者便血量大，存在直立性低血压，提示血容量明显不足，估计失血量约20%。治疗首要的处理是维持血流动力学稳定，立即建立两条静脉通路，输注生理盐水或林格液补充血容量，加强输血支持，注意备血以确保充足的血液供应。同时给予禁食水、抑酸、止血等治疗，治疗期间密切监测生命体征，观察患者神志状况、末梢循环、尿量及入量等，记录便血的颜色、次数、总量。

治疗的同时立即完善血常规+血型 Rh 因子、肝肾全、凝血功能、感染四项等检查，定期复查血常规，观察血红蛋白浓度、血细胞比容等指标变化。留置胃管，观察冲洗液性状，协助除外上消化道出血可能。

诊断与治疗

> 立即予以禁食水、补液、抑酸、止血、输血等治疗，同时心电监护、记录 24 小时出入量、密切观察便血情况。已输注生理盐水 1L，急诊留观期间再次排出大量鲜红色血便。
>
> 初步检查结果回报正常，其中重要检查结果显示：BUN 12mg/dl，Cr 1.1mg/dl，Hb 139g/L，HCT 39%。胃管冲洗未见血性液体、未见胆汁流出。
>
> 随后患者转入重症监护病房继续治疗。

急性出血早期由于周围血管收缩与红细胞重新分布等生理调节，血红蛋白浓度、血细胞比容的数值可无变化，因此患者出血早期血红蛋白回报正常不能准确反映出血量，很可能一旦补液后即出现血红蛋白及 HCT 水平明显下降，应密切监测血常规变化。

根据患者病史特点、BUN/Cr 比值正常以及胃管冲洗未见异常等表现，目前考虑出血来源于下消化道，若病情稳定，则进一步行结肠镜检查明确病因。尽管患者年轻且无合并症，但由于存在直立位低血压及活动性出血表现、病情重，因此转入重症监护病房。

> 患者已输注生理盐水 3L，6 小时复查 HCT 由 39% 降至 30%。已输 RBC 2U。生命体征平稳。入院 6 小时行结肠镜检查，镜下见左半结肠多发憩室，右半结肠见一憩室且可见血管，未见活动性出血表现。最终诊断为结肠憩室出血。

患者结肠镜检查明确诊断结肠憩室出血。结肠憩室多发于左半结肠，而出血多见于右半结肠憩室，多数出血可自行停止。本例患者发病年龄、临床经过、结肠镜下表现、疾病转归符合憩室出血表现。

病例随诊

> 患者病情稳定，继续观察 48 小时仍无再发出血，监测血红蛋白、血细胞比容维持稳定。

疾病知识拓展

憩室出血

A. 诊断

1. 憩室出血是西方国家下消化道出血的最常见病因。我国相对少见。
2. 好发于年龄较大者，患病率随年龄增加而增加。
3. 由于憩室部位靠近穿经肠壁的血管支，血管被侵蚀破溃后可引起憩室出血。出血大多为无痛性，常由于憩室内压增高引起黏膜坏死或憩室内粪石直接损伤黏膜所致。
4. 临床表现多为急性、无痛性便血。

5. 憩室出血多数可自行停止，出血量一般不大。出血量大时患者可发生休克。

　　（1）70%~80%的憩室出血可自行停止。

　　（2）几乎所有患者每日输血量不超过 RBC 4U。

　　（3）初次治疗有效的患者再出血风险为 14%~38%，二次出血后的再出血风险为 21%~50%。

6. 通常由结肠镜检查明确诊断。

B. 治疗

1. 由于憩室出血大多可自行停止，一般不需特殊治疗。

2. 内镜治疗

　　（1）不仅帮助判断出血的部位，而且能够进行内镜下治疗。

　　（2）方法主要包括止血夹止血、高频电凝或硬化剂局部注射等。

3. 血管造影与介入治疗

　　包括导管内经动脉注入血管收缩剂或选择性栓塞。

4. 手术

　　（1）憩室出血的根治性治疗方法为切除包含憩室的结肠部分。

　　（2）推荐用于持续大量出血或频繁复发的患者。

C. 循证小知识

1. 虽然憩室多发于左半结肠（西方国家约 75%），但出血多见于右半结肠憩室。

2. 目前尚不明确憩室病患者发生憩室出血的风险有多高，但估计为 3%~15%。

血管发育不良

A. 诊断

1. 又称动静脉畸形，其特征为消化道黏膜层、黏膜下层血管扩张。

2. 消化道任何部位都可发生血管扩张，以盲肠和升结肠多见。

3. 是 60 岁以上者发生下消化道出血的常见病因。

4. 临床多表现为黑便或无痛性间歇性便血，可自行缓解，但易反复。

5. 常与主动脉瓣狭窄、慢性肾病等疾病伴随发生。

6. 辅助检查

　　（1）结肠镜：是最常用的手段，能够清晰显示回盲部、升结肠等好发部位。

　　（2）血管造影：能够准确定位活动性出血部位，并可同时行介入治疗。即使在没有活动性出血的情况下，若能够看到可疑的血管形态，也能够为诊断提供依据。

　　（3）放射性核素扫描：无法对病灶进行定性和准确定位，对治疗的指导意义不大。

B. 治疗

1. 内镜治疗

　　适用于病灶位于内镜可到达部位的病例。

　　治疗方法包括内镜下电凝止血、激光及注射止血药物等。

2. 介入治疗

　　适用于血管造影阳性、病变部位较局限的病例。

　　治疗方法包括选择性动脉内灌注血管加压素和选择性动脉栓塞。

3. 外科治疗：血管发育不良常为多发性病灶，且病变呈渐进性发展，手术治疗后再出血率高，因此多不主张采用。内镜及介入治疗无效、危及生命的大出血患者应选择手术治疗。

4. 药物治疗

（1）适用于弥漫性病灶、病灶位于内镜难以到达部位、不能耐受侵入性治疗或治疗无效的病例。

（2）有学者认为雌激素治疗血管发育不良引起的出血有一定疗效，机制尚不清楚，可能与增加血管内皮完整性、对血液凝固起作用等有关。可作为内镜或手术治疗后仍有出血和不能耐受侵入性治疗的患者的选择。但疗效有待进一步验证。

5. 应尽可能停用抗血小板药物。

结直肠癌

A. 结直肠癌的诊断

1. 好发于中老年人。

2. 可表现为隐性或显性失血，但极少发生大出血。

3. 常见症状包括消化道出血、腹痛、排便习惯改变、缺铁性贫血、肠梗阻、腹部包块等。

（1）远端结肠癌癌肠梗阻及大便习惯改变表现相对突出，可以有血便。

（2）近端结肠癌可以仅表现为缺铁性贫血、便潜血阳性和体重下降。

4. 少数患者无症状而通过筛查（便潜血、结肠镜）诊断。

5. 钡灌肠检查

（1）钡灌肠发现结直肠癌和结肠息肉的敏感性不如结肠镜。

（2）钡灌肠阳性的患者需要进一步行结肠镜活检或切除息肉。

6. 结肠 CT 成像（虚拟结肠镜）

（1）是一种新技术，利用多层螺旋 CT 扫描产生类似于结肠镜下所见的三维图像。

（2）一些研究显示，通过改进技术及有经验的放射科医生协助，结肠 CT 成像检测息肉（尤其≥10mm 息肉）的敏感性不亚于结肠镜检查。

（3）近期最新研究发现，结肠 CT 成像检查使肿瘤筛查的参与率提高。将结肠 CT 成像作为结肠肿瘤筛查的备选方案之一，可以对患者的疾病预后产生正面效应。

7. 结肠镜检查

是诊断的金标准，敏感性约为 95%，检出直径 1cm 以上息肉的敏感性近乎 100%。

8. 确诊主要依靠病理，通常为内镜下活检。

9. 确诊后应进行转移病灶的检查及评价，特别是腹部和胸部 CT，必要时行骨显像等。

B. 结直肠癌的鉴别诊断

1. 结直肠息肉。

2. 消化道溃疡。

3. 炎症性肠病。

4. 肠结核。

5. 憩室炎。

6. 肠阿米巴肉芽肿。

7. 功能性肠病。

8. 痔疮。

9. 肠道其他肿瘤，如淋巴瘤、Karposi 肉瘤和其他肿瘤。

10. 其他原因导致的缺铁性贫血。

11. 肠道贝赫切特综合征、血管炎、缺血性肠炎。

C. 结直肠癌的治疗

1. 治疗及预后主要根据肿瘤的 TNM 分期。

2. 手术切除是主要的治疗方法。进展期患者考虑化疗、放疗。

3. 对症支持治疗。

40 岁以上者出现排便习惯改变、肠梗阻、缺铁性贫血、体重减轻等表现，应警惕结直肠癌可能。

D. 循证小知识

1. 体重下降占 6%。

2. 45 岁后发病率激增，约 90% 发生在 50 岁以后。

3. 遗传因素在结直肠癌的危险因素中占 20%~30%。若一级亲属患结直肠癌，其危险性是普通人群的两倍。

    （1）家族成员的结肠癌诊断年龄<45 岁，相对危险度为 3.8。

    （2）45~59 岁之间为 2.2。

    （3）>59 岁为 1.8。

4. 癌胚抗原（CEA）敏感性差，不作为筛查和诊断工具，而作为预后评判指标。

    （1）急慢性炎症性疾病，包括胃炎、十二指肠溃疡、憩室炎、肝病、慢性阻塞性肺疾病等均可导致 CEA 轻度升高。

    （2）CEA>5ng/ml 为预后不良指标。

    （3）术前 CEA 升高与总死亡率升高有关，死亡危害比为 1.60（95%可信区间为 1.46~1.76）。

    （4）术后若仍不正常提示持续病变，需要进一步评价。

5. 生存率

    （1）Ⅰ期结肠癌 5 年生存率 90%~100%，Ⅱ期为 80%，Ⅲ期 30%~50%，Ⅳ期仅 5%。

    （2）若切除孤立转移的肝、肺病灶，5 年生存期可达 35%~55%，不治疗中位生存期 6 个月。

6. 对 B_2 及 C 期的直肠癌患者术后进行盆腔放疗可以减少 20%~25% 的局部复发率。

7. 对 50 岁以上人群进行筛查可以提高成本效益比（表 9-4）。

表 9-4 结直肠癌筛查建议

50 岁以上人群	一级亲属有结直肠癌家族史的人群
每年行大便潜血检查	单个一级亲属诊断年龄≥60 岁 40 岁开始筛查 指南同普通人群 优选方法是每十年一次结肠镜检
每五年一次纤维乙状结肠镜检	
每年便 OB+每五年纤维乙状结肠镜检	单个一级亲属诊断年龄<60 岁或多名亲属患病 40 岁或比最年轻患病者年轻 10 岁时开始筛查 优选筛查方法是每五年一次结肠镜检
每 10 年一次结肠镜检	
每 5 年一次钡灌肠检查	

普通人群 50 岁以上者应行结肠癌筛查。

病例 2

> 刘某，男性，39岁，因间断呕血2小时至急诊就诊。患者昨日夜间酗酒，今晨醒来自觉胃部不适，1小时后出现呕血2次，呈鲜红色，量共1000~2000ml。

最可能的诊断是什么？还有其他的可能吗？下一步应做何种检查？

鉴别诊断

患者中年男性，急性病程。以呕大量鲜血为主要表现，考虑消化道出血明确，定位于上消化道。上消化道出血的常见病因包括消化性溃疡、食管-胃底静脉曲张、急性胃黏膜炎症、食管贲门黏膜撕裂症、上消化道肿瘤等疾病。消化道溃疡和急性胃黏膜炎症常有腹部不适等前驱症状，应予以考虑；由于存在饮酒史，还应考虑到食管-静脉曲张破裂出血可能。食管贲门黏膜撕裂症在出血前多有呕吐病史，而该患者无相关病史，可能性小。患者既往无乏力、消瘦等表现，且非肿瘤好发年龄，肿瘤可能性小。表9-5列出了本例患者的诊断与鉴别诊断思路。

表 9-5　患者刘某的诊断假设

诊断假设	临床线索	疾病要点	重要检查
最可能的诊断			
消化性溃疡	慢性规律性上腹痛病史，与进食有关	是上消化道出血最常见的病因，部分患者出血前无临床症状	胃镜
可能的诊断			
急性胃黏膜炎症	服 NSAID 药物、应激状态、酗酒等病史	可出现在应激性病变之后数小时或数日。可伴上腹部不适，疼痛、恶心、呕吐及反酸等症状	胃镜
可能的诊断——不能漏掉的			
食管-胃底静脉曲张破裂出血	慢性肝病或酗酒病史，腹壁静脉曲张、脾大、腹水等	常继发于门脉高压，是肝硬化患者发生上消化道出血的最常见病因。预后较差。	胃镜血常规、肝功能、凝血、腹部 BUS、门脉 BUS 等
其他可能的诊断			
食管贲门黏膜撕裂	出血前剧烈呕吐病史	是胃食管接合处的黏膜发生纵行裂伤。并非所有出血均发生于呕吐后	胃镜

患者既往偶有胃部不适，多于饮酒后出现，无慢性腹痛、消化道出血等病史。否认 NSAIDs 服用史。自 10 余岁开始酗酒，近 20 年每日至少饮 2 两高度白酒及 6 瓶啤酒。

查体：坐位 BP 140/80mmHg、HR 100 次/分；立位 BP 100/80mmHg、HR 130 次/分，T 37℃，R 16 次/分。焦虑状态，巩膜轻度黄染。双肺呼吸音清，心律齐，腹软，肝肋下未及肿大，脾肋下约 2cm 可及，移动性浊音（-）。

患者病程中无慢性腹痛病史、NSAIDs 药物服用史，结合长期酗酒、巩膜黄染、脾大等表现。病因方面，食管-胃底静脉曲张破裂应取代消化道溃疡作为首选考虑。尽快完善相关检查，包括血常规、血型鉴定、交叉配血、肝肾功能、凝血功能、感染四项、床旁腹部 BUS（包括门静脉 BUS）等检查，若上述检查提示存在肝功异常、凝血异常、门脉增宽、腹水、脾大等表现，则更加支持食管-胃底静脉曲张破裂出血诊断。

患者出血量大，出现直立性低血压，提示血容量明显不足，评估失血量约 20%，治疗首要的处理是维持血流动力学稳定，立即建立两条通畅的静脉通路，输注生理盐水或林格液补充血容量，加强输血支持，注意备血以确保充足的血液供应。扩容应快速而谨慎，避免过度输液或输血诱发再出血可能。同时予以禁食水、抑酸、止血、生长抑素等药物治疗。放置鼻胃管持续引流，监测出血量及出血颜色变化。治疗期间密切监测生命体征，观察患者神志状况、末梢循环、尿量及入量等，记录出血次数及出血量，定期复查血常规，观察血红蛋白及血细胞比容变化。

诊治经过

患者至急诊后给予禁食水、补液、输血、抑酸、止血、生长抑素等治疗，并放置胃管，自胃管内持续引流出鲜红色血液且冲洗后不能转为清亮，立即转入重症监护病房。继续药物治疗，密切监测血容量状态，维持血流动力学稳定。期间患者再次呕吐大量鲜血，给予气管插管保护气道。急呼消化科医师会诊协助行急诊内镜。

患者出血量大、活动性出血、血流动力学不稳定，病情危重，遂立即转入重症监护病房。治疗方面，首先应维持血流动力学稳定，同时积极予以禁食水、补液、输血、抑酸、止血、生长抑素等治疗。在保证充分治疗的同时积极寻找可能的出血病因。该患者高度怀疑食管-胃底静脉曲张破裂出血，但需要警惕消化性溃疡出血这一常见病因，同时注意除外 Dieulafoy 病可能（也可引起上消化道大出血）。胃镜检查是确诊的金标准。该患者经过积极治疗，生命体征平稳，但仍有活动性出血，有急诊内镜指征。

患者在 ICU 病房行急诊胃镜，镜下见重度食管-胃底静脉曲张，出血部位明确并行套扎治疗，此后未再出血。患者最终确诊为肝硬化（Child B 级）、门脉高压、食管-胃底静脉曲张破裂出血。一直服用普萘洛尔、硝酸异山梨酯治疗。

该患者经过药物及内镜下套扎的联合治疗，出血得以控制。原发病方面，最终明确诊断为肝硬化、门脉高压、食管-胃底静脉曲张破裂出血。对于食管-胃底静脉曲张破裂出血的患者，建议联合使用非选择性 β 受体阻滞剂和内镜下套扎治疗预防再次出血，加用硝酸酯类药物可能增加疗效。该患者已行内镜下套扎治疗，同时加用普萘洛尔及硝酸异山梨酯预防再次出血。

病例随诊

患者住院期间出现吸入性肺炎、酒精戒断、轻微脑病等并发症，经治疗后病情稳定出院。定期随诊，未再出血。

疾病知识拓展

食管-胃底静脉曲张破裂出血

A. 诊断

1. 食管-胃底静脉曲张常继发于门脉高压；由于门脉压力升高使侧支循环开放，表现为静脉扩张和迂曲。随着曲张静脉内压力升高，血管壁张力增加，出血风险亦增加。

2. 曲张静脉出血发生率约为33%，常表现为呕血、黑便。

3. 是肝硬化患者上消化道出血的最常见原因（80%~90%）。

4. 若患者存在慢性肝病或酗酒病史，查体发现蜘蛛痣、腹壁静脉曲张、脾大、腹水等表现，检查发现血小板减少、肝功异常、凝血功能异常等，往往提示肝硬化合并门静脉高压。

5. 内镜检查是诊断的金标准。

B. 鉴别诊断

1. 食管贲门黏膜撕裂症。

2. 消化性溃疡。

3. 胃炎。

4. 食管炎。

5. 门脉高压性胃病。

C. 治疗

1. 由于静脉曲张出血量可能较大，因此首要处理是维持血流动力学稳定。

2. 保持静脉通畅，加强补液、输血支持，保证 Hb 80g/L 以上。扩容应快速而谨慎，由于过度输液或输血可能增加门脉压力、诱发再出血，应注意避免。

3. 药物治疗

（1）包括抑酸药、生长抑素及类似物、血管加压素、抗菌药物等。

（2）一旦怀疑静脉曲张出血，应立即给予生长抑素及类似物，明确出血诊断后继续用药 3~5 天。

（3）肝硬化合并消化道出血的患者发生细菌感染的风险高，短期应用抗生素降低细菌感染风险以及病死率。推荐方案：喹诺酮类药物 7 天，耐药者可给予头孢类药物。

4. 气囊压迫止血

是无法控制大出血的姑息疗法，只用于药物治疗无效或内镜/经颈静脉肝内门体分流术（TIPS）治疗前的过度疗法。

5. 内镜下治疗：包括内镜下曲张静脉套扎或硬化剂注射。

6. 介入治疗：经颈静脉肝内门-体静脉支架分流术（TIPS）等。

TIPS 用于胃底静脉曲张出血药物和内镜联合治疗失败或再次出血的患者。

　　7. 外科手术。

D. 循证小知识

　　1. 食管-胃底静脉曲张发生于 50% 左右的肝硬化患者

　　　　（1）静脉曲张的发生率与肝脏疾病的严重程度相关。

　　　　（2）使用 Child 评分系统对肝硬化患者进行分级（表 9-6）。

　　　　（3）Child A 级患者发生静脉曲张占 40%，而 Child C 级患者占 85%。

表 9-6　Child-pugh 分级

项目	分级		
	1	2	3
肝性脑病（期）	无	I ~ II	III ~ IV
腹水	无	轻	中重度
胆红素（μmol/L）	<34	34~51	>51
白蛋白（g/L）	>35	28~35	<28
凝血酶原时间（s）	≤14	15~17	≥18

　　注：根据 5 项的总分判断分级，A 级 5~8 分，B 级 9~11 分，C 级 12~15 分。

　　2. 食管-胃底静脉曲张所致的消化道出血预后最差

　　　　（1）约 33% 的患者死于初次静脉曲张出血。

　　　　（2）静脉曲张出血患者 1 年死亡率 32%~80%。

　　　　（3）再出血风险高，1 年内达 70% 以上。

若患者有肝病或酗酒史，存在腹壁静脉曲张、腹水、脾大、PLT 减少、肝功异常等表现，提示肝硬化合并门静脉高压可能。

消化性溃疡出血

A. 诊断

　　1. 是上消化道出血最常见的病因，至少占 50%。

　　2. 常见病因包括长期服用 NSAIDs 药物、幽门螺杆菌感染、应激因素等。

　　3. 由于溃疡侵蚀胃壁或十二指肠壁的血管，引发出血。

　　4. 多见于中年人，表现为呕血或黑便，约 50% 的患者出血前无临床症状。

　　5. 出血多数可自发缓解（约 80%）。

　　6. 除了极个别病例，所有怀疑溃疡的消化道出血患者均应行内镜检查。内镜在临床诊断、判断预后、制订治疗方案等方面发挥重要作用。

B. 鉴别诊断

    1. 急性胃黏膜损伤出血。

    2. 食管贲门黏膜撕裂症。

    3. 食管-胃底静脉曲张破裂出血。

    4. 胃炎。

    5. 食管炎。

    6. 恶性肿瘤（胃癌、淋巴瘤）。

C. 治疗

    1. 禁食水，建立静脉通路，补充血容量，输血支持，维持血流动力学稳定。

    2. 药物：包括抑酸药物、止血药物等。

      （1）常用抑酸剂包括质子泵抑制剂（PPI）和 H_2 受体拮抗剂（H_2RA）。

      （2）PPI 的止血效果显著优于 H_2RA，起效快，并可显著降低再出血发生率。

      （3）应尽可能早期应用 PPI。内镜检查前应用 PPI 能够改善出血病灶的内镜表现，从而减少内镜下止血的需要。

    3. 内镜

      （1）内镜下止血方法包括热凝止血、应用止血夹、血管内及周围组织中注射药物，适应证包括活动性出血者及有可见血管的溃疡。

      （2）早期内镜下止血率大于 94%，同时缩短了住院时间。

      （3）再次出血的患者重复内镜止血的有效率为 15%~20%。

    4. 介入治疗

    选择性血管造影有助于明确出血部位与病因，必要时可行栓塞治疗。

    5. 手术治疗

    药物、内镜、介入治疗失败的活动性出血患者可考虑手术治疗。

D. 循证小知识

    1. 内镜诊断消化道溃疡的敏感性为 92%，同时协助除外恶性肿瘤引起的溃疡性病变。

    2. 内镜亦能协助判断再出血风险，指导出院计划的制订。表 9-6 显示了镜下表现与再出血风险的关系。

表 9-6　内镜下表现与再出血风险的关系

镜下表现	再出血率（%）
血管显露，活动性出血	55
血管显露，无活动性出血	44
表面血凝块附着	15~35
仅溃疡病灶，未见血管及出血表现	5

其他高风险的镜下表现包括溃疡直径大于 2cm、动脉出血。

临床因素包括输血量、年龄、合并症、血流动力学状态等亦应考虑在内。

食管贲门黏膜撕裂症（Mallory-Weiss 综合征）

A. 诊断

  1. 典型病史为剧烈呕吐或干呕之后发生呕血，但多数患者出血前无呕吐病史。

  2. 出血量一般不大，呈自限性，若累及小动脉可引起严重出血。

  3. 内镜检查提示胃食管接合处的黏膜发生纵行裂伤。

  4. 有食管裂孔疝的患者更易并发本病。

B. 鉴别诊断

  1. 消化性溃疡。

  2. 食管-胃底静脉曲张。

  3. 胃炎。

  4. 食管炎（反流、感染、药物相关）。

C. 治疗

  1. 小量出血一般可自行止血，通常不需特殊治疗。

  2. 内镜下止血：活动性出血患者应考虑内镜下止血治疗。

  3. 外科手术：对于出血量大、内科保守治疗失败的患者，需行外科手术治疗。

第十章 黄　疸

病例1

> 黄某，男性，19岁，间断右上腹不适、乏力2个月，加重伴皮肤、巩膜黄染3天。

血清胆红素升高致使巩膜、皮肤、黏膜以及其他组织和体液发生黄染的现象称为黄疸。有些患者因多食柑橘等富含胡萝卜素的食物可致皮肤黄染，而并无血清胆红素升高，称为假性黄疸。

黄疸患者巩膜黄染先于皮肤黄染出现；假性黄疸者仅皮肤黄染而无巩膜黄染。

有关黄疸的基础知识

Ⅰ. 胆红素代谢的生理学
  A. 血红蛋白中的血红素氧化生成胆绿素，胆绿素代谢生成非结合型胆红素，与白蛋白形成复合物。
  B. 在肝脏中胆红素代谢分为三步：
    1. 摄取：非结合型胆红素-白蛋白复合物到达肝细胞，胆红素解离并进入肝细胞。
    2. 结合：非结合型胆红素（间接胆红素）与葡萄糖醛酸结合生成结合型胆红素（直接胆红素）。
    3. 排泌：肝细胞将结合型胆红素排入胆汁
      （1）是肝脏内胆红素代谢的限速步骤。
      （2）如果排泌受阻，结合型胆红素将通过肝细胞窦膜回到血流中。
  C. 胆汁中的结合型胆红素通过胆管进入十二指肠，在小肠内不会被重吸收
    1. 可以以原型直接从粪便排出体外。
    2. 可以在结肠被细菌转化成尿胆原
      （1）尿胆原可以重吸收进入门脉循环。
      （2）部分由肝脏摄取再次排入胆汁。
      （3）一小部分进入肾脏，通过尿液排出。
  D. 非结合型胆红素由于与白蛋白结合而不能经肾小球滤过，所以不会出现在尿中。
  E. 高胆红素血症时结合型胆红素可以经肾小球滤过，由尿中排出。
Ⅱ. 体格检查对黄疸诊断的意义

A. 总胆红素>42.5~51.0μmol/L 时体格检查可见黄疸。

B. 胆红素>51.0μmol/L 时，体格检查的敏感性为 78.4%，特异性为 68.8%（LR＋2.5，LR－0.31）。

C. 胆红素>255.0μmol/L 时，体格检查的敏感性为 96.4%。

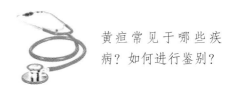

黄疸常见于哪些疾病？如何进行鉴别？

黄疸的鉴别诊断思路

血清胆红素水平反映了胆红素生成和通过肝胆系统排泄的平衡。对黄疸进行鉴别诊断，首先要确定高胆红素血症是以结合型还是非结合型胆红素升高为主。从病理生理机制出发，高非结合型胆红素血症的原因包括胆红素生成增加或者在肝脏摄取、结合障碍，高结合型胆红素血症则是由于胆红素在肝脏排泌障碍或梗阻于胆道系统、反流入血。

对高胆红素血症进行鉴别诊断，首先要确定是哪一种胆红素升高。

表 10-1　黄疸的鉴别诊断

Ⅰ. 以非结合型胆红素升高（占总胆红素的 80% 以上）为主的高胆红素血症的鉴别诊断

  A. 溶血（见贫血章）

  B. 无效造血（骨髓原位溶血）

    1. 维生素 B_{12} 或叶酸缺乏

    2. 珠蛋白生成障碍性贫血

    3. 严重缺铁性贫血

  C. 药物：利福平、利巴韦林等

  D. 遗传性非溶血性黄疸

    1. Gilbert 综合征

    2. Crigler-Najjar 综合征

  E. 其他：饥饿、心脏手术后黄疸

Ⅱ. 以结合型胆红素升高（占总胆红素的 50% 以上）为主的高胆红素血症的鉴别诊断

  A. 肝细胞性黄疸

    1. 病毒性肝炎

    2. 酒精性肝病

    3. 自身免疫性肝炎

    4. 药物与毒物

    5. Wilson 病、血色病

    6. 其他：浸润性病变（淀粉样变、淋巴瘤、结节病、结核病）等

  B. 胆汁淤积性黄疸

续　表

1. 肝外胆管梗阻
   (1) 胆石症
   (2) 胆管炎、胆道蛔虫、胆道系统息肉
   (3) 肿瘤压迫或浸润：胰腺癌、壶腹周围癌、肝癌、胆管癌
   (4) 手术后胆管狭窄
2. 肝内胆管梗阻
   (1) 肝内胆管泥沙样结石
   (2) 肝内胆管肿瘤浸润或癌栓
   (3) 华支睾吸虫病
3. 非梗阻性胆汁淤积（肝内胆汁淤积）
   (1) 药物或毒物
   (2) 酒精性肝病
   (3) 原发性胆汁性肝硬化
   (4) 原发性硬化性胆管炎
   (5) 病毒性肝炎
   (6) 妊娠肝内胆汁淤积
   (7) 遗传性肝内胆汁淤积：进行性家族性胆汁淤积、良性复发性肝内胆汁淤积、Alagille 综合征、Caroli 病

C. 遗传性高结合胆红素血症（无肝内胆汁淤积）
1. Dubin-Johnson 综合征
2. Rotor 综合征

　　患者近 2 个月每于劳累后觉右上腹不适、恶心，近 3 天加重，并发现巩膜、皮肤黄染，尿色加深呈深茶色，无呕吐、发热，大便二天一次，黄色成形，体重无明显变化。既往 7 个月前体检：BP 145/95mmHg，血 ALT、胆固醇、尿酸升高，未诊治。不嗜烟酒，无输血史，1 年前曾于诊所拔除智齿。近半年先后不规律服用数种"减肥药"。患者为大学一年级学生，同学中有 1 人半月前诊为"乙肝"。体格检查：BP 140/95mmHg，身高 171cm，体重 92kg。皮肤、巩膜黄染，心肺（-）。腹软，无压痛，肝肋下 2cm，轻触痛，脾肋下及边，移动性浊音（-），肠鸣音 3 次/分。双下肢不肿。

鉴别诊断

　　患者因右上腹不适、黄疸就诊，有近期用药史、拔牙史及代谢综合征表现等，查体发现肝脾增大，首先考虑肝脏病变可能；尿色加深呈深茶色，推测其高胆红素血症以结合型胆红素升高为主；无大便颜色变浅，不支持肝外胆管梗阻。下一步应首先完善常规检查，进一步确定高胆红素血症的类型并评价肝功能。

深茶色尿常提示结合型胆红素升高；而大便颜色变浅（"白陶土样大便"）则提示肝外胆管梗阻。

> 血常规：WBC $6×10^9$/L，中性粒细胞 72%，Hb 122g/L，PLT $118×10^9$/L。肝功能：
> 总胆红素（TBil）61μmol/L，直接胆红素（DBil）37μmol/L，AST 201U/L，ALT 213U/
> L，GGT 156U/L，ALP 148U/L，白蛋白（ALB）35g/L。凝血酶原时间（PT）11.4s。

患者为高结合型胆红素血症，肝功能检查示直接胆红素与间接胆红素并行升高，转氨酶（ALT、AST）较胆管酶（GGT、ALP）升高更为显著，提示肝细胞性黄疸可能性大；血 ALB 和 PT 正常，提示肝脏合成功能受损尚轻。下一步应行腹部超声检查，一方面进一步除外胆道系统梗阻（可见胆管扩张），另一方面可同时观察肝脾病变情况。

> 腹部 B 超：脂肪肝，肝脾大，胆总管 0.8cm。

B 超无明显胆管扩张，可除外梗阻性黄疸，考虑为肝细胞性黄疸。

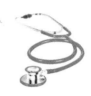

最可能的诊断是什么？还有其他的可能吗？下一步应做何种检查？

患者近期有服用"减肥药"史，药物性肝炎需首先考虑；青年男性，病程短，新发肝细胞性黄疸，必须考虑病毒性肝炎（急性、慢性）可能，应完善肝炎病毒包括甲肝、丙肝、戊肝抗体和乙肝抗原抗体检查；患者有代谢综合征表现、B 超提示脂肪肝，还应高度怀疑非酒精性脂肪肝（NAFLD）的可能性。其他可能的诊断包括 Wilson 病、自身免疫性肝炎、嗜肝病毒（EB 病毒、巨细胞病毒和疱疹病毒等）感染所致病毒性肝炎等。患者的诊断假设见表 10-2。

表 10-2　患者黄某的诊断假设

诊断假设	临床线索	疾病要点	重要检查
可能性最大的诊断			
药物性肝炎	用药史	多于用药后 1~4 周出现	停药后肝功能
其他可能的诊断——最常见			
病毒性肝炎（肝炎病毒所致）	流行病学接触史	甲肝、戊肝主要由粪-口途径传播，只表现为急性肝炎；丙肝主要由血液传播，乙肝可有垂直传播、密切接触传播、性传播和血液传播	甲肝、丙肝、戊肝病毒抗体，乙肝病毒抗原抗体，HBV-DNA 和 HCV-RNA
非酒精性脂肪肝	肥胖、2 型糖尿病、高血压、高脂血症、胰岛素抵抗等代谢综合征表现	除代谢综合征外，全胃肠外营养、饥饿、营养不良、快速消瘦和药物、遗传代谢因素等均可引起，诊断需首先除外其他肝病	血糖、血脂、胰岛素，B超或 CT，肝活检
其他可能的诊断——不应遗漏			
Wilson 病（肝豆状核变性）	幼年起病，合并锥体外系症状和精神异常，角膜 K-F 环	青少年不明原因的慢性肝炎、肝硬化均应筛查本病	血清铜蓝蛋白或铜氧化酶吸光度，24 小时尿铜

续　表

诊断假设	临床线索	疾病要点	重要检查
其他可能的诊断			
自身免疫性肝炎	女性多见，多起病隐匿	高球蛋白血症（多克隆）多见，可合并关节炎、肾炎、自身免疫性溶血性贫血等	自身抗体（ANA、抗 SMA、抗 LKM、抗 SLA 等）、肝活检
病毒性肝炎（嗜肝病毒所致）	发热等病毒感染的全身表现	肝脏受累常常是全身表现的一部分	EB 病毒、疱疹病毒抗体，巨细胞病毒抗原抗体，EBV-DNA、CMV-DNA

诊断与治疗

> 眼科检查无异常发现。肾功能正常，空腹血糖 7.4mmol/L，餐后 2 小时血糖 11.2mmol/L，血清糖化血红蛋白 6.5%，血清胆固醇 6.8mmol/L，甘油三酯 3.6mmol/L，LDL-C 4.5mmol/L，HDL-C 0.8mmol/L。HBsAg、HBeAg、HBeAb、HBcAb 均（−），HBsAb（＋），HAV-IgM、HCV-Ab、HEV-IgM、CMV-Ab、EBV-Ab、HSV-IgM（−）。ANA、抗 SMA、抗 LKM、抗 SLA 等（−）。血清铜氧化酶吸光度正常，为 13%。

患者无病毒性肝炎、自身免疫性肝炎、Wilson 病等证据。因近期服用减肥药，药物性肝炎不能除外。应首先停药观察肝功能变化；同时患者存在 NAFLD 危险因素，B 超提示脂肪肝，亦不能除外。给予停用减肥药、加用甘草酸二铵治疗，同时严格饮食控制、逐步增加体育锻炼。

> 患者 1 个月后症状减轻，监测血压 140/（90~95）mmHg，空腹血糖 6.1mmol/L，餐后 2 小时血糖 8.4mmol/L，复查肝功能 ALT 105U/L，AST 59U/L，GGT、ALP、TBil、DBil 正常。

患者肝功能迅速好转，提示药物性肝炎诊断成立。仍有转氨酶升高，结合既往病史及血压、血糖、血脂和超声等异常，NAFLD 诊断成立。

病例随诊

> 患者坚持饮食控制、体育锻炼，加用福辛普利降压，1 年后体重减轻 8kg，血压、血糖（空腹和餐后 2 小时）、糖化血红蛋白正常，ALT 45U/L，AST 32U/L，血清胆固醇 5.8mmol/L，甘油三酯 1.9mmol/L，LDL-C 3.6mmol/L，HDL-C 0.9mmol/L。B 超示脂肪肝。继续规律随诊。

疾病知识拓展

药物性肝炎

A. 药物性肝炎的诊断

    1. 有用药史：处方药、中草药等，包括通过口服、吸入、静脉等各种途径应用的药物。

    2. 可以在用药后迅速发生（如对乙酰氨基酚）或延迟发生（如异烟肼），部分药物可以导致慢性肝炎（如甲基多巴）或肝硬化（如甲氨蝶呤）。

    3. 可以伴有皮疹、发热、关节痛、血中嗜酸性粒细胞计数增高。

    4. 肝活检病理表现多样，可能类似于病毒性肝炎，或表现为小叶中心性坏死、脂肪变性、胆汁淤积伴或不伴汇管区炎症以及血管损害等。

    5. 停药后大多可好转，再次用药可再发或加重。

B. 药物性肝炎的鉴别诊断

    1. 病毒性肝炎。

    2. 酒精性肝炎。

    3. 非酒精性脂肪肝。

    4. 胆石症。

    5. 代谢性肝病，如肝豆状核变性（Wilson 病）、血色病。

    6. 自身免疫性肝炎。

    7. 肝癌、胰腺癌、胆管癌。

C. 药物性肝炎的治疗

    1. 停用肝损害药物。如有急性中毒，尽量去除残留药物（如洗胃）。

    2. 对症支持治疗。

    3. 酌情应用"保肝药物"，如 N-乙酰半胱氨酸、蛋氨酸等，是否使用糖皮质激素尚有争议。

    4. 积极治疗合并症，如肾损害。

    5. 对于急性重型肝炎（暴发性肝炎），肝移植可能挽救生命。

D. 循证小知识

    1. 没有循证医学证据证实在有过敏表现的药物性肝炎患者中应用糖皮质激素有效。

    2. 没有循证医学证据证实在表现为胆汁淤积的药物性肝炎患者中应用熊去氧胆酸有效。

用药与肝损害之间的因果关系通常很难通过确凿的证据证实，因此药物性肝炎往往是临床假设诊断。

对于所有黄疸或肝功能检测异常的患者均需仔细询问既往用药情况。

非酒精性脂肪肝

A. 非酒精性脂肪肝的诊断
　　1. 存在肥胖、2 型糖尿病、高脂血症、家族史等危险因素，或由全胃肠外营养、饥饿、营养不良、快速消瘦和药物、遗传代谢因素等引起。
　　2. 无症状或右上腹不适感，肝大，转氨酶升高通常不超过正常值的 4 倍，可有碱性磷酸酶、谷氨酰转肽酶轻度升高。
　　3. 肝活检可表现为脂肪变性、肝坏死以及肝纤维化、肝硬化。
　　4. 除外其他肝病。
B. 非酒精性脂肪肝的鉴别诊断
　　1. 病毒性肝炎。
　　2. 酒精性肝炎。
　　3. 代谢性肝病，如肝豆状核变性（Wilson 病）、血色病。
　　4. 自身免疫性肝炎。
　　5. 药物性肝炎。
C. 非酒精性脂肪肝的治疗
　　1. 减体重：饮食控制、适当锻炼。
　　2. 控制血糖、血压、血脂，治疗代谢综合征。
　　3. 避免其他肝损害因素：酒精、肝损害药物等。
D. 循证小知识
　　1. 超声检查对脂肪肝诊断的敏感性 89%，特异性 93%，但对病变程度（单纯脂肪沉积还是脂肪浸润性肝炎）的判断帮助不大。LR+ 12.7，LR- 0.12。
　　2. CT 检查的敏感性、特异性与超声相似。
　　3. 严重肝纤维化、肝硬化的发生风险：年龄在 45 岁以上（OR＝5.6），体质指数 BMI＞30（OR＝4.3），AST/ALT＞1（OR＝4.3），2 型糖尿病（OR＝3.5）。

急性病毒性肝炎

A. 急性病毒性肝炎的诊断
　　1. 食欲不振、恶心、呕吐、精神萎靡、流感样症状、关节痛、厌油。
　　2. 黄疸、发热、寒战、肝脏增大、触痛。
　　3. 白细胞计数正常或偏低，肝功能异常（ALT＞AST），血清学检查可能有甲肝病毒抗体 HAV-IgM、乙肝病毒抗原 HBsAg 或丙肝病毒抗体 HCV-Ab 阳性。
　　4. 肝活检呈现特征性的肝细胞坏死和单核细胞浸润。
　　5. 甲肝：粪-口途径传播，潜伏期短，预后好，但有少数病例呈暴发性肝衰。
　　6. 乙肝和丙肝：肠道外传播，潜伏期长，容易发展为慢性肝炎。
B. 急性病毒性肝炎的鉴别诊断
　　1. 酒精性肝炎。
　　2. 细螺旋体病。
　　3. 二期梅毒。
　　4. Q 热。
　　5. 胆总管结石。

    6. 胰腺癌。

    7. 药物所致胆汁淤积性黄疸。

    8. 对乙酰氨基酚毒性。

    9. 肝静脉血栓。

C. 急性病毒性肝炎的治疗

    1. 支持治疗。

    2. 避免肝毒性因素：酒精，对乙酰氨基酚。

D. 循证小知识

    1. 血清甲肝病毒抗体 HAV-IgM 阳性可确诊甲肝，LR+ 99，LR- 0.01。

    2. 乙肝表面抗原（HBsAg）出现在前驱症状之后 1~10 周，诊断急性乙肝 LR+ 27，LR- 0.2。

    3. IgM 型乙肝核心抗体（抗 HBc-IgM）紧随 HBsAg 出现，并且是急性乙肝窗口期确诊的唯一标志，LR+ 45，LR- 0.1。

病毒性肝炎中只有甲肝能够引起高热。

慢性病毒性肝炎

A. 慢性病毒性肝炎的诊断

    1. 乏力、右上腹不适、关节痛、精神差、恶心、食欲不振。

    2. 疾病进展（肝硬化）：黄疸、食管-胃底静脉曲张破裂出血、肝性脑病、腹水、自发性腹膜炎、肝癌。

    3. 谷丙转氨酶持续升高（>6 个月）。

    4. 乙肝患者可以有乙肝病毒 DNA 和 e 抗原（HBeAg）阳性。

    5. 丙肝患者可以有丙肝病毒 RNA 阳性。

B. 慢性病毒性肝炎的鉴别诊断

    1. 酒精性肝硬化。

    2. 代谢性肝病，如肝豆状核变性（Wilson 病）、血色病。

    3. 自身免疫性肝炎。

    4. 药物引起的胆汁郁积。

C. 慢性病毒性肝炎的治疗

    1. 戒酒，避免肝损害药物（如对乙酰氨基酚）。

    2. 在有治疗适应证的患者，乙肝治疗可选用 α-干扰素或拉米夫定，丙肝治疗可使用 α-干扰素和利巴韦林。

    3. 疾病进展的患者可行肝移植。

D. 循证小知识

    1. 高度怀疑丙肝而抗体检测阴性的患者应该检测 HCV-RNA（敏感性 96%~98%，特异性>99%）。

    2. 患急性乙肝后，进展为慢性乙肝的风险比例如下：

        （1）免疫状态正常的成人<1%。

        （2）儿童期感染者为 20%。

（3）围产期感染者可达90%。

自身免疫性肝炎

A. 自身免疫性肝炎的诊断
1. 隐匿起病，多见于年轻女性。
2. 乏力、食欲减退、关节痛、尿色加深、部分大便颜色变浅。
3. 黄疸、蜘蛛痣、肝大、痤疮、多毛。
4. 肝功能异常，尤以转氨酶升高为著，多克隆免疫球蛋白升高。
5. 可伴随关节炎、甲状腺炎、肾炎及Coombs试验阳性的自身免疫性溶血性贫血。
6. 抗核抗体（ANA）或抗平滑肌抗体（抗SMA）阳性。
7. 肝活检显示慢性活动性肝炎则提示可能进展至肝硬化。

B. 自身免疫性肝炎的鉴别诊断
1. 慢性病毒性肝炎。
2. 硬化性胆管炎。
3. 原发性胆汁性肝硬化。
4. 肝豆状核变性（Wilson病）。
5. 血色病。

C. 自身免疫性肝炎的治疗
1. 对症支持，包括锻炼、补钙、防治骨质疏松。
2. 糖皮质激素合并或不合并用硫唑嘌呤。
3. 失代偿性肝硬化可行肝移植。

肝豆状核变性

A. 肝豆状核变性的诊断
1. 罕见的常染色体隐性遗传病，好发于10~30岁。
2. 以肝和脑过量铜沉积为特征，任何青少年出现肝炎或脾大、脾功能亢进、Coombs阴性的溶血性贫血，门脉高压或神经精神异常都需鉴别本病。
3. 可有角膜K-F环、肾结石、肾小管酸中毒、甲状旁腺功能减退以及溶血性贫血等。
4. 血中运送铜的蛋白——血清铜蓝蛋白水平降低（<20mg/dl），尿铜排泄增加（>100mg/24h），肝组织铜浓度增加（>250mg/g肝组织干重）。
5. 肝活检示急、慢性肝炎或肝硬化，头颅MRI可见基底节区铜沉积。
6. 有条件者可行基因筛查。

B. 肝豆状核变性的鉴别诊断
1. 病毒性肝炎。
2. 自身免疫性肝炎。
3. 布-加综合征。
4. 其他代谢性肝病（如血色病）。
5. 药物性肝炎。
6. 其他肝病：非酒精性脂肪肝、酒精性肝炎。
7. 中枢神经系统疾病：颅内感染、肿瘤、SLE、脑血管病。
8. 精神病。

C. 肝豆状核变性的治疗

1. 早期祛铜治疗可以防止肝、脑损害，治疗需持续终生。

2. 限制铜摄入量，口服青霉胺增加尿铜排泄，同时补充维生素 B_6。不能耐受青霉胺者可试用曲恩汀。

3. 口服醋酸锌可用于螯合剂祛铜后的维持治疗或早期无症状者及孕期的治疗。

4. 暴发性肝炎、终末期肝硬化患者可行肝移植。

5. 患者的亲属尤其是兄弟姐妹需行本病筛查。

病例 2

　　杨某，56 岁，男性，食欲减退、乏力半年，皮肤、巩膜黄染 2 周。近 2 周尿色加深呈深茶色，无恶心、呕吐，无腹痛、发热，大便 1 次/日，黄色成形，近半年体重下降 4kg。既往十二指肠溃疡史 6 年，曾行抗幽门螺杆菌治疗，10 年前因外伤输血 400ml，饮酒 25 年，白酒 250g/d，不吸烟，无长期用药史。体格检查：皮肤、巩膜黄染，心肺（-）。腹软，无压痛，肝肋 1cm，剑下 2cm，边缘钝，质中，无压痛，脾肋下未及，移动性浊音（-），肠鸣音 3 次/分。双下肢不肿。

最可能的诊断是什么？还有其他的可能吗？下一步应做何种检查？

鉴别诊断

　　患者因黄疸就诊，查体发现肝脾增大，病史中无先天性疾病、急性溶血、心衰、发热等提示，首先考虑肝脏疾患可能，推测其高胆红素血症以结合型胆红素升高为主。下一步应首先完善常规检查，进一步确定高胆红素血症的类型并评价肝功能。

　　血常规：WBC $12×10^9/L$，中性粒细胞 80%，Hb 124g/L，PLT $102×10^9/L$。肝功能：总胆红素（TBil）151μmol/L，直接胆红素（DBil）122μmol/L，AST 201U/L，ALT 113U/L，GGT 456U/L，ALP 438U/L，白蛋白（ALB）28g/L。凝血酶原时间（PT）15.4s。

　　患者为高结合型胆红素血症，结合型胆红素占总胆红素 70% 以上，转氨酶与胆管酶均显著升高，提示胆汁淤积性黄疸。下一步应行超声检查明确有无肝内外胆管扩张，以鉴别梗阻性黄疸与肝内胆汁淤积。

　　腹部 B 超：肝脾大，胆总管 0.9cm，胰腺显示不清。

　　B 超无明显肝外胆管扩张，提示肝内胆汁淤积可能性大。结合长期大量饮酒史，酒精性肝病可能性大；患者新发现肝功能异常、黄疸，应常规筛查病毒性肝炎；患者中年男性，近期消瘦，胆总管偏宽，仍应警惕胰腺等肿瘤性疾病所致梗阻性黄疸；其他还需考虑原发性硬化性胆管炎、原发性胆汁性肝硬化等。患者的诊断假设见表 10-3。

表 10-3 患者杨某的诊断假设

诊断假设	临床线索	疾病要点	重要检查
可能性最大的诊断			
酒精性肝病	长期大量饮酒史，肝大，肝掌，蜘蛛痣等	转氨酶一般不超过正常值的 5~10 倍，GGT 通常升高，AST/ALT 比值通常大于 2	腹部 B 超、CT、肝活检
其他可能的诊断——最常见			
急性胆囊炎、胆管炎	右上腹痛、发热	寒战、高热、腹痛、黄疸需警惕急性化脓性胆管炎，可致感染性休克	血常规、腹部 B 超
病毒性肝炎	病史和暴露史	肝炎病毒致病时，只有甲肝会表现为高热，乙肝和丙肝会表现为慢性肝炎	甲肝、丙肝、戊肝病毒抗体，乙肝病毒抗原抗体，HBV-DNA 和 HCV-RNA
其他可能的诊断——不应遗漏			
胰腺癌、壶腹周围癌、胆管癌	消瘦，无痛性黄疸，脐周淋巴结增大	肝外梗阻性黄疸中必须鉴别的疾病	腹部 B 超、CT、MRI、内镜超声
其他可能的诊断			
原发性硬化性胆管炎	青年男性好发，可合并溃疡性结肠炎	ERCP 显示胆管增厚狭窄，诊断尚需除外胆石症、胆管癌、先天畸形、胆道术后等	MRCP、ERCP
原发性胆汁性肝硬化	女性多见，起病隐匿，皮肤瘙痒	GGT、ALP 升高明显，表现为难治性肝硬化时是肝移植很好的适应证	自身抗体，AMA-M2，肝活检

诊断与治疗

对于所有肝病患者都应筛查肝炎病毒，尤其在我国这样乙肝高发的地区，而且本例因有输血史，也需警惕丙肝。转氨酶的结果对于病因诊断不具有特异性，影像学检查的目的不是为了确诊酒精性肝病，而是为了除外其他疾病，尤其是胰腺癌等肿瘤性疾病，因此应该完善腹部 CT。

> 腹部 CT 示肝大、结节样改变，少量腹水，余无异常。甲肝抗体 HAV-IgM、丙肝抗体和戊肝抗体 HEV-IgM 均为阴性，HBsAg、HBcAb、HBeAg 和 HBeAb（−），HBsAb（+）。自身免疫性肝病相关抗体均阴性。

考虑酒精性肝病可能性大，建议肝活检明确诊断及判断病情。

> 患者拒绝行肝活检。未用药，戒酒数周后胆红素、转氨酶下降，自觉症状减轻。

临床诊断酒精性肝病，继续戒酒、监测肝功能。

病例随诊

> 患者戒酒半年后复查转氨酶、胆红素正常，肝脾回缩至正常。

疾病知识拓展

酒精性肝病

A. 酒精性肝病的诊断

　　1. 有长期饮酒史，一般超过 5 年

　　　　（1）折合乙醇量男性>40g/d，女性>20g/d。

　　　　（2）或 2 周内有大量饮酒史，折合乙醇量>80g/d。

　　　　（3）乙醇量（g）换算公式=饮酒量（ml）×酒精含量（%）×0.8。

　　2. 临床表现

　　　　（1）症状：包括食欲减退、恶心、腹部不适、黄疸、消瘦、水肿、腹水、消化道出血、神经精神症状（脑病）。

　　　　（2）体征：包括肝掌、蜘蛛痣、腹水征阳性等。

　　3. 肝功异常，特点为：

　　　　（1）AST/ALT>2。

　　　　（2）血清谷酰基转肽酶（GGT）升高。

　　　　（3）平均红细胞容积（MCV）升高。

　　　　（4）禁酒后血清 ALT 和 AST 明显下降，通常 4 周内基本恢复正常，即 2 倍正常上限值以下。

　　4. 影像学检查（腹部 B 超或 CT）有典型表现。

　　5. 除外病毒感染、药物、中毒性肝损伤、代谢异常和自身免疫性肝病等引起的肝损伤。

　　6. 酒精性肝病的组织学诊断可分为酒精性脂肪肝、酒精性肝炎、酒精性肝纤维化和酒精性肝硬化四型。

　　7. 临床分型诊断

　　　　（1）轻症（亚临床型）酒精性肝病

　　　　　　a. 有长期饮酒史，但肝脏生化学检查基本正常。

　　　　　　b. 肝组织病理学表现为非特异性变化或基本正常，缺乏酒精透明小体和中性粒细胞浸润。

　　　　（2）酒精性脂肪肝

　　　　　　a. ALT、AST 可轻度异常。

　　　　　　b. 病变主要在肝小叶，低倍镜下肝小叶中 1/3 以上肝细胞脂肪变性，无其他明显组织学改变。

　　　　　　c. 未做肝活检者影像学检查有脂肪肝特异性表现。

　　　　（3）酒精性肝炎

　　　　　　a. 短期内肝细胞大量坏死引起的临床病理综合征。

　　　　　　b. 如未做肝活检，临床酒精性肝炎应符合下列诊断标准和附加项目中三项或以上。

诊断标准

（a）饮酒量增加可作为发病或恶化的诱因。

（b）AST 为主的血清转氨酶升高。

（c）血清胆红素升高（>34.2μmol/L）。

附加项目

（a）腹痛。

（b）发热。

（c）外周血白细胞增加。

（d）ALT 增高>1.5 倍正常上限。

（e）GGT 增高>2 倍正常上限。

（4）重症酒精性肝炎

a. 酒精性肝炎患者出现肝功能衰竭表现，如凝血功能障碍、黄疸、肝性脑病、急性肾功能衰竭和消化道出血等。

b. 组织学可见多数酒精透明小体和严重肝细胞变性坏死。

（5）酒精性肝纤维化和（或）肝硬化

a. 根据临床表现和实验室检查、肝活检组织病理学诊断。

b. 诊断为肝硬化时应区分为代偿性和失代偿性。

8. CAGE 问卷是重要的酒精滥用检测方法。

酒瘾问题自填式筛查问卷

- 您是否觉得自己应该减少（cut down）饮酒量？
- 您是否因为有人批评您饮酒而感到烦恼（annoyed）？
- 您是否曾经因为饮酒而感觉不好或有负罪感（guilty）？
- 您是否曾经晨起第一件事是为了稳定神经或去除宿醉而饮酒（eye opener）？

注：评分：每项得分为 0 或 1，具有较高评分者表明有酒精相关问题，总分 2 分或 2 分以上具有临床意义。

B. 酒精性肝病的鉴别诊断

1. 病毒性肝炎。

2. 药物性和中毒性肝炎。

3. 自身免疫性肝病。

4. 遗传代谢性肝病。

5. 缺血缺氧性肝损伤。

C. 酒精性肝病的治疗

1. 戒酒最重要。应注意戒断综合征。

2. 营养支持

（1）高蛋白、低脂饮食。

（2）补充维生素（B、C、K）和叶酸。

3. 保肝治疗

  （1）可以选择 S-腺苷蛋氨酸、多烯磷脂酰胆碱、甘草酸制剂、还原型谷胱甘肽和水飞蓟素类等药物。

  （2）不宜同时应用多种抗炎保肝药，以免加重肝脏负担及因药物之间相互作用引起不良反应。

4. 积极治疗肝硬化的并发症。

5. 糖皮质激素的使用目前尚有争议。

6. 肝移植

  （1）肝功能失代偿者可以进行。

  （2）要求戒酒 6 个月后进行。

7. 其他

  （1）沙利度胺。

  （2）抗肿瘤坏死因子（TNF）抗体。

戒酒后组织病理学方面酒精性脂肪肝可以逆转，酒精性肝炎可以不同程度的部分逆转，酒精性肝硬化通常不可逆。

D. 循证小知识

1. CAGE 评分≥2 分提示酒精过量，敏感性 75%~95%，特异性 77%~96%。

2. 平均红细胞体积（MCV）升高合并 GGT 升高，对酒精性肝病的诊断敏感性 90%。

3. 大约 80% 的重度饮酒者发生脂肪肝，10%~35% 出现酒精性肝炎，大约 10% 进展为肝硬化。

4. 预后差

  （1）酒精性肝硬化患者 1 年生存率 60%~70%，5 年生存率 35%~50%。

  （2）合并肝性脑病者一年病死率 64%。

5. 预后评分系统

  （1）Child-Pugh 分级。

  （2）Maddrey 判别函数（Maddrey discriminant function，MDF，也可称为 Maddrey 评分）最常用。

   Maddrey 判别方程=4.6×（PT 时间-对照 PT 时间）（单位：秒）+胆红素（单位 mg/dl）

   a. MDF 评分> 32 与短期病死率增高有关。

   b. MDF>32 用于作为严重肝炎患者激素使用的分界值。

   c. MDF 评分> 32 未使用糖皮质激素者

    （a）无肝性脑病患者 1 个月的病死率为 35%。

    （b）有肝性脑病者为 45%。

  （3）终末期肝病模型（Model for End-Stage Liver Disease，MELD）

   a. 预测肝硬化患者生存率。

   b. 根据胆红素、肌酐和 INR 计算。用于肝移植患者的器官分配。

   c. MELD 评分>21 分预测 90 天病死率的敏感性、特异性均为 75%。

  （4）Glasgow 酒精性肝炎评分（Glasgow alcoholic hepatitis score，GAH）

a. GAH 对 28 天病死率的预测比 MDF 和 MELD 更精确。

b. 相关指标包括年龄、胆红素、尿素氮、凝血酶原时间、外周血白细胞计数。敏感性高于 MDF。

c. GAH 评分 ≥9 其 84 天的生存率为 39%，<9 为 59%。

d. 只有 GAH 评分 ≥9 者糖皮质激素才有效。

原发性胆汁性肝硬化

A. 原发性胆汁性肝硬化的诊断

1. 隐匿起病，多见于 40~60 岁女性，表现为瘙痒、黄疸、肝大。

2. 70%患者肝大，35%患者脾大。

3. 并发症可有吸收不良、骨软化、门静脉高压等。

4. 碱性磷酸酶、胆固醇和胆红素升高。

5. 95%患者抗线粒体抗体阳性。

B. 原发性胆汁性肝硬化的鉴别诊断

1. 慢性胆道系统梗阻，如胆石症相关的胆道缩窄。

2. 胆管癌。

3. 胆汁淤积性肝病并发炎症性肠病。

4. 结节病。

5. 硬化性胆管炎。

6. 药物性肝炎。

C. 原发性胆汁性肝硬化的治疗

1. 考来烯胺（消胆胺），降脂树脂或利福平治疗瘙痒症。

2. 补钙，补充维生素 A、D、E 和 K。

3. 熊去氧胆酸、秋水仙碱或甲氨蝶呤可能有效。

4. 难治性肝硬化考虑肝移植。

原发性胆汁性肝硬化是肝移植的最佳适应证，没有病毒感染，没有肿瘤。

硬化性胆管炎

A. 硬化性胆管炎的诊断

1. 进行性梗阻性黄疸、瘙痒、萎靡、食欲减退和消化不良，最多见于 20~40 岁青年男性。

2. 三分之二患者伴有溃疡性结肠炎。

3. 70%患者抗中性粒细胞胞质抗体（ANCA）阳性，总胆红素和碱性磷酸酶升高常见。

4. 经内镜逆行胰胆管造影（ERCP）显示胆管系统增厚或狭窄。

5. 既往无胆石症、胆道手术、先天异常、胆汁性肝硬化和胆管癌的病史。

B. 硬化性胆管炎的鉴别诊断

1. 胆石症。

2. 药物性肝炎。

3. 胰腺癌或胆管癌。

4. 各种原因所致肝炎。

5. 华支睾吸虫感染。

C. 硬化性胆管炎的治疗

1. 迄今为止，没有特效药可减少并发症或影响生存。

2. 熊去氧胆酸可能改善肝功能指标，但改善不了自然病程。

3. 局部狭窄可行 ERCP 球囊扩张或支架置入。

4. 疾病失代偿时可行肝移植。

多数硬化性胆管炎可伴有溃疡性结肠炎，但多数溃疡性结肠炎不伴有硬化性胆管炎。

病例 3

> 　　张某，39 岁，女性，面色苍白 1 月余，加重伴头晕、皮肤黄染 1 周。患者 1 个月前出现面色苍白、乏力，逐渐加重，1 周前出现头晕、心悸、皮肤黄染，曾有数次一过性意识丧失。既往体健，3 个月前因月经量增多就诊于妇科，发现右附件区肿物，畸胎瘤可能性大，直径 8cm。体格检查：BP 120/80mmHg，贫血貌，皮肤，巩膜轻度黄染，双肺呼吸音清，HR 110 次/分。腹软，无压痛，未及包块，肝肋下未及，脾肋下 1cm，肝肾区无叩痛，移动性浊音（−），肠鸣音 3 次/分。双下肢不肿。

最可能的诊断是什么？还有其他的可能吗？下一步应做何种检查？

鉴别诊断

　　患者表现为贫血、黄疸，应首先明确贫血的类型和黄疸的类型。

> 　　血常规：Hb 40g/L，MCV 107fl，MCH 33pg，网织红细胞 22.6%。肝功能：TBil 47.5μmol/L，DBil 16.6μmol/L，ALT 48U/L，AST 37U/L，GGT 35U/L，ALP 107U/L，乳酸脱氢酶 743U/L。

　　患者以非结合型胆红素升高为主，结合血液学检查，考虑溶血性贫血，应进一步鉴别溶血性贫血的原因（见贫血相关章）。患者的诊断假设见表 10-4。

表 10-4　患者张某的诊断假设

诊断假设	临床线索	疾病要点	重要检查
可能性最大的诊断			
自身免疫性溶血性贫血	配血或血型鉴定困难	可能继发于药物、感染、淋巴增殖性疾病、自身免疫病等	Coombs 试验、冷凝集试验、支原体抗体、自身抗体
其他可能的诊断——最常见			
遗传性球形红细胞增多症	贫血家族史	唯一可引起小细胞高色素贫血的原因	血涂片、渗透脆性试验
其他可能的诊断——不应遗漏			
蚕豆病	与进食相关的溶血	避免诱因可预防发病	G-6PD、丙酮酸激酶活性
其他可能的诊断			
阵发性睡眠性血红蛋白尿	晨起酱油色尿	可表现为全血细胞减少，可伴有铁缺乏，可发生血栓栓塞	酸溶血试验、CD55⁺、CD59⁺细胞计数

诊断与治疗

> 血涂片：成熟红细胞大小不等，未见红细胞碎片；骨髓涂片：增生活跃，可见双核、核分裂及 H-J 小体。酸溶血试验（－），糖水试验（＋），尿含铁血黄素试验（＋）；Coombs 试验：IgG（＋），CD55$^+$、CD59$^+$细胞计数 98%。

患者检查结果支持自身免疫性溶血性贫血，可首先加用糖皮质激素，并酌情使用环磷酰胺等免疫抑制剂，观察治疗反应。同时应进一步检查有无系统性结缔组织病、感染、肿瘤等继发原因。

> 查抗核抗体、抗可溶性核抗原抗体（－）。支原体抗体 IgM、衣原体抗体及巨细胞病毒抗体 IgM 均（－）。胸片、腹部 B 超未见异常。盆腔 B 超：子宫右前方畸胎瘤，最大横径约 8cm。予甲基泼尼松龙治疗 4 周，间断给予静脉滴注环磷酰胺共 2g，监测血常规血红蛋白稳定在 76~82g/L，网织红细胞持续升高至 25.01%。

患者自身免疫性溶血性贫血明确，但对糖皮质激素+免疫抑制剂治疗效果不佳。查阅文献有畸胎瘤合并自身免疫性溶血性贫血的报道，切除畸胎瘤溶血性贫血可以获得治愈。考虑本例不除外畸胎瘤合并自身免疫性溶血性贫血，经仔细权衡手术风险与获益，并与患者及家属反复沟通，决定行畸胎瘤切除术。

> 腹腔镜下右侧附件切除术+左卵巢剖腹探查+左卵管系膜囊肿剔除术。术后病理回报：卵巢成熟囊性畸胎瘤。术后 1 周网织红细胞下降至 5.47%，血红蛋白稳定在 110g/L（未输血）。术后未再应用环磷酰胺，糖皮质激素逐渐减量，至术后 2 个月停用。4 个月后复查血红蛋白 138g/L，网织红细胞 2.26%，多次复查免疫指标及抗人球蛋白试验为阴性。

治疗反应支持畸胎瘤合并自身免疫性溶血性贫血的诊断。

病例随诊

> 患者随诊 2 年，病情无反复，监测血常规、肝功能正常。

诊断自身免疫性溶血性贫血后需进一步筛查可能的继发因素。

畸胎瘤合并自身免疫
性溶血性贫血罕见，
对糖皮质激素、脾切
除等治疗反应不佳，
切除畸胎瘤可获
治愈。

疾病知识拓展

溶血性贫血（见第十二章 贫血）

第十一章　少尿或无尿

病例 1

> 张某，男性，67 岁，少尿 2 天，无尿 1 天。

正常成人 24 小时尿量少于 400ml 就称为少尿，如 24 小时尿量少于 100ml，则称为无尿。少尿或无尿可能反映患者脱水、肾功能衰竭、休克、多脏器功能衰竭（multiple organ dysfunction syndrome，MODS）或尿路梗阻等疾病的存在或出现。

短时间内出现少尿的重要性在于提示肾功能衰竭出现的可能。需要注意的是，尿量的减少与肾小球滤过率的下降通常并不平行。因此须尽快准确评价肾脏功能。

肾脏功能的评价

少尿并不能准确反映机体肾脏功能，而准确对肾脏功能进行评估是临床诊断和治疗的基础。目前临床常用评估方法如下：

A. 肾小球滤过率（glomerular filtration rate，GFR）
　　1. 对肾脏功能最好的整体评价。
　　2. 青年男性正常值 130ml/（min·1.73m^2），青年女性 120ml/（min·1.73m^2）。
　　3. 在临床实践中难以精确测量。

B. 血清肌酐（serum creatinine，Cr）
　　1. 来源于肌肉及食物摄入。
　　2. 正常范围随年龄、性别、种族、肌肉、饮食及营养状态等因素而有所不同。
　　3. Cr 与 GFR 呈负相关及指数变化，因此 Cr 相对较小的升高可能反映 GFR 的显著降低。

C. 尿肌酐清除率
　　1. 被肾小球滤过并可由近端肾小管分泌，因此其测量值高于实际 GFR。
　　2. 须收集 24 小时尿进行测量，因此并不方便。

D. 血清胱抑素 C
　　1. 肾小球自由滤过。

2. 影响因素少。

3. 尚未被广泛应用。

E. 公式法计算 GFR

1. Cockcroft-Gault 公式：Ccr = ［（140-年龄）×体重（kg）］/72×Cr（mg/dl）（女性乘以系数 0.85）。

（1）一般高估 GFR 结果。

（2）并未随体表面积进行调整。

2. MDRD（Modification of Diet in Renal Disease Study Equation）公式：GFR = 1.75×（标准化肌酐）$^{-1.154}$×（年龄）$^{-0.203}$×0.742（女性）。

（1）对于已知存在肾脏疾病的非住院患者最准确。

（2）对于无肾脏疾病的患者结果欠准确，当结果>60ml/（min·1.73m^2），其数值应记录为大于 60ml/（min·1.73m^2）而不是准确数字。

（3）比 Cockcroft-Gault 公式或计算 24 小时尿肌酐清除率方法更准确。

> 患者 2 天前出现发热，T 38℃，咳嗽、咳黄痰、食欲欠佳。夜间家人发现其尿量减少。1 天前体温高峰进一步升高，出现无尿。急诊就诊查：T 39℃，BP 90/60mmHg，P 120 次/分。查体：双肺底可及少量湿啰音，右肺为著。血 Cr 400μmol/L。既往史：高血压史 10 余年，目前缬沙坦 80mg 口服，一日一次，平时 BP 120/80mmHg。1 个月前查体，血 Cr 100μmol/L。

急性肾损伤的鉴别诊断思路

急性肾损伤（acute kidney injury，AKI）是对既往急性肾功能衰竭（acute renal failure，ARF）概念的扩展和向疾病早期的延伸，指由多种病因引起的短时间（几小时至几天）内肾功能突然下降。2005 年急性肾损伤网络（acute kidney injury network，AKIN）将 AKI 定义为：病程<3 个月的肾脏功能或结构的异常，包括血、尿、组织学、影像学及肾损伤标志物检查的异常。具体标准为肾功能的突然减退，表现为血 Cr 升高绝对值≥26.4μmol/L，或血 Cr 较基础值升高≥50%，或尿量减少［<0.5ml/（kg·h），时间>6 小时］。AKI 既可发生在原来无肾脏疾病的患者，也可发生在原有慢性肾脏病的基础上。

AKI 常见于哪些疾病？如何进行鉴别？

表 11-1　AKI 的鉴别诊断

Ⅰ. **肾前性 AKI**

　　A. 血管内容量不足

　　　　1. 胃肠道液体丢失

　　　　　　（1）呕吐

　　　　　　（2）腹泻

　　　　　　（3）肠外瘘

　　　　2. 肾性液体丢失

　　　　　　（1）利尿剂

　　　　（2）渗透性利尿

　　3. 皮肤丢失

　　　　（1）高体温

　　　　（2）烧伤

　　4. 出血

　　5. "第三间隙"体液丢失

　　　　（1）胰腺炎

　　　　（2）严重低蛋白血症

　　　　（3）毛细血管渗漏综合征

　B. 有效动脉血容量减少

　　1. 充血性心力衰竭

　　2. 肝硬化

　　3. 肾病综合征

　　4. 脓毒症

　　5. 麻醉

　C. 肾内血流动力学变化

　　1. 入球小动脉血管收缩

　　　　（1）前列腺素抑制（如非甾体类抗炎药物或 COX-2 抑制剂使用）

　　　　（2）高钙血症

　　　　（3）肝肾综合征

　　　　（4）环孢菌素

　　　　（5）他克莫司

　　2. 出球小动脉血管舒张

　　　　（1）血管紧张素转换酶抑制剂

　　　　（2）血管紧张素受体阻断剂

Ⅱ. **肾后性 AKI**

　A. 上尿道梗阻（双侧梗阻或唯一有功能肾的梗阻）

　　1. 肾内原因

　　　　（1）结石

　　　　（2）乳头坏死

　　　　（3）凝血块

　　　　（4）移行细胞癌

　　2. 肾外原因

　　　　（1）腹膜后纤维化

　　　　（2）主动脉瘤

　　　　（3）腹膜后或盆腔恶性肿瘤

　B. 下尿道梗阻

　　1. 尿道狭窄

　　2. 良性前列腺肥大

　　3. 前列腺癌

　　4. 膀胱移行细胞癌

　　5. 膀胱结石

　　6. 凝血块

　　7. 霉菌球

　　8. 神经源性膀胱

Ⅲ. **肾性 AKI**
    A. 急性肾小管坏死
        1. 缺血性
            低血压
            低血容量性休克
            脓毒症
            呼吸、心跳骤停
            体外循环
        2. 肾毒性
            药物相关（如造影剂、两性霉素、顺铂、氨基苷等）
            色素性肾病（如横纹肌溶解、血管内溶血等）
    B. 急性间质性肾炎
        1. 药物相关
            青霉素
            头孢菌素
            磺胺
            利福平
            苯妥英钠
            呋塞米
            非甾体类抗炎药
        2. 感染相关
            细菌感染
            病毒感染
            立克次体病
            结核病
        3. 全身性疾病
            系统性红斑狼疮
            结节病
            干燥综合征
        4. 恶性肿瘤
            间质组织的恶性浸润
            多发性骨髓瘤
        5. 特发性
    C. 急性肾小球肾炎
        1. 链球菌感染后肾小球肾炎
        2. 感染后肾小球肾炎
        3. 心内膜炎相关性肾小球肾炎
        4. 全身性血管炎
        5. 溶血尿毒综合征/血栓性血小板减少性紫癜
        6. 急进性肾小球肾炎
    D. 急性血管综合征
        1. 肾动脉血栓栓塞
        2. 肾动脉夹层
        3. 肾静脉血栓形成
        4. 动脉粥样硬化栓塞性疾病

本患者最可能的诊断
是什么？还有其他的
可能吗？下一步应做
何种检查？

鉴别诊断

根据患者病史和体检结果，容量丢失或败血症或两者的共同作用导致的低血压是患者的突出表现。一过性低血容量或低血压可导致肾前性氮质血症。而长时间的低血压则导致肾脏缺血，进而继发急性肾小管坏死（acute tubular necrosis，ATN）。本患者患有慢性肾脏病（Cr 基础值为正常高限），高龄、长期高血压病史均可导致患者肾脏血流灌注降低时出现 ATN 风险增加。无论如何，在明确 ATN 前一直都要注意除外肾前性因素。另外，老年男性出现无尿时亦应警惕良性前列腺肥大导致的尿路梗阻情况，临床中最易忽略，一旦留意也最易发现和解决（表 11-2）。

表 11-2　患者张某的诊断假设

诊断假设	临床线索	疾病要点	重要检查
可能性最大的诊断			
ATN	各种原因引起的低血压 接触肾毒性物质（如造影剂或氨基苷类抗生素）	肾脏低灌注或肾毒性物质导致肾小管细胞损伤。是 ARF 最常见的原因。绝大多数患者对症处理后肾功能可恢复	FE_{Na}# 尿常规
其他可能的诊断——不应遗漏			
尿路梗阻	尿失禁 尿淋漓不尽 盆腔不适	双侧上尿路梗阻或下尿路梗阻都可造成 ARF，最常见的原因为男性前列腺肥大	泌尿系 B 超 查体膀胱叩诊浊音
低血容量	直立位低血压 眼眶凹陷 呕吐或腹泻病史 老年患者	低血容量时肾动脉压下降会导致肾小球滤过率降低，引起一过性氮质血症	计算 FE_{Na} 计算 FE_{urea}* 计算 BUN/Cr 比例 补液试验

#：尿钠排泄分数（fractional excretion of sodium，FE_{Na}）

*尿素氮排泄分数（fraction excretion of urea nitrogen，FE_{urea}）

低血容量及尿路梗阻均可很快收到治疗效果，因此都是在 ARF 患者中不应遗漏的诊断。

诊断与治疗

> 　　给予患者生理盐水 1000ml 静脉快速点滴。患者血压未见明显改善。输液过程中有排尿，留取尿做尿常规及尿沉渣试验。结果：尿比重 1.010，尿蛋白（−），尿红细胞 1~2/HP，可见颗粒管型。

　　新鲜尿液检查对 AKI 的病因诊断有一定意义。肾前性 AKI 尿的比重常>1.020，无血尿和蛋白尿，可有少量透明管型。ATN 因肾小管重吸收功能减退，尿比重降低，多在 1.015 以下，可有少量蛋白尿，沉渣可见上皮细胞管型或颗粒管型。肾小球性疾病引起 AKI 可出现大量蛋白尿或血尿，且以变形红细胞为主。肾后性 AKI 尿检异常多不明显，合并感染时可有白细胞尿。

　　尿钠排泄分数（FE_{Na}）和尿中尿素氮排泄分数（FE_{urea}）对鉴别诊断的帮助很大。有明显肾小管功能障碍表现的，如 ATN 和急性间质性肾炎（acute interstitial nephritis，AIN），FE_{Na}>1%；而肾前性、肾后性及肾小球疾病 AKI，其 FE_{Na}<1%。但服用呋塞米等利尿剂的肾前性 AKI 患者，受利尿剂排钠作用的影响，FE_{Na} 可>1%，此时可改用 FE_{urea}，FE_{urea}<35% 提示肾前性 AKI。

> 　　患者 FE_{Na} 为 2.41%，FE_{urea} 结果为 53%。给予静脉抗生素抗感染及补液支持。患者血压逐渐恢复正常。复查血 Cr 仍为 350μmol/L。

　　根据肺部感染、FE_{urea} 结果大于 50%、尿常规未见明显异常及病史中无肾毒性药物接触史等临床特点，考虑低血压引起的 ATN 为最可能诊断。虽然经治疗后 Cr 未在短时间内明显恢复，但符合 ATN 患者病程规律。本患者尚不能完全除外肾后梗阻性因素，可考虑完善肾脏 B 超检查进一步除外。

病例随诊

肾脏 B 超是用于区分 ATN 及肾后性梗阻的首选检查。

> 　　患者行泌尿系 B 超检查未见明显异常。1 周后复查血 Cr 150μmol/L。继续随诊。

疾病知识拓展

急性肾小管坏死（ATN）

A．ATN 的诊断

1. 临床表现：临床表现各异，可无症状仅在检查中发现血 Cr 水平升高，也可出现厌食、乏力、谵妄、抽搐、水肿及呼吸困难等症状。

2. 病因

 （1）由于肾脏低灌注导致的缺血状态持续时间较长从而导致肾小管细胞损伤。

 （2）肾毒性物质可引起肾小管的直接或间接损伤。

 （3）肾小动脉收缩导致肾损伤：造影剂、环孢菌素、他克莫司、NSAIDs 等。

 （4）直接肾小管上皮细胞毒性：氨基苷类抗生素、两性霉素、顺铂、异环磷酰胺等。

 （5）内源性肾毒性物质：钙、肌红蛋白、骨髓瘤轻链蛋白等。

3. 尿钠排泄分数（FE_{Na}）

 （1）肾脏的低灌注可导致肾小管对钠、水及尿素的重吸收；如果肾脏缺血状态持续时间延长引起肾小管损伤，则肾小管不能再增加重吸收导致尿钠丢失增加。

 （2）在肾前性 ARF 中，无论测定次尿中尿钠水平，还是依据尿钠排泄分数（FE_{Na}）判断，尿钠水平都是低的。

 $$FE_{Na} = (尿\ Na / 血\ Na) / (尿\ Cr / 血\ Cr) \times 100\% = (尿\ Na \times 血\ Cr) / (血\ Na \times 尿\ Cr) \times 100\%$$

 （3）当患者应用利尿剂或在留取标本前静脉输注生理盐水可能会导致次尿的尿钠和 FE_{Na} 水平升高。由于横纹肌溶解、溶血、败血症、心衰、肝硬化及造影剂肾病导致的 ATN，患者的次尿尿钠和 FE_{Na} 水平可降低。因此，上述情况下可能影响利用尿钠和 FE_{Na} 对病因判断的结果。

 （4）尿中尿素氮排泄分数（FE_{urea}）

 $$FE_{urea} = (尿中尿素氮 / 血中尿素氮) / (尿\ Cr / 血\ Cr) \times 100\%$$
 $$= (尿中尿素氮 \times 血\ Cr) / (血中尿素氮 \times 尿\ Cr) \times 100\%$$

 a. 正常人的 FE_{urea} 水平是 50%~65%。

 b. 在肾前性肾衰患者中 FE_{urea} 水平低于 35%，而在 ATN 患者中 FE_{urea} 水平高于 50%。

 c. FE_{urea} 的水平不受利尿剂使用的影响。

 （5）其他尿检指标：粗大棕色管型及肾小管上皮细胞一般见于 ATN，但这一检查发现对诊断支持的敏感性和特异性并不确定。尿比重大于 1.015 和尿渗透压大于 400mOsm/kg 可提示肾前性肾功能衰竭状态。但在一些存在慢性肾脏疾病的患者中，由于小管浓缩功能受损，使得肾前性状态下尿渗透压也可以假性降低。

 （6）BUN/Cr 的比例

 a. 由于在肾前性低灌注尿素氮与钠的重吸收，因此血 BUN 与 Cr 的比值>20∶1。

 b. 在消化道出血、应用糖皮质激素、高蛋白饮食的摄入或分解代谢增加的情况下（术后或感染）该比例也可增加。

 c. 而在横纹肌溶解引起的急性肾衰患者中，或由于营养不良及肝病等原因引起的代谢生成减少的状态下该比例将降低。

B. ATN 的鉴别诊断

 1. 肾前性 AKI。

 2. 急性间质性肾炎。

 3. 肾小球疾病。

尿常规，血、尿电解质及血 Cr、尿素氮值，常被用来区分 ATN 及肾前性 AKI。

C. ATN 的治疗

1. 恢复有效循环容量。

2. 确保平均动脉压（mean arterial pressure，MAP）大于 70mmHg。

   （1）MAP = 1/3 收缩压+2/3 舒张压。

   （2）早期患者可需要 MAP>90mmHg。

3. 避免造影剂肾病

   （1）造影剂肾病的主要危险因素包括 GFR 低于 50ml/（min·1.73m^2），糖尿病及低灌注状态。

   （2）其他危险因素包括年龄大于 75 岁、心衰、肝硬化、蛋白尿、同时应用 NSAIDs 药物、动脉内应用造影剂及高剂量造影剂。

   （3）血 Cr 水平升高在接触造影剂 3 天内达峰，并通常于 10 天内恢复到基线水平。

   （4）目前尚不清楚如何能有效预防造影剂肾病。

4. 根据肾脏损害程度调整用药的剂量。

5. 提供最佳的营养支持。

6. 没有证据显示应用如呋塞米类的袢利尿剂或小剂量多巴胺可能改善病情，相反，两者可能是有害的。

7. 急诊透析的指征

   （1）高钾。

   （2）容量负荷过多。

   （3）难以纠正的代谢性酸中毒。

   （4）尿毒症引起心包炎或脑病。

D. 循证小知识

1. 体格检查

   （1）直立位的生命体征：脉搏增加>30 次/分和收缩压降低>20mmHg 有一定的特异性（测定脉搏的特异性可达 75% 而测定血压的特异性可达 81%），但敏感性较差（测定脉搏敏感性为 43%，而血压为 29%）。

   （2）通过眼眶深陷和腋窝干燥判断低容量状态的阳性似然比分别为 3.4 和 2.8，均为很好的预测指标，但没有这些发现并不能除外低容量状态。

   （3）口腔黏膜干燥对判断低容量状态帮助不大，阳性似然比仅为 2.0，但阴性似然比是 0.3。

   （4）一项研究表明诸如神志欠清、口齿不流利、口腔黏膜干燥、极度虚弱、眼眶深陷等发现的组合可称为对低容量状态的强预测指标。

2. FE$_{Na}$ 和 FE$_{urea}$：在应用利尿剂患者中，应用 FE$_{urea}$<35% 判断肾前性肾功能衰竭的敏感性是 89%，而应用 FE$_{Na}$<1% 来判断肾前性肾衰的敏感性只有 48%。因此当患者服用利尿剂时，FE$_{urea}$ 是最好的判断肾前性肾衰的指标。

3. 流行病学及预后

   （1）55%~60% ARF 患者的病因为 ATN。

   （2）手术及应用造影剂是引起 ATN 的最常见原因。

   （3）可出现少尿或无尿。

   （4）ATN 住院患者病死率为 37%，ICU 患者中病死率为 78%。

   （5）可增加病死率的相关危险因素包括：

      a. 男性。

      b. 高龄。

      c. 其他基础疾病。

　　　　d. 恶性肿瘤。

　　　　e. 少尿。

　　　　f. 败血症。

　　　　g. 机械通气。

　　　　h. 多脏器功能衰竭。

（6）一般完全恢复需 1~2 周时间，在恢复过程中可见 ATN 后出现的短暂的尿量增加情况。

（7）5%~10%ATN 患者可能需要长期透析。

病例2

> 李某，男性，75岁，因无尿、厌食1天入院。2天前外出与家人旅行过程中患感冒，曾服用1片泰诺林，乘飞机约5小时返家后曾在聚餐中少量饮酒，但因不适未进食。1天前发现尿量减少、厌食加重，并曾出现两次尿失禁，遂至急诊就诊。既往史：慢性阻塞性肺病（chronic obstructive pulmonary disease，COPD）、糖尿病史10余年。查体：心肺腹未见异常，前列腺增大，但未及硬结。查血生化：K^+ 4.8mmol/L，Cr 500μmol/L。

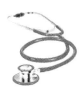

最可能的诊断是什么？还有其他的可能吗？下一步应做何种检查？

鉴别诊断

所有三种AKI的可能原因都应该考虑。患者的年龄、前列腺肿大、长途旅行以及尿失禁都是支持尿路梗阻的关键点。同时患者也可能因为NSAIDs的应用或血管内有效容量的不足出现肾前性肾衰。患者没有既往病史提示特定的肾脏疾病，因此只有当除外肾后性及肾前性因素后再考虑有无肾性肾衰的可能（表11-3）。

表 11-3　患者李某的诊断假设

诊断假设	临床线索	疾病要点	重要检查
可能性最大的诊断			
尿路梗阻	尿失禁 尿淋漓不尽 尿流缓慢 盆腔不适	双侧上尿路梗阻或下尿路梗阻都可造成ARF，最常见的原因为男性前列腺肥大。	泌尿系B超 查体膀胱叩诊浊音
其他可能的诊断——最常见			
NSAIDs应用	用药史（包括含NSAIDs成分的非处方药）	NSAIDs可引起肾小动脉收缩，导致肾前性AKI甚至ATN；也可引起间质性肾炎	计算FE_{Na} 停药
其他可能的诊断——不应遗漏			
低血容量	直立位低血压 眼眶凹陷 呕吐或腹泻病史 老年患者	低血容量时肾动脉压下降会导致肾小球滤过率降低，引起一过性氮质血症	计算FE_{Na} 计算FE_{urea} 计算BUN/Cr比例 补液试验

诊断与治疗

> 患者尿钠结果为 20mmol/h，FE_{Na} 为 1%。给予生理盐水 500ml 静脉滴注，几小时后复查 Cr 480μmol/L。主诉下腹胀痛感。输液过程中曾有少量淋漓排尿过程。

少尿或无尿患者中，留置尿管本身可作为诊断手段。

> 给予患者留置尿管，可很快引出 500ml 尿液。
> 患者行肾脏 B 超检查，结果显示：双侧输尿管扩张及肾盂积水，考虑尿路梗阻诊断明确。约 1 周后复查血生化：Cr 降至 132μmol/L。后移除患者导尿管。排尿不畅同既往。但出院后恢复应用抗胆碱能药物治疗 COPD 后再次出现无尿。

尿路梗阻引起的 AKI 明确，但仍需要进一步明确出现尿路梗阻的原因。对于本患者，同样需要进一步明确其新出现的急性尿潴留的原因。男性老年人急性尿潴留最常见的原因为良性前列腺肥大。患者肛门指诊已发现前列腺肥大，可进一步行前列腺 B 超明确，并查前列腺特异性抗原除外前列腺癌。

> 患者再次留置尿管。考虑此次急性尿潴留与用药有关，故暂停用抗胆碱能药物。但经逐步夹闭尝试拔除尿管时发现患者仍不能排尿。前列腺 B 超证实前列腺肥大，前列腺特异性抗原正常，建议患者行前列腺切除术。

病例随诊

> 遂进行了经尿道前列腺切除术。术后症状缓解，血肌酐水平稳定。

疾病知识拓展

尿路梗阻

A. 尿路梗阻的诊断

1. 临床表现：与梗阻部位、梗阻程度及梗阻发生的快慢有关。

（1）上尿路及肾盂病变可导致腰胁部疼痛；而下尿路梗阻可引起盆腔胀痛，并有时可放射至同侧睾丸或阴唇部。

（2）只有同时双侧梗阻才可能导致肾功能衰竭，最常见原因是男性前列腺肥大。

（3）如果仅是部分梗阻，尿量可以正常甚至增多，增多的原因一般是肾小管受累引起小管浓缩及钠重吸收能力下降。

（4）部分患者可见血尿。

2. 病因

（1）急性尿潴留常见于老年男性，前列腺肥大导致膀胱颈梗阻是最常见的原因。

（2）在女性患者中，急性尿潴留多见于神经源性膀胱疾病患者。常见可诱发神经源性膀胱症状的药物包括：抗组胺药、抗胆碱能药、解痉药、三环类抗抑郁药、阿片类药及 α 肾上腺素能受体阻滞剂。

3. 肾脏 B 超

（1）排除梗阻的首选检查。

（2）通过发现输尿管扩张来判断是否出现梗阻及梗阻部位，检测敏感性 $80\%\sim85\%$。

（3）但以下三种情况下梗阻后可不出现输尿管扩张：

a. 梗阻发生 3~5 天内。

b. 患者有效循环容量不足时，有时可给予患者水化后再复查。

c. 腹膜后纤维化患者可仅造成患者肾盂积水，但可不出现输尿管扩张。CT 检查更有助于检测肾盂积水及纤维化。

4. 静脉肾盂造影可用于梗阻部位无法通过 B 超或 CT 发现时，或确认肾盏部病变。

5. 尿电解质检查结果对诊断无太大帮助。

B. 尿路梗阻的鉴别诊断

1. 泌尿系感染。

2. 肾血管性病变。

3. ATN。

C. 尿路梗阻的治疗

1. 即时缓解梗阻。

（1）治疗方式

a. 留置导尿管。

b. 如无法留置尿管，可耻骨上穿刺置管。

c. 输尿管梗阻可应用肾盂造瘘术。

（2）后果

a. 膀胱的快速解压有时可引起血尿甚至低血压。

b. 通常可见解除梗阻后多尿，如最开始 500~1000ml/h 的尿量，注意密切监测电解质，警惕电解质紊乱，适当补液。

2. 治疗导致梗阻原因。

D. 循证小知识

1. ARF 中，17% 的门诊患者及 2%~5% 的住院患者是由于尿路梗阻引起的。男性患者远多于女性患者。

2. 因肾脏代偿功能较强，因此既往肾功能正常患者出现单侧梗阻时，未梗阻侧肾脏足以代偿维持正常的肾脏功能，所以单侧梗阻常较难发现。

3. 预后

（1）通常如梗阻在 7 天内解除，肾脏功能可完全恢复。如持续完全梗阻持续 12 周，则即使解除梗阻也无法恢复肾脏功能。

（2）完全或持续的部分梗阻可导致肾小管萎缩及不可逆的肾脏功能损伤。

（3）尿路梗阻是引起终末期肾病的相对少见的原因，因此在老年男性患者中易被忽略。

（4）部分梗阻患者的预后很难估计。

良性前列腺肥大

A. 良性前列腺肥大的疾病特点

1. 可分为三个阶段，第一阶段组织学上提示存在细胞肥大，第二阶段可触及前列腺肥大，第三阶段出现因前列腺肥大产生的临床症状表现。

2. 成年人的前列腺 2/3 为腺体组织，1/3 为纤维肌性组织。

3. 前列腺肥大引起压迫症状一方面由于前列腺的体积增大压迫了膀胱与输尿管，另一方面则由于增加了输尿管、前列腺纤维肌肉组织及膀胱颈的肌肉紧张度。

4. 前列腺肥大的症状可分为潴留症状（尿频、尿急、夜尿增多、尿失禁）、排空症状（排尿困难、尿流不畅）及排尿后症状（尿淋漓不尽）。

5. 前列腺症状与临床症状严重程度无显著相关性

（1）青年男性前列腺以 0.3ml/年的速度增长，而老年人以 1.2ml/年的速度增长。

（2）当前列腺大于 40ml 时，更可能出现症状。

（3）可应用国际前列腺症状评分来评估症状的严重性及评价治疗反应（表 11-4）。

表 11-4　国际前列腺症状评分表

在过去 1 个月，是否有以下症状	没有	5 次中少于 1 次	少于半数	大约半数	多于半数	几乎每次
是否经常有尿不尽感	0	1	2	3	4	5
两次排尿时间是否经常小于 2 小时	0	1	2	3	4	5
是否经常有间断性排尿	0	1	2	3	4	5
是否经常有憋尿困难	0	1	2	3	4	5
是否经常有尿流变细现象	0	1	2	3	4	5
是否经常需要用力才能开始排尿	0	1	2	3	4	5
	没有	1 次	2 次	3 次	4 次	5 次
从入睡到早起需要排尿几次	0	1	2	3	4	5

评分系统包括七个问题，每题回答评分为 0~5 分，最高分值为 35 分。

0~7 分评为轻度，8~19 分评为中度，20~35 分为重度。

B. 良性前列腺肥大的诊断

1. 指南建议所有患者进行肛门指检、尿常规及血肌酐检查，如能做尿动力学检查及局部影像学检查则更为理想。

2. 前列腺癌患者接受治疗前须行前列腺特异性抗原检查。

3. 尿流速度、动力学检查结果及残余尿的量与症状无很强的相关性。

4. 通常通过肛门指检判断的前列腺体积要低于前列腺实际体积，与经直肠 B 超检查结果比较，指检判断的体积要低估 25%~55%。

C. 良性前列腺肥大的治疗

　1. α 受体阻滞剂

　　（1）可降低前列腺肌肉组织和腺囊的肌肉紧张度。

　　（2）可迅速缓解下尿路症状。

　2. 5-α-还原酶抑制剂

　　（1）通过抑制睾酮转化为 5-α-双氢睾酮减少前列腺体积。

　　（2）当前列腺体积大于 40ml 时，治疗可减少症状。

　　　a. 起效缓慢，通常需要数周到数月。

　　　b. 被认为可同时减少急性尿潴留及手术治疗的风险。

　　　c. 治疗前、治疗 6 个月及 18 个月应完善前列腺特异性抗原检查，治疗后 PSA 应降低 50% 左右。

　3. 两种不同作用机制的药物联合治疗效果可优于 α 受体阻滞剂单药治疗。

　4. 手术治疗的指征：包括中重度症状；急性尿潴留；反复出现的感染或血尿及氮质血症。

D. 循证小知识

　1. 最严重的并发症为急性尿潴留导致肾功能衰竭。

　2. 急性尿潴留的发病风险

　　（1）年龄：在 70 岁年龄段的老年男性中发病率大于 10%，80 岁年龄段的老年男性中发病率大于 33%。

　　（2）存在下尿路症状。

　　（3）尿流缓慢（<12ml/s）。

　　（4）B 超检测前列腺体积大于 30ml。

病例 3

> 王某，男性，65 岁，既往糖尿病、痛风、高血压病史 10 余年，长期皮下注射胰岛素及间断服用降压 0 号。半年前体检查血肌酐 133μmol/L。2 周前一次家庭聚餐后出现足趾关节红肿疼痛，门诊给予布洛芬治疗。近两日自觉尿量减少，复诊查血生化：Cr 350μmol/L，K^+ 4.5mmol/L，HCO_3^- 22mmol/L。

最可能的诊断是什么？还有其他的可能吗？下一步应做何种检查？

鉴别诊断

多种可能可引起患者近期出现的肾功能损害急性加重，但近期应用的布洛芬是应当注意的一个关键因素。布洛芬是非甾体类抗炎药（nonsteroidal antiinflammatory drugs，NSAIDs）一种。其作用机制主要是通过抑制前列腺素环氧化酶，阻止花生四烯酸转化为前列腺素而发挥抗炎、镇痛和解热作用。但同时由于抑制前列环素，NSAIDs 可引起肾脏血流灌注减少，导致肾前性肾损害。另外，NSAIDs 药物也是一类常见引起间质性肾炎的药物。患者的诊断假设见表 11-5。

目前已有临床信息是否能得出诊断？如不能，我们还需要什么临床检验结果？

表 11-5　患者王某的诊断假设

诊断假设	临床线索	疾病要点	重要检查
可能性最大的诊断			
NSAIDs 引起的肾前性 AKI	用药史（包括含 NSAIDs 成分的非处方药）	NSAIDs 可引起肾小动脉收缩，导致肾前性 AKI 甚至 ATN	计算 FE_{Na} 停药
其他可能的诊断——最常见			
急性间质性肾炎	用药史 发热 血尿	85% 是药物引起的，及时停药肾功能可恢复。很多患者需行肾穿明确诊断	停用可疑药物 肾穿刺
尿酸肾病	痛风病史 慢性病程 泌尿系结石	尿酸盐结晶在泌尿系沉积，导致肾功能减退。一般为慢性病程	血尿酸 泌尿系 B 超 必要时肾穿刺

诊断与治疗

> 患者尿常规：尿蛋白（＋），红细胞 3/HP，白细胞 5/HP，未见管型。尿钠为 35mmol/h，FE_{Na} 为 1.5%。泌尿系 B 超未见泌尿系结石，双肾大小正常。
>
> 嘱患者停用布洛芬，密切监测尿量变化。1 周后复查血肌酐 320μmol/L。

　　患者 FE_{Na} 结果不符合 NSAIDs 引起的肾前性损害。治疗过程中未输液或应用利尿剂，故不存在明确增加尿钠排出的影响因素。另外，患者停药 1 周肾脏功能未见改善，考虑 NSAIDs 对前列腺素的抑制可能不是引起患者肾功能损害的主要因素。及时行肾穿刺活检有助于确诊及积极治疗。

> 患者接受了肾活检，结果显示间质内淋巴细胞等炎性细胞浸润，可见肾小管坏死。急性间质性肾炎诊断明确。由于 NSAIDs 引起的急性间质性肾炎对糖皮质激素的治疗反应不佳，继续停药观察。患者停药数周后肾功能恢复正常。患者需要慎用 NSAIDs，避免间质性肾炎复发。

疾病知识拓展

NSAIDs 引起的肾脏低灌注损害

A. 临床表现
　　1. NSAIDs 药物引起的急性肾功能衰竭可无自觉症状，通常于检查中发现血肌酐升高。
　　2. 通常于用药后 5~7 天出现。
B. 病因及发病机制
　　1. 在正常肾脏中，前列腺素不作为主要的血流灌注调控因子。
　　2. 前列腺素在自我调控肾小球内压力及肾小球滤过中发挥重要因素。
　　3. 出现慢性肾功能损害、高血压、血管内有效循环容量不足、心衰及肝硬化患者自调功能已出现损害。
　　4. 在上述患者中，抑制前列腺素可导致肾脏血流灌注的显著降低，进而出现可逆的肾脏缺血损害，甚至急性肾功能衰竭。
C. 诊断
　　1. FE_{Na} 应小于 1%（诊断意义的敏感性及特异性不明）。
　　2. 停药后肾脏损害一般可逆。
D. 鉴别诊断
　　1. 急性间质性肾炎。
　　2. 肾脏血管病变致 AKI。
E. 治疗：最主要的治疗为停药

急性间质性肾炎（acute interstitial nephritis，AIN）

A. 病因

  1. 约85%患者由于服用药物出现急性间质性肾炎，10%患者由于感染，而4%左右原因不明。

  2. 常见引起急性间质性肾炎药物包括：

    （1）抗生素：最常见于氨苄西林、环丙沙星、青霉素 G、利福平、磺胺类。

    （2）NSAIDs。

    （3）COX-2 抑制剂。

    （4）利尿剂：最常见于呋塞米。

    （5）抗惊厥药：最常见于苯妥英钠。

    （6）西咪替丁（甲氰咪胍）、奥美拉唑、别嘌呤醇。

  3. 病毒感染（如 CMV、EBV、HSV、HIV、腮腺炎病毒及其他病毒感染），细菌感染（葡萄球菌、链球菌、耶尔森菌、军团菌及其他），还有其他感染如分枝杆菌、弓形虫及螺旋体感染均可导致间质性肾炎。

  4. 可见于血管炎、系统性红斑狼疮及淋巴增殖性疾病。

  5. 血管造影。

B. 诊断

  1. 临床表现为发热、肾功能不全、血尿、尿中可见白细胞管型及血嗜酸性粒细胞增多。有全部典型症状的患者目前已极少见。

  2. FE_{Na} 常大于 1%。

  3. 肾穿是诊断金标准

    （1）肾间质可见明显的 T 淋巴细胞、单核细胞及巨噬细胞等炎性细胞浸润，可见肾小管坏死。

    （2）药物所致的 AIN 还可见肉芽肿及嗜酸性粒细胞浸润。

    （3）如出现肾间质纤维化和肾小管萎缩，则提示 AIN 向慢性化发展。

C. 鉴别诊断

  1. 急慢性肾小球肾炎。

  2. 肾前性 AKI。

D. 治疗

  1. 停止用药。

  2. 以下情况可考虑应用激素治疗，但尚无强有力的循证医学证据支持。

    （1）肾穿明确诊断后，停药 1 周肾功能仍无明显恢复。

    （2）怀疑急性间质性肾炎，肾功能进行性恶化，但病情不允许肾穿时可考虑试验性用药。

    （3）一般 NSAIDs 引起的急性间质性肾炎患者对激素治疗反应不佳。

    （4）一般有效者可在 2~3 周内见到疗效。

缺少发热、皮疹、血及尿嗜酸性粒细胞增多不足以除外间质性肾炎诊断。

E. 循证小知识

  1. 在因急性肾功能衰竭行肾穿患者中，约15%最终诊断为间质性肾炎。

  2. 临床表现个体化差异较大

（1）最常见的是出现肾功能损害、轻度蛋白尿、腰胁部疼痛等一组症状，可见于不到 1/4 患者中。一般血压正常，无水肿。

（2）血尿（通常为镜下血尿），脓尿及腰胁部疼痛在患者中可各有 50% 的发生率。

（3）发热、皮疹等肾外表现可见于不足 1/2 患者中，而在 NSAIDs 引起的间质性肾炎患者中，上述症状发生率低于 10%。

（4）在 NSAIDs 引起的间质性肾炎患者中蛋白尿表现可比较突出，其他药物引起的蛋白尿多小于 1g/d。

（5）不足 20% 患者可出现少尿。

3. 预后

（1）大多数患者在 6~8 周内肾功能改善并恢复到基线水平。

（2）对于肾穿结果提示弥漫炎性浸润及多发肉芽肿，用药时间超过 1 个月，延迟应用激素治疗及持续肾功能衰竭超过 3 周的患者肾功能可能无法恢复。

急性肾小球肾炎

A. 诊断

1. 临床表现

（1）肾炎综合征：急性发作的血尿、蛋白尿、肌酐升高、高血压以及水肿。

（2）肾病综合征：大量蛋白尿、水肿、高脂血症。

（3）急进性肾小球肾炎：迅速出现肾功能衰竭。

2. 肾穿刺活检为主要诊断手段。

3. 病因见表 11-6。

表 11-6　急性肾小球肾炎病因

类型	血清标记物	疾病	疾病要点
抗肾小球基底膜 GN	抗基底膜抗体 100% 阳性	Goodpasture 综合征	发病率为 0.5/100 万人
	80%ANCA（−）	抗肾小球基底膜病	肺部受累通常早于肾小球受累
	C3 补体水平正常		肾穿明确诊断
			治疗可应用血浆置换、糖皮质激素和免疫抑制剂
			30% 患者进展为终末期肾病
寡免疫性 GN	>90% ANCA（+）	特发性新月体 GN	80% 的韦格纳肉芽肿患者有肾脏受累
	抗基底膜抗体（−）	显微镜下多血管炎	治疗首选糖皮质激素和环磷酰胺
	C3 补体水平正常	韦格纳肉芽肿	15% 患者进展为终末期肾病
免疫复合物 GN	C3 水平低	特发性	链感后肾小球肾炎是最常见的感染后肾小球肾炎
	抗基底膜抗体（−）	感染后	通常感染后 14 天左右出现肾脏受累
	ANCA（−）	狼疮肾炎	治病菌为 A 组 β 溶血性链球菌
	ASO 抗体效价高	细菌性心内膜炎	支持治疗，一般可完全恢复
	（仅链球菌感染后）	冷球蛋白血症	

血管病变导致 ARF

血管病变导致急性肾功能衰竭事件的发生率较低，但一旦发生往往病情较重。急性血管病变引起肾脏受累有三个发生机制：肾动脉血栓形成、多发肾动脉血栓栓塞和动脉粥样硬化性栓塞。

肾动脉血栓形成

A．诊断
　　1．临床表现：严重的腰胁部疼痛、血尿、恶心、呕吐、发热以及高血压。
　　2．病因
　　　　（1）外伤为最常见病因。
　　　　（2）非外伤病因
　　　　　　a．主动脉夹层或肾动脉瘤。
　　　　　　b．血管炎。
　　　　　　c．吸食可卡因。
　　　　　　d．抗磷脂抗体综合征。
　　3．血管造影或增强 CT 是主要确诊手段。
B．治疗
　　1．如果出现肾梗死则须行肾脏切除。
　　2．血管再通或溶栓。
　　3．有时仅对因内科治疗。

多发肾动脉血栓栓塞

A．诊断
　　1．临床表现：取决于栓塞严重程度和累及范围。
　　　　（1）绝大多数病人出现腰胁部疼痛，有时出现血尿或无尿。
　　　　（2）双侧的栓塞及孤立肾的血管栓塞易出现急性肾功能衰竭及无尿。
　　　　（3）发热及高血压常见，但发热常见于发病第二天或第三天。
　　　　（4）可出现恶心及呕吐。
　　2．栓子的来源
　　　　（1）心脏：房颤、心肌梗死、风湿性心脏病、人工瓣膜、亚急性细菌性心内膜炎。
　　　　（2）主动脉或肾动脉瘤。
　　　　（3）动脉内置管术后。
　　3．血管造影是诊断金标准。
　　4．增强 CT 有很高诊断价值。
B．治疗
　　1．单侧的血栓栓塞，如对侧肾脏功能正常，则可给予药物溶栓治疗或介入治疗，无手术指征。
　　2．双侧的栓塞或孤立肾的栓塞治疗同上，但一旦无法恢复血流灌注应考虑手术。

刚出现临床症状的肾动脉血栓栓塞患者仅30%能得到诊断，75%患者发病时出现腹部或腰胁部疼痛。

动脉粥样硬化性栓塞

A. 诊断
  1. 临床表现：胆固醇结晶栓塞从存在动脉粥样硬化病变的动脉脱落。
    （1）有动脉粥样硬化高风险人群，如老年男性、伴高血压、吸烟、糖尿病、血管病变。
    （2）刺激因素（如血管造影或介入治疗）后，突然出现皮肤网状青斑及急性或亚急性肾功能衰竭。
  2. 肾脏或皮肤活检可确诊。
  3. 有时可通过眼底检查明确诊断。

动脉粥样硬化性栓塞发生率低于2%，但在高危人群中可高达5%~6%。

B. 治疗
  1. 除支持治疗尚无明确证据支持其他治疗方法。
  2. 避免抗凝。
  3. 可考虑降脂治疗。
C. 循证小知识
  临床表现的发生率如下：
  1. 皮肤损害（网状青斑）：35%~90%。
  2. 胃肠道症状：8%~30%。
  3. 嗜酸性粒细胞增多：22%~73%。
  4. 中枢神经系统受累：4%~23%。
  5. 需透析治疗：28%~61%。

第十二章 贫 血

病例 1

陈某，女性，48 岁，乏力 2 个月余。血常规检查发现贫血。

贫血常见于哪些疾病？如何进行鉴别？

贫血的鉴别诊断思路

贫血只是一种临床表现，它的病因众多，可以由造血器官本身的疾病引起，也可能继发于其他多种疾病。贫血的诊断并不困难，但更重要的是查找引起贫血的病因。

临床医生不能仅满足于贫血的初步诊断，应仔细寻找贫血的病因。

贫血可以根据病因和发病机制分为红细胞生成不足、红细胞破坏增多及红细胞丧失过多（失血）所致的贫血。也可根据骨髓增生情况分为增生性贫血和增生不良性贫血。临床更常用的是根据红细胞的形态将贫血分为正细胞性贫血、大细胞性贫血及小细胞低色素性贫血三大类。具体鉴别诊断见表 12-1。

表 12-1 贫血的鉴别诊断

A. 小细胞性贫血［红细胞平均体积（MCV）<80fl］
  1. 缺铁
  2. 地中海贫血
  3. 慢性病性贫血
  4. 铁粒幼红细胞性贫血
  5. 铅中毒
B. 大细胞性贫血（MCV>100fl）
  1. 巨幼细胞性贫血（DNA 生成异常）
    （1）维生素 B_{12} 缺乏
    （2）叶酸缺乏
    （3）抗代谢药物，如甲氨蝶呤（MTX）、齐多夫定等
  2. 非巨幼细胞大细胞性贫血

　（1）甲状腺功能减低

　（2）酗酒

　（3）肝病

C. 正细胞性贫血（80fl<MCV<100fl）

　1. 慢性病性贫血

　2. 缺铁性贫血早期

　3. 骨髓浸润（如恶性细胞或肉芽肿）

　4. 再生障碍性贫血

　　患者近2个月出现乏力、心悸、活动耐量下降。无胸痛、咳嗽、发热、体重减轻及水肿；无呕吐、黑便、便血等病史。既往史：肥胖、胃-食管反流病、抑郁症、哮喘和关节炎病史。长期服用雷尼替丁、舍曲林、曲马多、西替利嗪和糖皮质激素类吸入制剂。不嗜烟酒。体格检查：眼结膜苍白。浅表淋巴结不大。HR 90 次/分，律齐，未闻杂音。肺（-）。肝脾不大，下肢不肿。

病史和查体对于发现贫血的可靠性有多大？

　　急性失血性贫血的症状多由于低血容量造成，而慢性贫血的症状主要因为组织慢性缺氧造成。乏力是最常见但是很不特异的症状，其他常见的临床表现还有呼吸困难、心悸、水肿等。既往有冠心病史或者严重贫血时可出现劳力性心绞痛发作。轻度贫血时经常没有临床症状。总之贫血的临床表现均不特异。

体格检查对贫血诊断的意义

A. 结膜苍白对贫血诊断的 LR+为 16.7。

B. 其他部位的苍白（如甲床、面色等）：LR+<5。

C. 体格检查对于贫血诊断的敏感性和特异性约为 70%。

当患者有提示贫血的症状，即使查体没有阳性发现也应查血常规。

　　患者的血常规：WBC 7.1×10⁹/L，RBC 3.6×10⁹/L，Hb 67g/L，HCT 23.3%，MCV 76fl。患者半年前的血常规提示 Hb 120g/L，HCT 36%，MCV 82fl。

最可能的诊断是什么？还有其他的可能吗？下一步应做何种检查？

鉴别诊断

患者没有急性失血的临床表现，但不能除外慢性失血。从病史无法判断是否存在骨髓生成障碍或破坏增多，区分两者最好的方法是查网织红细胞（Ret）计数。Ret 是尚未完全成熟的红细胞，它在周围血液中的数值可反映骨髓红系的生成功能。

A. 低增生性贫血 Ret 正常或降低。

B. Ret 升高提示骨髓红系增生旺盛，是对贫血的正常反应或存在溶血。

C. 网织红细胞检查：

    1. Ret 百分比，正常 0.5%~1.5%。

    2. Ret 绝对计数，正常 25000~75000/μl。

    3. Ret 生成指数（RPI）= Ret% × (Hct/45) × 0.5，正常为 1。

评价慢性贫血的第一步为检查 Ret。

> 患者的 Ret 为 1.5%，绝对计数为 54000/μl，RPI 0.39。

患者是低增生性贫血，目前什么是最可能的诊断和鉴别诊断？下一步需要安排哪些检查？

患者的 MCV 为 76fl，为小细胞低色素性贫血，但是 MCV 对于贫血病因的诊断并不特异，有研究发现 50% 的缺铁性贫血或维生素 B_{12} 或叶酸缺乏的贫血为 MCV 正常，甚至有 5% 的缺铁性贫血患者 MCV 增高、12% 叶酸或维生素 B_{12} 缺乏患者 MCV 降低。MCV 有助于形成鉴别诊断思路，但不能仅凭它确定病因。

小细胞低色素性贫血最常见的病因是缺铁。此患者的诊断假设见表 12-2。

表 12-2 患者陈某的诊断假设

诊断假设	临床线索	疾病要点	重要检查
可能性最大的诊断			
缺铁性贫血	偏食 可能存在慢性失血（月经过多、慢性消化道失血）	体内铁的储存不能满足正常红细胞生成的需要而发生的贫血。是由于铁摄入量不足、吸收量减少、需要量增加、或丢失过多所致。形态学表现为小细胞低色素性贫血	血清铁蛋白
其他可能的诊断——最常见			
慢性病性贫血	肝脏或肾脏慢性病史 慢性炎症 慢性感染	通常是指继发于其他系统疾病的贫血，如慢性感染、恶性肿瘤、肝病、慢性肾功能不全及内分泌异常等。发病机制考虑与铁利用障碍有关	血清铁/总铁结合力 血清铁蛋白 促红细胞生成素（EPO）水平
其他可能的诊断			
铅中毒	铅暴露史	铅主要抑制细胞内含巯基的酶，影响能量代谢，导致卟啉代谢紊乱，阻碍高铁血红蛋白的合成，出现贫血	铅水平
维生素 B_{12} 缺乏	节食 自身免疫性疾病 神经系统症状	维生素 B_{12} 不仅和叶酸一起参与脱氧核糖核酸（DNA）合成，同时还维护神经髓鞘的代谢与功能。所以缺乏时不仅有大细胞性贫血，还可以有神经系统症状。	维生素 B_{12} 水平
叶酸缺乏	妊娠 酗酒 镰状细胞性贫血	摄入不足、需求增加、吸收不良、药物等可引起叶酸缺乏，主要表现为巨幼细胞性贫血	叶酸水平

诊断与治疗

进一步询问病史，患者没有慢性肝肾疾病，没有慢性炎症性疾病的临床表现。血清铁蛋白检查为 5ng/ml。

对于没有慢性疾病的患者，血清铁蛋白是诊断缺铁性贫血的最佳检查。

血液中的储存铁以铁蛋白和含铁血黄素形式存在，血清铁蛋白是反映机体铁储备的敏感指标。但铁蛋白同时也是体内的炎性指标之一，慢性感染、炎症或肿瘤的慢性病性贫血伴缺铁时，铁蛋白可不降低。患者血清铁蛋白明显降低，很明显存在缺铁，缺铁性贫血诊断明确。缺铁性贫血能否得以根治的关键是是否去除病因，所以下一步是寻找缺铁的病因。

寻找缺铁的病因很重要，特别要注意寻找潜在恶性疾病的可能。

由于机体对铁的利用极为有效和节省，因摄入不足或吸收不良引起的缺铁很少，慢性失血是缺铁性贫血最常见的病因，大部分是由于月经或消化道的慢性失血造成。消化道的慢性失血（包括肿瘤性和非肿瘤性）经常很隐匿，很多患者需要行消化道评估。

A. 哪些患者需要行消化道评估？
  1. 男性、绝经后女性、>50 岁的女性（即使仍有月经）。
  2. 50 岁以下未绝经的女性，如果有消化道症状或早发结肠癌或结肠腺瘤家族史。
  3. 所有患者需仔细询问消化道症状。

B. 首选什么消化道检查？
  1. 有下消化道症状，首选结肠镜。
  2. 无症状或有上消化道症状先行胃镜，胃镜阴性再考虑结肠镜。
  3. 如果首选的检查阴性，需考虑后续检查。
  4. 如胃镜、结肠镜均无阳性发现，临床又高度怀疑消化道失血，应行小肠检查。小肠造影很少有阳性发现，可考虑胶囊内镜或小肠镜。

> 患者的病史无法确定缺铁性贫血是否因月经过多引起，另外她也有上消化道症状，以及长期使用非甾体类抗炎药（NSAIDs）的历史，所以有必要评价上消化道。行胃镜显示严重的反流性食管炎和胃炎，可以解释贫血。没有下消化道症状和结肠癌家族史，结肠镜检查非必需。
>
> 开始口服铁剂治疗，症状逐渐缓解。

疾病知识拓展

缺铁性贫血

A. 缺铁性贫血的诊断
  1. 血常规表现为小细胞低色素性贫血。
  2. 血清铁蛋白和血清铁降低，总铁结合力升高。其中血清铁蛋白是反映机体铁储备的敏感指标。
  3. 常见缺铁的原因
    （1）慢性失血（月经或胃肠道）。
    （2）婴幼儿或青春期生长迅速。
    （3）吸收不良，如胃肠切除术后、炎症性肠病、乳糜泻。
    （4）摄入不足（少见）。

B. 缺铁性贫血的鉴别诊断

    1. 慢性病性贫血。

    2. 铁粒幼细胞性贫血。

    3. 铅中毒。

    4. 异常血红蛋白病。

C. 缺铁性贫血的治疗

    1. 首选口服铁剂，如患者存在严重吸收不良或不能耐受口服补铁可选择静脉补铁。

    2. 只有在低血容量、直立性低血压、活动性出血或有心绞痛、晕厥及严重呼吸困难时考虑输血治疗。

    3. 最易吸收的口服铁剂是硫酸亚铁。常见不良反应为消化道症状，如恶心、腹痛、便秘等，随食物服用或逐渐增加剂量能减少不良反应发生。

    4. 维生素 C 有助于铁吸收，可配伍应用。

    5. 治疗开始后 7~10 天 Ret 开始升高，30 天左右血红蛋白升高。如果对治疗无反应，需重新考虑诊断是否正确。

    6. 铁剂至少服用 6 个月以达到足够的铁储备。

D. 循证小知识

    1. 骨髓的铁储备检查是诊断的金标准。

    2. 血清铁蛋白是最好的临床检查手段

      （1）血清铁蛋白降低的 LR+ 很高，铁蛋白<15ng/ml，LR+ 51；铁蛋白<32ng/ml，LR+ 25.5。

      （2）铁蛋白>100ng/ml，LR- 0.08，所以铁蛋白增高基本可除外缺铁的诊断。

    3. 铁蛋白也是一炎症蛋白，所以在一些炎症性疾病对贫血的判断有影响。

      （1）类风湿关节炎（RA）患者：铁蛋白<60ng/ml，LR+ 7.2，LR- 0.16。

      （2）炎性肠病（IBD）患者：铁蛋白<50ng/ml，LR+ 2.36，LR- 0.13。

      （3）慢性肾脏疾病患者：铁蛋白<112ng/ml，LR+ 15.8，LR- 0.16。

      （4）结核患者：铁蛋白<30ng/ml，LR+ 3.6，LR- 0.13。

病例随诊

> 患者停止服用 NSAIDs 药物，质子泵抑制剂替代既往服用的雷尼替丁。6 个月的补铁治疗后她自觉良好。随诊检查血常规：Hb 130g/L，HCT 39%，MCV 122fl。

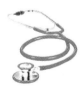

最可能的诊断是什么？还有其他的可能吗？下一步应做何种检查？

鉴别诊断

    患者现在血红蛋白已经正常，但出现明显的 MCV 增高。MCV 增高的意义类似巨细胞性贫血，提示可能存在维生素 B_{12} 或叶酸缺乏。MCV 115~129fl，维生素 B_{12} 缺乏的可能性为 50%，MCV>130fl，

维生素 B_{12} 缺乏的可能性几乎 100%。

此患者目前的诊断假设见表 12-3。

表 12-3　患者陈某（随诊）的诊断假设

诊断假设	临床线索	疾病要点	重要检查
可能性最大的诊断			
维生素 B_{12} 缺乏	素食 自身免疫性疾病 老年人 神经系统症状	维生素 B_{12} 作为辅酶参与多种酶反应，如同型半胱氨酸和甲基丙二酸代谢，从而参与 DNA 合成和神经髓鞘形成。缺乏时不仅表现为巨幼细胞性贫血，还可以出现神经系统症状	维生素 B_{12} 水平 同型半胱氨酸 甲基丙二酸
其他可能的诊断——最常见			
叶酸缺乏	酗酒 长期饥饿 妊娠 镰状细胞性贫血	摄入不足、需求增加、吸收不良、药物等可引起叶酸缺乏，主要表现为巨幼细胞性贫血	血清叶酸 RBC 叶酸 同型半胱氨酸
其他可能的诊断			
甲状腺功能减低	便秘 体重增加 畏寒 乏力	因甲状腺激素分泌不足引起的畏寒、易疲劳、智力减退、食少纳差、大便秘结、体重增加等症状	TSH FT_3

诊断与治疗

患者不饮酒，没有妊娠等常见引起叶酸需求增加的因素，也没有甲氨蝶呤等影响叶酸代谢的药物服用史，叶酸缺乏的可能性不大。维生素 B_{12} 缺乏在巨幼细胞性贫血的病因中更为常见。

> 患者行进一步检查：血清维生素 B_{12} 水平为 21pg/ml，血清叶酸水平为 8.0ng/ml。

患者的维生素 B_{12} 水平可以诊断维生素 B_{12} 缺乏，她没有同时存在可引起叶酸缺乏的原因，正常的叶酸水平可以除外叶酸缺乏。

和缺铁性贫血的诊断类似，下一步是判断引起维生素 B_{12} 缺乏的原因：

A. 有无胃肠道手术史。

B. 有无恶性贫血，查内因子抗体和壁细胞抗体（抗体检查阴性不能除外恶性贫血的诊断）。

C. 有无小肠吸收不良，查钴胺吸收试验（Schilling 试验）。

病例随诊

患者内因子抗体阳性，恶性贫血诊断明确。开始接受维生素 B_{12} 注射治疗，4 个月后复查血常规完全正常。

疾病知识拓展

维生素 B_{12} 缺乏

A. 维生素 B_{12} 缺乏的诊断

  1. 主要表现为贫血和/或神经系统症状，贫血为大细胞性贫血。

  2. 因为维生素 B_{12} 的储备，维生素 B_{12} 缺乏经常需要多年后才有症状。

  3. 有研究发现，28%因维生素 B_{12} 缺乏出现神经系统症状的患者没有贫血或 MCV 增大。

维生素 B_{12} 缺乏血常规可以正常。

  4. 维生素 B_{12} 需要在胃内和内因子结合后才能在末端回肠被吸收。

  5. 维生素 B_{12} 主要存在于动物性食物中，素食者可因摄入不足导致维生素 B_{12} 缺乏，否则因摄入导致的缺乏很少见。

  6. 常见的维生素 B_{12} 缺乏是因为吸收不良导致的

    （1）胃部疾病：内因子缺乏。

      a. 恶性贫血：自身免疫性疾病，产生壁细胞抗体或内因子抗体。

      b. 胃大部切除或短路手术后。

    （2）小肠疾病：吸收不良。

      a. 回肠切除或短路手术后。

      b. 小肠吸收不良综合征。

      c. 克罗恩病。

      d. 盲襻综合征。

    （3）一些药物如秋水仙碱、酒精、新霉素等可影响维生素 B_{12} 吸收。

B. 维生素 B_{12} 缺乏的鉴别诊断

  1. 叶酸缺乏。

  2. 骨髓异常增生综合征。

  3. 再生障碍性贫血。

C. 维生素 B_{12} 缺乏的治疗

维生素 B_{12} 100μg 肌注，第一周每日一次，以后每周一次，共 8 周，然后每月一次，维持。

D. 循证小知识

1. 维生素 B_{12} 水平受很多因素影响
    (1) 叶酸缺乏、妊娠、口服避孕药可使维生素 B_{12} 水平假性降低。
    (2) 骨髓增生性疾病、肝脏疾病、肠道细菌增长综合征时，维生素 B_{12} 水平可假性正常。
2. 维生素 B_{12} 也是一重要辅酶，影响同型半胱氨酸及甲基丙二酰辅酶 A 转化。
    (1) 维生素 B_{12} 缺乏时，同型半胱氨酸及甲基丙二酸水平升高。
    (2) 叶酸缺乏、肾功能不全、低血容量、甲状腺功能低减时同型半胱氨酸水平也可升高。
    (3) 同型半胱氨酸和甲基丙二酸水平对维生素 B_{12} 缺乏的诊断敏感性 86%~98%，特异性不详。
3. 治疗反应是另一个诊断途径，同型半胱氨酸和甲基丙二酸水平可在开始替代治疗后 7~14 天正常。
4. 维生素 B_{12} 水平的意义
    (1) 维生素 B_{12} <100pg/ml，存在维生素 B_{12} 缺乏。
    (2) 维生素 B_{12} 在 100~300pg/ml，检查同型半胱氨酸和甲基丙二酸水平。
        a. 两者都正常，维生素 B_{12} 缺乏可能性小。
        b. 两者都升高，存在维生素 B_{12} 缺乏。
        c. 其中一个升高，可能存在维生素 B_{12} 缺乏。
    (3) 维生素 B_{12} >300pg/ml，维生素 B_{12} 缺乏的可能性很小。

叶酸缺乏

A. 叶酸缺乏的诊断
    1. 贫血是最常见的临床表现，神经系统症状少见。
    2. 常见原因为摄入不足（如酗酒）或需求增加（如妊娠、慢性溶血、白血病）。
    3. 叶酸的吸收部位是在空肠，所以因吸收不良造成的缺乏少见。
    4. 一些药物的影响，如 MTX、磺胺等，酒精也是影响因素之一。
    5. 叶酸和维生素 B_{12} 一样也是同型半胱氨酸代谢的辅因子，叶酸缺乏可使同型半胱氨酸水平增高。
    6. 血清叶酸水平受饮食影响很大，红细胞叶酸水平更能反映体内的叶酸水平。
B. 叶酸缺乏的鉴别诊断
    1. 维生素 B_{12} 缺乏。
    2. 骨髓异常增生综合征。
C. 叶酸缺乏的治疗
    1. 口服叶酸 1mg/d。
    2. 妊娠引起的叶酸缺乏整个孕期都需补充。

对于叶酸缺乏的患者应同时检查是否存在维生素 B_{12} 缺乏。

D. 循证小知识
    1. 同型半胱氨酸水平升高对叶酸缺乏诊断的敏感性 80% 左右。
    2. 治疗反应
        (1) 在没有确定患者是否同时有维生素 B_{12} 缺乏之前不要补充叶酸。
        (2) 单纯补充叶酸会加重维生素 B_{12} 缺乏的神经系统症状。

病例2

李某，女性，70岁。1周前，因摔倒右股骨颈骨折。常规术前评估，血常规异常：WBC 11×10^9/L（中性粒细胞63%，单核细胞4%，嗜碱细胞12%，淋巴细胞19%），Hb 84g/L，HCT 26.3%，MCV 85fl。患者10年前患口腔鳞状细胞癌，经手术及放疗后治愈。1个月前常规体检血常规WBC正常，Hb 120g/L。

最可能的诊断是什么？还有其他的可能吗？下一步应做何种检查？

鉴别诊断

患者为正细胞性贫血，1个月新出现的贫血提示失血或溶血的可能；其他正细胞性贫血的常见原因，如慢性病性贫血，肿瘤浸润，纯红细胞再生障碍性贫血等不能除外；叶酸缺乏也可能在短时间内出现贫血。目前的患者的诊断假设见表12-4。

表12-4 患者李某的诊断假设

诊断假设	临床线索	疾病要点	重要检查
可能性最大的诊断			
缺铁性贫血	偏食 慢性失血（月经过多、慢性消化道失血）	体内铁的储存不能满足正常红细胞生成的需要而发生的贫血。是由于铁摄入量不足、吸收量减少、需要量增加、铁利用障碍或丢失过多所致。形态学表现为小细胞低色素性贫血	血清铁蛋白
溶血	乏力	红细胞破坏加速，而骨髓造血功能代偿不足。病因可分为红细胞内在缺陷和红细胞外部因素异常	网织红细胞
其他可能的诊断——最常见			
慢性病贫血	感染 肾功能不全 慢性疾病	通常是指继发于其他系统疾病，如慢性感染、恶性肿瘤、肝脏病、慢性肾功能不全及内分泌异常等	血清铁/总铁结合力 血清铁蛋白 EPO水平 骨髓

续　表

诊断假设	临床线索	疾病要点	重要检查
其他可能的诊断			
骨髓浸润	全血细胞减少 出血 乏力	恶性实体肿瘤或淋巴瘤等血液系统 肿瘤侵犯骨髓引起骨髓造血异常	骨髓
纯红再障	药物 病毒感染	骨髓单纯红系造血障碍，粒系和巨 核系无明显受累	病史 骨髓
叶酸缺乏	酗酒 长期饥饿 妊娠 镰状细胞性贫血	摄入不足、需求增加、吸收不良、 药物等可引起叶酸缺乏，主要表现 为巨幼细胞性贫血	血清叶酸 RBC 叶酸 骨髓

诊断和转归

> 　　患者近几日有咳嗽咳黄痰的病史，自觉发热，没有恶心、呕吐、黑便、便血等。已
> 绝经多年，没有异常阴道流血。骨科医生觉得骨折部位的出血可能性不大。大便潜血阴
> 性。胸片示左下肺新出现片状影，结合病史考虑肺炎。
> 　　进一步检查，网织红细胞 2.8%（绝对计数 85.95/ml，RPI 0.38）。血清铁蛋白
> 150ng/ml。
> 　　患者肝功能和肾功能正常。维生素 B_{12} 水平为 400pg/ml，叶酸 10.0ng/ml，血清铁
> 25mg/dl，总铁结合力 140mg/dl（铁饱和度 18%）。

　　患者网织红细胞不高，提示低增生性贫血，可除外溶血等增生性贫血。患者也没有失血表现。患者血清铁和铁蛋白水平不低，可除外缺铁性贫血，提示慢性病性贫血。急性肺炎可能与慢性病性贫血有关。给予口服抗生素治疗，6 周后复查血常规恢复正常。

疾病知识拓展

慢性病性贫血

A. 慢性病性贫血的诊断
　　1. 引起慢性病性贫血的原因有：铁利用障碍、骨髓对红细胞生成素（EPO）反应不佳、炎症因
　　　　子干扰等。常见病因有：
　　　　（1）肾功能不全。
　　　　（2）肝脏疾病。
　　　　（3）慢性炎症
　　　　　　a. 结缔组织病：如系统性红斑狼疮（SLE）、类风湿关节炎（RA）等。
　　　　　　b. 慢性感染，如感染性心内膜炎（IE）、艾滋病（AIDS）等。

（4）内分泌疾病，如 Addison 病、甲状腺疾病、全垂体功能低下等。

2. 相对急性的慢性病性贫血

（1）在急性细菌性感染时，贫血可在 24~48 小时内出现，Hb 在 100~120g/L 范围。

（2）90% 的 ICU 病人有贫血，伴有血清 EPO 水平轻度升高和骨髓对内源性 EPO 反应不佳。

慢性疾病所致的贫血，血红蛋白和血细胞比容不应低于基线水平的 60%；如果较低，可能存在其他引起贫血的疾病。

B. 慢性病性贫血的鉴别诊断

1. 缺铁性贫血。

2. 铁粒幼性贫血。

3. 再生障碍性贫血。

C. 慢性病性贫血的治疗

1. 治疗相关"慢性"疾病。

2. 肾功能不全、AIDS、化疗等引起的慢性病贫血可考虑 EPO 治疗。

D. 循证小知识

1. 没有检查能证明或除外贫血是因为慢性疾病造成。

2. 对诊断有帮助的检查

（1）即使存在有慢性疾病，也需行铁、维生素 B_{12}、叶酸等检查除外营养性贫血。

（2）有慢性疾病存在时对铁的检查有影响，典型的慢性病性贫血表现为血清铁和铁结合力降低、铁饱和度正常、铁蛋白升高。

（3）EPO 水平：肾功能不全时降低，炎症状态下可升高。

（4）全血细胞减少或外周血检查不能诊断时需行骨髓检查。

病例 3

张某，女性，50 岁。因乏力、面色苍白 2 个月余就诊。患者近 2 个月出现乏力，面色苍白，尿色偏深。无发热、腰痛等不适。

查体：生命体征平稳。贫血貌。浅表淋巴结不大。心肺（－）。肝脾未及。下肢不肿。血常规检查：WBC、PLT 正常，Hb 90g/L，HCT 27.4%，MCV 90fl；RET 6%，RPI 1.8；血清铁蛋白 110ng/ml，维生素 B_{12} 416pg/ml，叶酸 20.0ng/ml。

最可能的诊断是什么？还要考虑哪些诊断？进一步做什么检查？

鉴别诊断

患者贫血诊断明确，血常规检查提示网织红细胞增高，最有可能的诊断是溶血性贫血，注意除外急性失血。表 12-5 为目前的诊断假设。

表 12-5　患者张某的诊断假设

诊断假设	临床线索	疾病要点	重要检查
可能性最大的诊断			
溶血性贫血	先天性因素 机械瓣膜 药物 自身免疫性	红细胞破坏加速，而骨髓造血功能代偿不足。病因可分为红细胞内在缺陷和红细胞外部因素异常	网织红细胞 结合珠蛋白 间接胆红素 LDH
其他可能的诊断			
急性失血	呕血 便血 黑便 阴道出血 腹痛	有消化道、泌尿生殖道、外伤、手术等失血的表现	

诊断

患者没有呕血、黑便、便血、腹痛等。腹部检查阴性，大便潜血阴性。

溶血如何诊断

A. 溶血时外周血红细胞代谢产物增多
　1. 血管内溶血：游离血红蛋白升高。
　　（1）红细胞破坏释放出游离血红蛋白，游离血红蛋白与结合珠蛋白结合使血浆内游离结合珠蛋白减少。
　　（2）血管内溶血，游离血红蛋白能通过肾小球形成血红蛋白尿。
　　（3）游离血红蛋白被肾小管细胞重吸收，形成含铁血黄素，1周后可有含铁血黄素尿。
　2. 血管外溶血（红细胞在肝或脾内破坏）：血清间接胆红素水平升高。
B. 提示溶血的证据
　1. 网织红细胞升高：4%~5%（自身免疫性溶血时中位数为9%）。
　2. 结合珠蛋白<25mg/dl（敏感性83%，特异性96%，LR+ 21，LR- 0.18）。
　3. 间接胆红素升高。
　4. LDH升高。
　5. 血管内溶血时，血和尿中的游离血红蛋白升高。

> 患者结合珠蛋白<20mg/dl，间接胆红素45μmol/L，LDH 359U/L。

　　患者没有活动性出血的临床表现，网织红细胞升高、结合珠蛋白水平降低、间接胆红素及LDH水平增高，溶血的诊断基本明确。下一步需进一步判断引起溶血的原因。回答以下问题对诊断有帮助：
A. 是否有脾大（脾脏是最主要的血管外溶血部位）？
B. Coombs试验
　1. 直接Coombs试验：检测红细胞表面的抗体和补体，99%温抗体自身免疫性溶血Coombs试验阳性。
　2. 间接Coombs试验：检测血清内的红细胞抗体。
C. 是否同时有血小板下降和血栓表现（考虑DIC）？
D. 是否同时有血小板下降和肾功能不全［考虑血栓性血小板减少性紫癜（TTP）和溶血尿毒症综合征（HUS）］？
E. 外周血涂片发现破碎红细胞（机械性溶血、微血管性溶血、TTP、HUS）
F. 是否有感染、药物或毒物导致溶血？
G. 有无机械瓣膜？
　　溶血性贫血的鉴别诊断见表12-6。

表 12-6　溶血性贫血的鉴别诊断

A. 先天性因素

　　1. 酶缺乏，如 G6PD 缺乏

　　2. 血红蛋白病，如镰状细胞性贫血

　　3. 红细胞膜异常，如球形红细胞增多症

B. 获得性因素

　　1. 脾功能亢进

　　2. 免疫性

　　　　（1）自身免疫性：温抗体、冷抗体

　　　　（2）药物性

　　3. 创伤性

　　　　（1）机械性：如人工瓣膜置换

　　　　（2）微血管性：DIC、TTP、HUS 等

　　4. 感染，如疟疾

　　5. 毒物，如蛇毒、苯胺染料等

　　6. 阵发性睡眠性血红蛋白尿（PNH）

　　　患者既往体健，无特殊服药史。WBC 和 PLT 正常，肾功能正常。血涂片未见异常球形红细胞。Coombs 试验阳性。ANA、抗 dsDNA、抗 ENA 等免疫指标均阴性。

　　患者年龄、人种、血涂片等均不支持先天性因素所致的溶血。获得性因素中无药物、毒物、机械瓣等因素，Coombs 试验阳性，考虑自身免疫性溶血。

转归

　　　给予泼尼松 60mg/d 治疗后，患者血红蛋白逐渐回升，胆红素降至正常。随诊激素逐渐减量中。

疾病知识拓展

自身免疫性溶血性贫血

A. 自身免疫性溶血性贫血的诊断

　　1. 有溶血性贫血的临床和实验室证据。

　　2. 可分为温抗体型和冷抗体型两类，前者远较后者多见。

　　3. 温抗体型

　　　　（1）直接抗人球蛋白试验阳性，近期无输血和特殊药物（如奎尼丁、青霉素等）应用史。

　　　　（2）可继发于很多感染、免疫及肿瘤性疾病

　　　　　　a. 结缔组织病：SLE、RA 等。

   b. 肿瘤性疾病：淋巴瘤、慢性淋巴细胞白血病等。

   c. 感染性疾病：病毒感染、真菌感染等。

 4. 冷抗体型

  （1）冷凝集抗体大多为 IgM 抗体，结合补体反应。

  （2）原发性多见于老年人。

  （3）继发性

   a. 恶性 B 细胞增殖性疾病：原发性巨球蛋白血症、淋巴瘤、多发性骨髓瘤等。

   b. 感染：支原体肺炎、传染性单核细胞增多症等。

B. 自身免疫性溶血性贫血的鉴别诊断

 1. 异常血红蛋白病。

 2. 海洋性贫血（珠蛋白生成障碍性贫血）。

 3. 阵发性睡眠性血红蛋白尿（PNH）。

 4. 球形红细胞增多症。

C. 自身免疫性溶血性贫血的治疗

 1. 大剂量糖皮质激素。

 2. 严重病例，可静脉给予免疫球蛋白或血浆置换。

 3. 难治复发病例，可给予免疫抑制剂治疗或脾切除。

 4. 去除诱因。

 5. 由于自身抗体的存在使配血困难，输血时需选用交叉配型最相配的血。

阵发性睡眠性血红蛋白尿（PNH）

A. PNH 的诊断

 1. 后天性获得性红细胞膜缺陷引起的溶血病。

 2. 造血干细胞 PIG-A 基因突变，导致糖磷脂磷脂酰肌醇锚磷脂缺乏，CD59 和 CD55 不能连接于细胞膜，使红细胞对补体敏感性增加，发生血管内溶血。

 3. 临床表现为溶血、血栓形成、感染和出血。

 4. 和再生障碍性贫血关系密切，可相互转化。

 5. 流式细胞仪测 CD59、CD55 阴性细胞群为诊断金标准。

阵发性睡眠性血红蛋白尿是少数伴有铁缺乏的溶血性贫血之一。

B. PNH 的鉴别诊断

 1. G6PD 缺乏。

 2. 自身免疫性溶血。

 3. 再生障碍性贫血。

C. PNH 的治疗

 1. 避免感染等诱发因素，控制溶血发作。

 2. 对症支持治疗，如输洗涤红细胞、抗凝等。

3. 异基因骨髓移植。

蚕豆病

A. 蚕豆病的诊断

1. 葡萄糖 6 磷酸脱氢酶（G6PD）缺乏导致的先天性溶血性疾病，可以有多种不同的遗传学缺陷造成，非洲和地中海人多见。在我国主要见于南方，多为 X-连锁隐性遗传病。

2. 暴露于氧化应激因素时急性发作的溶血性贫血，严重病例可致溶血危象，出现血红蛋白尿和外周血管萎陷。仅"年老"的红细胞会被破坏，因而溶血呈自限性，即使氧化应激暴露因素持续存在，溶血也可自行停止。

3. 最常见的诱发因素为病毒或细菌感染，机制不明。药物或毒物（如磺胺、抗疟药和呋喃坦啶）也可诱发。部分患者对蚕豆超敏，进食后可能出现爆发性溶血危象。

4. 所有急性溶血的患者都应鉴别本病。G6PD 酶活性检测可用于确诊，但在急性溶血发作时可能出现假阴性（有缺陷的红细胞都已经被破坏）。

B. 蚕豆病的鉴别诊断

1. 血红蛋白病。

2. 遗传性球形红细胞性贫血。

3. 自身免疫性溶血性贫血。

4. 冷球蛋白血症。

5. 阵发性睡眠性血红蛋白尿。

C. 蚕豆病的治疗。

1. 避免诱因，预防感染。

2. 病程自限，往往不需特殊治疗，输血、脾切除都不被推荐。

3. 急性溶血时补液利尿，保持尿路通畅。

G6PD 缺乏时易致溶血的药物：抗疟药、磺胺、呋喃坦啶、镇痛药、维生素 K、阿霉素、亚甲蓝、痢特灵等。

第十三章　水　　肿

病例1

> 王某，女性，62岁，双下肢水肿2周。

水肿是组织间隙过量积液的病理现象。轻度的液体潴留可无水肿。

有关细胞外液的生理学基础知识

A. 身体水的分布
　1. 67%在细胞内，33%在细胞外。
　2. 细胞外液：25%血管内，75%组织间隙。
B. 在血管内与组织间隙之间液体的调节
　1. 在毛细血管的小动脉端，存在持续的水和电解质的交换。
　2. 液体在毛细血管的静脉端或经过毛细淋巴管，由组织间隙回到血管内。
　3. 液体从血管内进入组织间隙，是通过以下机制实现的：
　　（1）毛细血管静水压将水推出血管外。
　　（2）组织间隙的胶体渗透压将水拉出血管外。
　　（3）毛细血管的通透性允许液体进入组织间隙。
　4. 当与上述压力相反的作用占主导的时候，液体从组织间隙进入血管内。
　　（1）血浆蛋白质产生的胶体渗透压将液体从组织间隙拉回血管内。
　　（2）组织间隙的静水压将液体推出间隙。
　5. 在骨骼肌组织，毛细血管的静水压和血管内的胶体渗透压是最主要的。
　6. 正常情况下，血管内外存在一点压力阶差，以利于液体从血管进入组织间隙，多余的水分通过淋巴系统清除。

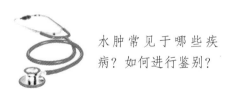

水肿常见于哪些疾病？如何进行鉴别？

水肿的鉴别诊断思路

水肿的定义：组织间隙液体容积增加，一般体内液体蓄积超过2.5~3L临床才会有明显的表现。

水肿的病理生理改变

1. 毛细血管静水压升高（例如，钠水潴留导致血容量增加）。
2. 毛细血管通透性提高（例如，烧伤、血管神经性水肿）。
3. 组织间隙胶体渗透压升高（例如，黏液水肿）。
4. 血浆胶体渗透压降低（例如，低白蛋白血症）。
5. 淋巴回流受阻。

根据受累的器官、系统，进行水肿的鉴别诊断（表 13-1）。

表 13-1　水肿的鉴别诊断

Ⅰ. 由于系统因素导致的全身性水肿，表现为双侧下肢水肿，伴或不伴骶前水肿、腹水、胸腔积液、肺水肿、眶周水肿

  A. 心源性

    1. 收缩性或舒张性心力衰竭，或两者均有

    2. 缩窄性心包炎

    3. 肺动脉高压

  B. 肝源性（肝硬化）

  C. 肾源性

    1. 任何原因所致进展性肾功能衰竭

    2. 肾病综合征

  D. 贫血

  E. 营养不良

  F. 药物

    1. 抗抑郁药：单胺氧化酶抑制剂

    2. 抗高血压药物

      （1）钙离子拮抗剂，特别是二氢吡啶类

      （2）血管扩张剂（肼苯哒嗪、米诺地尔）

      （3）β受体阻滞剂

    3. 激素

      （1）雌激素/孕酮

      （2）睾酮

      （3）皮质激素

    4. NSAIDs 与环氧化酶-2（COX-2）抑制剂

    5. 罗格列酮、吡格列酮

  G. 黏液水肿

Ⅱ. 由于静脉或者淋巴管原因导致的肢体水肿，表现为单侧或者双侧的水肿

  A. 静脉疾患

    1. 阻塞

      （1）深静脉血栓（DVT）

      （2）淋巴结增大

      （3）盆腔占位

    2. 瓣膜功能不全

  B. 淋巴回流受阻（淋巴水肿）

    1. 原发性（特发性，经常为双侧）

续　表

（1）先天性

（2）早发（青春期起病）或晚发淋巴水肿（20 岁以后起病）

　2. 继发性（更常见，经常为单侧）

（1）肿瘤

（2）手术（特别是乳房切除术）

（3）放疗

（4）其他原因（结核、复发性淋巴管炎、丝虫病）

Ⅲ. 局限性水肿

　A. 烧伤

　B. 血管神经性水肿、荨麻疹

　C. 创伤

　D. 蜂窝织炎、丹毒

导致全身水肿最常见的原因是心源性、肾源性、肝源性和贫血。

> 2 周前，患者发现双脚及双小腿水肿。
>
> 几个月前，患者稍感乏力，无气短、胸痛。曾有间断腹部隐痛，与进食、体位和排便无关。大便 2~3 天一次，稍有腹胀。饮食、睡眠可，体重无明显变化。
>
> 既往史：高血压、糖尿病，均控制良好。25 年前曾行胆囊切除术，有输血史。目前口服药物：氢氯噻嗪、赖诺普利、罗格列酮、辛伐他汀和阿司匹林。无心脏、肾脏疾病史，无烟酒嗜好。

鉴别诊断

患者有明显的双下肢水肿，虽然有一部分局部因素可以导致双下肢水肿，但是在这种情况下还是应该先寻找系统疾病。首先应该开始询问病史和体格检查，第一个问题是"该患者有任何症状或者体征，提示由于心脏、肾脏或肝脏疾患导致其水肿吗？"患者有输血史，因此，应该想到她有慢性肝炎、肝硬化的可能。她的腹部症状，提示可能有腹水。腹水在肝硬化中远远比心衰和肾脏病要常见。由于她有高血压、糖尿病病史，当然有心脏病和肾脏病的风险。虽然大多数心衰的患者主诉气短，但是有一部分患者会仅仅有乏力。药物也有可能，罗格列酮经常导致水肿；甲状腺功能低减会导致黏液水肿。最后，虽然由于静脉血栓导致双下肢水肿少见，但是还应该想到由于卵巢癌导致恶性腹水和静脉血栓，或外源性压迫以及深静脉血栓形成。提示其他可能诊断的临床线索参见表 13-2。

表 13-2　患者王某的诊断假设

诊断假设	临床线索	疾病要点	重要检查
可能性最大的诊断			
肝硬化	肝炎的危险因素	常先出现腹腔积液，伴脾大、腹壁静脉曲张、蜘蛛痣，男性乳房发育	腹部彩超 肝功能检查、血白蛋白凝血酶原时间（PT） 肝活检
其他可能的诊断——最常见			
药物	服药史	与特定的药物相关，下肢的可凹性水肿	病史
其他可能的诊断——不应遗漏			
心力衰竭	心脏病危险因素、呼吸困难，颈静脉压升高，肺底湿啰音，S_3	身体下垂部位开始，伴颈静脉怒张、肝大	ECG 胸片 超声心动
肾脏疾病（肾功能不全或肾病综合征）	乏力、恶心、呼吸困难、水肿	晨起眼睑和颜面水肿，可延及全身	BUN/Cr 尿常规，尿白蛋白/肌酐
其他可能的诊断			
卵巢癌	腹痛或腹胀，腹围增加，家族史	伴盆腔肿物、积液	经阴道 B 超 CA-125

在有双侧水肿的患者应尽量寻找全身因素。

诊断与治疗

　　查体：BP 100/60mmHg，P 92 次/分，R 16 次/分。一般情况差，巩膜无黄染，颈静脉无怒张，双肺呼吸音清。心律齐，未及杂音。腹软，无压痛。肝肋下未及，脾肋下及边，移动性浊音（+）。直肠指诊：可见痔疮。双下肢可凹性水肿，到小腿水平。

　　辅助检查：WBC $9.7×10^9$/L，Hb 105g/L，HCT 31%，MCV 86fl，PLT $123×10^9$/L，电解质正常，BUN 2.86mmol/L，Cr 36μmol/L，GLU 5.5mmol/L，ALB 21g/L，ALT 102U/L，ALP 95U/L，TBil 21μmol/L，AST 66U/L，PT 及 APTT 延长。尿常规：蛋白（+）。

是否已经可以诊断肝硬化或门脉高压？是否已经可以除外可能的诊断？还需要行其他检查吗？

查体发现患者存在脾大、腹水、水肿，但是心肺查体未见明显异常，无颈静脉怒张，心衰可能不大。辅助检查显示：转氨酶升高、血白蛋白降低、PT 与 APTT 延长，这些表现符合慢性肝病，需要进一步明确是否存在肝硬化及其病因。尿蛋白阳性，需除外肾病综合征。

病例随诊

> 患者的丙肝抗体（+），HCV-RNA：3.2×10^4 拷贝，乙肝阴性。24 小时尿蛋白：0.30g。腹部 CT 显示肝脏缩小、脾大、腹水。行胃镜：发现食管-胃底静脉曲张。给予呋塞米、螺内酯利尿治疗，水肿好转。

患者的丙肝抗体阳性，HCV-RNA>10^3 拷贝，慢性病毒性肝炎（丙型）诊断明确。胃镜及 CT 所示，提示存在门脉高压，肝硬化诊断明确。24 小时尿蛋白<3.5g，除外肾病综合征。

疾病知识拓展

肝硬化

A. 肝硬化的诊断
1. 各种慢性肝损伤的终末期，包括病毒性肝炎（乙肝、丙肝）后肝硬化、酒精性肝硬化、非酒精性脂肪肝疾病、自身免疫病、血管性疾病、药物、遗传性疾病及移植物抗宿主病、中毒等。10%~15% 的肝硬化病因不明，称为隐源性肝硬化。
2. 起病隐匿，乏力、萎靡、体重下降、腹围增大。男性可有勃起功能障碍。
3. 查体可有黄疸、蜘蛛痣、肝掌、腹水、水肿，男性乳房发育等；肝可能大而质硬；扑翼样震颤提示脑病可能性。
4. 大细胞性贫血、血小板减少、肝功能异常（PT 延长，低白蛋白血症）。
5. 肝脏病理显示肝纤维化导致正常肝脏结构的扭曲及破坏，代之以微小或较大的再生结节。
6. 并发症：包括食管-胃底静脉曲张、消化道出血、自发性腹膜炎、肝性脑病、肝肾综合征等。

B. 肝硬化的鉴别诊断
1. 充血性心衰。
2. 缩窄性心包炎。
3. 肾病综合征。
4. 甲状腺功能低减。
5. 血色病。
6. 原发性胆汁性肝硬化。
7. 肝豆状核变性。
8. 血吸虫病。

C. 肝硬化的治疗
1. 戒酒，补充维生素，支持治疗。
2. 食管-胃底静脉曲张者可予 β 受体阻滞剂。
3. 腹水和水肿者需利尿或腹腔穿刺引流腹水。
4. 发生自发性腹膜炎需抗生素治疗，但是否预防性使用抗生素是有争议的。

5. 脑病发生时可使用乳果糖。

6. 经颈静脉肝内门体静脉分流术（TIPSS）可用于治疗食管-胃底静脉曲张破裂出血或顽固性腹水。

7. 部分病例可行肝移植。

D. 循证小知识

1. 国外统计数据显示，肝硬化在腹水的病因中占75%，其他病因包括肿瘤（10%）、心功能不全（3%）、结核（3%）和胰腺炎（5%）。

2. Ⅳ型胶原常作为肝硬化的非侵入性诊断指标，但该检查并不能取代肝活检。

3. 任何一项影像学检查都不能独立确诊肝硬化

（1）腹部超声通常是评价肝硬化的首选影像学检查。一项研究显示，肝尾叶/肝右叶>0.65诊断肝硬化敏感性为84%，特异性为100%。超声还可发现门脉高压的表现，如脾大、腹水、门腔侧支静脉开放。

（2）腹部CT及MRI对于肝脏病变、肝硬化结节、门脉血栓及肝细胞肝癌的判断较腹部超声更准确。MRI诊断肝硬化的敏感性和特异性分别可达93%和82%。

4. 肝活检是诊断肝硬化的金标准，其特异性及敏感性取决于活检样本的数量及大小，通常为80%~100%。

甲肝不会引起肝硬化。

5. 病史和体征能够为诊断肝硬化提供线索，但其敏感性都不太高（表13-3）。

表13-3　肝硬化相关体征及其敏感性

肝硬化相关体征	敏感性（%）
黄疸	14
食管-胃底静脉曲张破裂出血	50
腹水	30
脑病	50~70
脾大	36~92

6. 有些体征对于诊断肝硬化合并低钠血症的敏感性较高，如腹水见于100%肝硬化合并低钠血症的患者，外周水肿见于59%的此类患者。

7. 实验室检查的敏感性和特异性也不太高，通常不足以诊断肝硬化。

8. 超声测定肝尾状叶与右肝横径比值，对诊断肝硬化的敏感性和特异性分别达到84%和100%，阳性似然比和阴性似然比分别是∞和0.16。

9. 尸检或肝移植术后完整的肝脏组织病理学检查是诊断肝硬化的金标准，而肝穿刺活检的敏感性可达80%~100%。

门脉高压的表现

一旦确定患者有肝硬化，明确其病因是很重要的。另外，还要明确患者是否有门脉高压：食管-

胃底静脉曲张出血、腹水及其并发症、肝性脑病和脾功能亢进。

食管-胃底静脉曲张出血（见第九章）

腹水（见第十四章）

肝肾综合征（HRS）

A. 肝肾综合征的诊断
1. 肝硬化腹水。
2. 血 Cr>1.5mg/dl。
3. 停用利尿治疗、白蛋白扩容至少 2 天后，血 Cr 仍大于 1.5mg/dl。
4. 无休克。
5. 目前或近期无肾毒性药物使用史。
6. 无肾脏疾病（尿蛋白<0.5g/d，RBC<50/HP，肾脏 B 超无异常）。
B. 相关知识
1. 临床综合征
 （1）急性肾功能衰竭（Ⅰ型 HRS）：在 2 周内，血肌酐翻倍或者>2.5mg/dl。
 （2）难治性腹水（Ⅱ型 HRS）：血 Cr 1.25~2.5mg/dl，腹水不减少或逐渐增加。
2. 预后差，与未发生 HRS 的肝硬化腹水患者相比，1 年的生存率明显降低。
3. Ⅰ型 HRS 的诱因包括细菌感染（特别是自发性腹膜炎）、胃肠道出血、酒精性肝病、过度利尿和大量放腹水。
4. HRS 是由于外周血管扩张、血管阻力减低，导致肾小动脉收缩，肾血流下降，肾小球滤过率（GFR）下降。
C. 肝肾综合征的治疗
1. 对于两种类型的肝肾综合征，肝移植有明确疗效。
2. 关于经颈静脉肝内门体分流术（TIPS）和血管加压素对 HRS 的疗效方面的资料有限。

自发性细菌性腹膜炎（SBP）

A. SBP 的诊断
1. 对肝硬化、腹水的患者进行诊断性腹穿的标准
 （1）入院。
 （2）临床症状：发热、腹痛、意识状况改变、肠梗阻、感染性休克。
 （3）出现白细胞升高、酸中毒、肾衰。
 （4）活动性消化道出血。
2. 在床旁使用血培养瓶进行接种，使腹水培养的阳性率提高。
3. 解读腹水细胞计数和培养结果（表 13-4）：提示 SBP 的表现：白细胞计数>100/μl（LR+=9.1），pH<7.35（LR+=9.0），血-腹水 pH 梯度≥0.1（LR+=11）。

表 13-4　提示 SBP 的腹水结果

疾病	中性粒细胞计数（/μl）	培养结果
自发性腹膜炎	≥250	一种病原菌
培养阴性的中性粒细胞增多的腹水	≥250	阴性
单一病原体的非中性粒细胞性腹水	<250	单一病原体
继发性腹膜炎	≥250	多种病原菌
多种病原菌的细菌性腹水	<250	多种病原菌

如果腹水培养出超过一种病原菌，要考虑继发性腹膜炎。

B. 相关知识

　1. 肝硬化住院患者有 10%~30% 有 SBP，一年复发率为 70%，病死率可达 20%。96% 罹患 SBP 的患者的 Child-Pugh-Turcotte 分级为 B 或 C。

　2. 肠道内细菌过度生长和肠道通透性增加，导致细菌进入肠系膜淋巴结，进而进入全身循环系统，并在腹水中定植。

　3. 最常分离出的细菌是大肠杆菌、肺炎克雷伯菌和肺炎球菌。

　4. 症状：包括发热（50%~70%），腹痛（27%~72%），寒战（16%~29%），恶心、呕吐（8%~21%），意识改变（可达 50%）和肾功能下降（33%）。大约 13% 的患者无症状。

　5. SBP 的危险因素：包括腹水总蛋白≤1g/dl、上消化道出血、既往 SBP 史。

C. SBP 的治疗

　1. 在培养结果回报之前，就应该开始经验性治疗。

　2. 头孢噻肟静脉制剂是针对 SBP 研究最多的抗生素。阿莫西林-克拉维酸也有一些研究。

　3. 静脉注射白蛋白可以降低病死率，减少肾功能不全的产生。

　4. 所有 SBP 的康复患者，均应口服诺氟沙星预防再次发作。

　5. SBP 后，患者 2 年的生存率为 30%，因此，SBP 患者康复后应考虑肝移植。

一旦发生自发性腹膜炎，肝移植是唯一可延长生存期的治疗。

肝性脑病

A. 肝性脑病的诊断

　1. 由于急性肝衰、肝硬化、非硬化性门体分流导致的神经、精神异常。

　2. 诊断需要有肝病以及门体分流的病史和体征。

　3. 症状从轻度恍惚、人格改变、睡眠障碍（Ⅰ期）到昏迷（Ⅳ期）。

　4. 扑翼样震颤、腱反射亢进、肌肉僵硬、帕金森样的表现、表情减少、语言缓慢、单调。

5. 经常由于消化道出血、感染、摄入过多蛋白、低钾血症诱发。

B. 肝性脑病的鉴别诊断

1. 全身或中枢神经系统感染。

2. 低氧或二氧化碳潴留。

3. 酸中毒。

4. 尿毒症。

5. 发作后意识模糊。

6. 药物中毒。

7. Wernicke 脑病。

8. 急性肝衰（脑水肿或低血糖）。

9. 震颤性谵妄。

10. 低钠血症。

C. 肝性脑病的治疗

1. 去除诱因。

2. 口服或鼻饲乳果糖 30~60g/2h，直至排便。应保持每日 2~3 次软便。

3. 氟马西尼短期内有疗效。

4. 饮食限制蛋白摄入（<70g/d，>40g/d）。

5. 慢性肝性脑病的患者应进行肝移植。

D. 循证小知识

1. 血氨（静脉或动脉）升高的程度与肝性脑病的严重程度有一定相关，但是不能根据血氨水平判断是否存在肝性脑病。

2. 在一个严重肝病患者肝性脑病的诊断是基于临床表现，并除外导致脑病的其他病因。

稳定的肝硬化患者无诱因发生肝性脑病，一定要考虑肝细胞肝癌。

脾功能亢进

A. 脾功能亢进的诊断

1. 脾功能亢进是没有特异性诊断标准的临床综合征。

2. 脾亢表现为脾大，伴有至少一系的血细胞减少，骨髓增生正常或明显活跃。

3. 肝功能异常时，血细胞异常可有：

（1）由于血小板在脾脏的扣留、骨髓增生不佳和血小板寿命降低，导致血小板减低。

（2）相对于血小板降低来说，白细胞减少要少见一些，它是由于脾脏的扣留导致的。一个病例总结发现，64%的肝硬化患者有血小板降低，而只有5%有白细胞减低。

（3）贫血并非脾功能亢进的一部分，但是在肝硬化的患者中很常见。它是由于脾脏的破坏增加以及铁或叶酸缺乏所致，还有促红素生成降低。

B. 脾功能亢进的治疗

1. 一般无需治疗。

2. 在部分严重血小板减少并有出血倾向的患者，可采用脾切除术或者部分脾栓塞。

3. 很少需要使用粒-巨噬细胞集落刺激因子（GM-CSF）和促红素。

4. TIPS 不能纠正血小板减少。

C. 循证小知识

1. 肝硬化患者中 36%～92% 有脾脏增大，11%～55% 有脾功能亢进，表现为白细胞减低和/或血小板减少，伴有脾脏增大。

2. 脾脏的大小与血细胞减少的程度有一定的相关。

肾病综合征

A. 肾病综合征的诊断

1. 可以是原发，也可以继发于自身免疫病、全身感染（如二期梅毒、疟疾、感染性心内膜炎等）、糖尿病、多发骨髓瘤（伴或不伴淀粉样变）或重金属中毒。

2. 全身水肿，尿中泡沫增多，严重者有呼吸困难。

3. 大量蛋白尿（≥3.5g/d），低蛋白血症（≤30g/L）、高脂血症、水肿。

4. 低蛋白血症可导致胸腔积液、腹水、全身水肿、肺水肿，特别是当血白蛋白<20g/L。

5. 高凝状态、可发生深静脉血栓，最常见的是肾静脉血栓。

6. 脂肪尿，尿沉渣中的脂肪和蜡样管型。

7. 根据病史可进一步检查：血补体，血和尿蛋白电泳，抗核抗体（ANA）和肾脏彩超，如有指征，可进行肾活检。

B. 肾病综合征的鉴别诊断

1. 心力衰竭。

2. 肝硬化。

3. 缩窄性心包炎。

4. 甲状腺功能低减。

C. 肾病综合征的治疗

1. 限水、限钠，降脂治疗。

2. 低蛋白饮食（如尿蛋白>10g/d，增加饮食中的蛋白，以补充蛋白的丢失）。

3. 有糖尿病时，即使肾功能不全，也要加用 ACEI 或 ARB。

4. 微小病变性肾病使用皮质激素治疗。局灶节段硬化性肾小球肾炎应该延长激素治疗疗程。膜性肾病应该使用皮质激素和免疫抑制剂治疗。

50 岁以上无明显原因发生膜性肾病的，要考虑为继发于肿瘤的副肿瘤综合征。

病例 2

艾某，女性，62岁，双下肢水肿2周。2周前无意中发现小腿及足面可凹性水肿，双侧对称，晨轻暮重。既往史：高血压病，规律服药氨氯地平、氢氯噻嗪和阿替洛尔，血压控制良好。无胸痛，上三层楼或步行500米即感费力，夜间可平卧。甲状腺肿大，甲状腺功能正常，无肝炎及肾病病史。不饮酒，吸烟3~5支/日×20年，已戒烟20年。查体：BMI 38，双侧甲状腺Ⅲ°大，颈静脉显示不清。双肺呼吸音清。心尖可及第四心音奔马律，腹部查体正常。双下肢膝以下可凹性水肿。

最可能的诊断是什么？还有其他的可能吗？下一步应做何种检查？

鉴别诊断

和上一个病例一样，双侧水肿应该首先寻找全身性因素，如心脏、肾脏或肝脏疾病。该患者长时间的高血压病史，有可能存在舒张功能不全，查体未见异常，不能排除这个诊断。无肝肾疾病病史，可行辅助检查排除该诊断。氨氯地平可以导致水肿，但是患者已经服用几年，均无临床症状。还有一种水肿在久站后出现，抬高患肢减轻或缓解，这种水肿也可见于静脉瓣功能不全。最后，还要考虑肺动脉高压，肺动脉高压经常表现为呼吸困难伴有水肿，患者有活动后感觉劳累，可看做是呼吸困难的表现。另外，体型肥胖，有阻塞性睡眠呼吸暂停（OSAS）和继发肺动脉高压的风险。

辅助检查：BUN 4.2mmol/L，Cr 79μmol/L，白蛋白/肌酐比 5μg/mg，肝功能、白蛋白、凝血时间正常。

ECG 和胸片正常，UCG 显示：左心室大小和功能正常，肺动脉压升高（40mmHg），轻度三尖瓣反流，右心室无异常。

目前的临床表现能否诊断？如果不能，还需要哪些证据？

到目前为止，没有肝、肾功能或舒张功能异常的发现，而 UCG 发现了肺动脉高压，目前，最可能的诊断为肺动脉高压，下肢静脉瓣功能不全尚不能除外。

> 　　艾某体检正常，ECG、胸片、超声心动图右心室功能正常，肺动脉压轻度升高。患者拒绝行右心漂浮导管检查，明确其肺动脉压力。
> 　　再次追问病史：患者每天早上可以行走一公里，没有任何呼吸困难。水肿在其长时间站立后最严重。

　　根据患者的临床表现不能诊断肺动脉高压。而且，她的呼吸困难不严重，提示她没有严重的肺动脉高压和肺部疾患。

病例随诊

> 　　艾某的临床表现不符合肺动脉高压，更倾向于下肢静脉回流障碍，下肢多普勒血管彩超显示为静脉瓣功能不全，诊断明确，嘱患者穿紧身弹力袜。
> 　　患者3个月后复诊，持续穿着弹力袜，下肢无水肿。

疾病知识拓展

原发性肺动脉高压

A. 肺动脉高压的诊断

　　1. 发生于中、青年女性的罕见疾病。

　　2. 定义：在没有心肺疾病的情况下发生的肺动脉高压和外周血管阻力升高。

　　3. 进行性加重的呼吸困难、乏力、胸痛。

　　4. 心动过速，心界向左扩大，P_2 增强，右心 S_3，可伴右心衰的表现（外周水肿、肝大、腹水）。

　　5. ECG 显示：右心室高电压、劳损。

　　6. 胸片显示肺动脉段突出，远端纹理少。

　　7. 病理检查可见特征性的丛状肺动脉病变。

B. 肺动脉高压的鉴别诊断

　　1. 二尖瓣狭窄。

　　2. 睡眠呼吸暂停。

　　3. 慢性肺栓塞。

　　4. 自身免疫病。

　　5. 缺血性心脏病。

　　6. 先天性心脏病。

　　7. 肝硬化、门脉高压。

　　8. 肺静脉闭塞病。

C. 肺动脉高压的治疗

　　1. 前列环素、内皮素受体拮抗剂和 5 型磷酸二酯酶抑制剂可提高生存率。

　　2. 经验性抗凝治疗可延长生存期。

　　3. 其他血管扩张剂的疗效不可靠。

4. 双肺移植或心肺联合移植为重要的治疗选择。

D. 循证小知识

1. ECG 对于诊断肺动脉高压不够敏感也不够特异（敏感性 51%，特异性 86%，LR+ 3.6，LR- 0.56）。

2. 胸片可发现肺动脉段突出，右心室增大，但对于诊断 PAH 不够敏感，也不够特异（敏感性 46%，特异性 63%）。

3. 经胸壁超声心动图是最常用的估测肺动脉压的无创手段，敏感性 79%~100%，特异性 60% ~98%。

4. 右心导管检查是诊断肺动脉高压的金标准。

静脉瓣功能不全

A. 静脉瓣功能不全的诊断

1. 可以没有症状，只表现为下肢静脉显露。严重的情况下可以有明显曲张的静脉。

2. 皮肤的表现：水肿、硬化性筋膜炎、溃疡。还可有腿胀、腿痛和夜间小腿肌肉抽搐。

3. 静脉瓣功能不全的危险因素：包括高龄、肥胖、静脉炎或静脉栓塞史、严重创伤、妊娠、长时间站立或较高的身高。

4. 25%~33% 的女性和 10%~20% 的男性患下肢静脉曲张。

5. 栓塞后综合征（DVT 后的静脉瓣功能不全）：在 DVT 后 3 年时，35%~69% 的患者可发生，在 5~10 年时 49%~100% 的患者可发生。如果患者进行充分的抗凝治疗、及时活动，长时间坚持使用弹力袜，发生率可以降至 8%。

B. 静脉瓣功能不全的治疗

有外周动脉疾病以及溃疡处继发深部感染的患者不宜使用紧身弹力袜。

1. 穿着弹力袜，可以降低栓塞后综合征的风险、促进溃疡愈合，预防溃疡复发。

2. 其他替代方法包括弹力绷带和间断充气泵。

3. 在使用弹力袜之前，溃疡应该使用敷料覆盖。

4. 除非使用弹力袜，否则利尿剂治疗无效。

5. 介入治疗。

6. 静脉剥脱或结扎。

C. 循证小知识

1. 静脉造影是金标准。

2. 多普勒血管彩超是最好的无创检查，对于诊断静脉瓣功能不全的敏感性 84%，特异性 88%，LR+ 7，LR- 0.18。

3. 由于很多患者同时罹患动脉和静脉疾病，应同时测量踝肱比（ABI）以除外动脉疾病。

病例 3

刘某，女性，64 岁，因右上肢肿胀一年半，加重伴发热、疼痛 2 天就诊。患者 2 年前因乳腺癌行右侧乳腺切除术，术后局部放疗。放疗后服用他莫昔芬。一年半前开始出现右侧上肢水肿，复查乳腺癌无复发。2 天前，无明显诱因出现右上肢肿胀加重，且有红、疼痛，伴有发热，最高体温 38.5℃。

最可能的诊断是什么？还有其他的可能吗？下一步应做何种检查？

诊断与鉴别诊断

由于先前的手术以及放疗，刘某的右上肢的淋巴回流系统遭到破坏，产生了慢性的淋巴水肿。有淋巴水肿的患者很容易罹患皮肤和皮下组织感染。从病理生理的角度来说，蜂窝组织水肿是由于局部的炎症导致毛细血管通透性提高而产生的。对于任一个单侧肢体水肿的患者，均应考虑 DVT。刘某有几个危险因素，包括肿瘤病史、放疗导致的血管壁的损伤、使用他莫昔芬（DVT 的 RR 大约为 3），鉴别诊断见表 13-5。

在有单侧肢体肿胀时，一定要想到 DVT 的诊断。

查体：T 38.3℃，P 102 次/分，R 16 次/分，BP 125/80mmHg。右上肢及右侧胸壁充血明显，皮温高，触痛明显。手指有荨麻疹，有多发水疱。

目前的临床表现能否诊断？如果不能，还需要哪些证据？

表 13-5 患者刘某的诊断假设

诊断假设	临床线索	疾病要点	重要检查
可能性最大的诊断			
蜂窝织炎或丹毒	红、肿、热、痛；有潜在的静脉回流受阻或淋巴水肿	有感染进入的途径，全身表现不显著	临床检查
其他可能的诊断——不应遗漏			
上肢 DVT	单侧上肢、颈部肿胀、有沉重感	存在 DVT 危险因素（特别是静脉留置导管）	多普勒血管彩超、CT、MRA、静脉造影

诊断

> 实验室检查：WBC 11.7×10^9/L，GR 83%，嗜碱性细胞 10%，LYM 10%；Hb 135g/L。葡萄糖：4.89mmol/L，Cr 70.4μmol/L。

 是否已经可以诊断丹毒或者蜂窝织炎了？是否已经除外其他可能的诊断了？还需要其他的检查吗？

病例随诊

> 刘某的临床表现为皮肤出现边界清楚的红斑，伴发热、白细胞升高，诊断为丹毒。感染是由于其双手有荨麻疹，皮肤有破损所致。虽然她有 UEDVT 的一些危险因素，但是目前无需进行进一步检查。两次血培养阳性，为 A 族 β-溶血性链球菌，给予头孢噻肟静脉滴注后，患者病情迅速缓解。

疾病知识扩展

蜂窝织炎和丹毒

A. 蜂窝织炎的诊断
　　1. 在有静脉回流受阻或淋巴水肿的患者，急性出现的肢体的红、肿、热、痛。
　　2. 蜂窝织炎是真皮以及皮下组织的感染。
　　3. 蜂窝织炎的危险因素

  （1）淋巴水肿。

  （2）外周性水肿。

  （3）静脉回流障碍。

  （4）肥胖。

  （5）糖尿病。

  （6）蜂窝织炎病史。

  （7）乳腺癌治疗史。

 4. 经常可以识别出感染进入的路径（小腿的溃疡、创伤、足癣、荨麻疹、皮下脓肿）。

 5. 边界清晰的融合的红斑，弥漫性肿胀。皮温高，有压痛。局部淋巴结可有增大。

 6. β 溶血链球菌和金黄色葡萄球菌是最常见的病原菌。社区获得性 MRSA 越来越常见。

B. 丹毒的诊断

 1. 丹毒是表浅的蜂窝织炎，有明显的淋巴管受累。

 2. 丹毒的危险因素与蜂窝织炎类似。

在有丹毒、蜂窝织炎及其危险因素的患者一定要治疗其足癣。

 3. 临床表现：急性起病的发热（85%的患者）、红斑、水肿、疼痛。

 4. 小腿是最常见的部位（90%），其次为上肢（10%）和面部（2.5%）。

 5. 经常由于局部因素没有治疗，10%在 6 个月内复发，30%在 3 年内复发。

 6. 患者抗生素治疗 24~72 小时，临床症状有改善。

 7. 90%病例的病原菌为链球菌（链球菌致病的病例中，A 群占 58%~67%，B 群占 3%~9%，C 或 G 群占 14%~25%）。

蜂窝织炎和丹毒除非有脓肿形成，否则局部组织培养经常是阴性的。

C. 蜂窝织炎的治疗

 1. 最初的治疗是经验性的。

 2. 必须覆盖葡萄球菌和链球菌。

 3. 化脓性蜂窝织炎经常是金黄色葡萄球菌感染，而非化脓性蜂窝织炎经常是链球菌和葡萄球菌混合感染。

 4. 当地的感染流行趋势可以指导抗生素的选择。

 5. 社区获得性 MRSA 敏感的口服药物包括：克林霉素、SMZco 和四环素。

 6. 蜂窝织炎的经验治疗是克林霉素或一个 β 内酰胺类抗生素（如双氯西林或阿莫西林/棒酸）加 SMZco。

 7. 治疗 10~14 天。

D. 丹毒的治疗

 1. 青霉素 G 或阿莫西林在超过 80%的丹毒患者有效。

2. 其他药物包括大环内酯类和氟喹诺酮类。

3. 疗程 10~20 天。

4. 一般情况良好、依从性好、无消化道症状的患者，可以使用口服抗生素。

5. 一般情况较差、病情进展迅速、免疫抑制状态或依从性差的患者，治疗应选用静脉抗生素，一般应包含万古霉素。

6. 当患者已经接受正规抗生素治疗，病情仍然进展迅速，应该立即请外科会诊，考虑手术治疗。

E. 循证小知识

1. 蜂窝织炎和丹毒均是依靠临床表现诊断。

2. 2%~5%的患者血培养阳性。

3. 皮肤活检培养的阳性率为5%~40%，但不是必需的。

4. 如果蜂窝织炎伴有皮肤脓肿应该进行引流，引流液进行细菌培养。

上肢深静脉血栓（UEDVT）

A. 上肢深静脉血栓的诊断

1. 经常表现为上肢、肩膀或颈部的肿胀、不适，也可以无临床症状。

2. 原发性 UEDVT 占 20%，继发性 UEDVT 占 80%。

3. 中心静脉置管相关的 UEDVT（占 70%），风险随着置管的时间增加。6 天之内风险很小，2 周之后明显增加。

4. 有留置导管的肿瘤患者发生血栓的风险尤其高。

5. 部位

（1）锁骨下静脉血栓占 18%~69%。

（2）腋静脉占 5%~42%。

（3）颈内静脉占 8%~29%。

（4）肱静脉占 4%~13%。

（5）虽然经常累及多个静脉，但是双侧 UEDVT 很罕见。

6. 40%患者有疼痛，但是导管相关的 UEDVT 经常不伴水肿。患者感觉患肢麻木、沉重、乏力、瘙痒或发凉。有时可见扩张的浅静脉。

7. 36%的病例发生肺栓塞，常见于继发于留置导管者，10%的患者可反复发生栓塞。

上肢 DVT 也可导致肺栓塞。

B. 上肢深静脉血栓的治疗

1. 肝素抗凝，至少 3 个月的华法林抗凝，肿瘤或者长期置管的患者需要无限期的抗凝治疗。

2. 有时对患者进行溶栓治疗，还有部分置入支架，特别是针对需要永久静脉置管的患者。

C. 循证小知识

1. 静脉造影是金标准。

2. 血管彩色多普勒超声是最常用的无创检查，敏感性 56%~100%，特异性 94%~100%。

3. 有时可行磁共振血管造影或 CT，但是敏感性和特异性不详。

第十四章　浆膜腔积液

病例 1

> 张某，男性，55 岁，腹胀 2 月余。

腹胀常见于哪些疾病？如何进行鉴别？

腹胀的鉴别诊断思路

腹胀分为器质性和功能性，是一种非特异性症状。器质性腹胀的本质为腹腔内容物增加，可导致部分或全腹部膨隆，功能性腹胀多以主观感觉为主，查体及辅助检查无特殊提示。

表 14-1　腹胀的鉴别诊断

A. 腹腔积气增加
  1. 胃肠道积气
    （1）急性胃扩张
    （2）幽门梗阻
    （3）肠梗阻
  2. 腹膜腔积气（胃肠道穿孔）
B. 腹水
  1. 肝脏疾病
    （1）肝硬化
    （2）肝癌
    （3）病毒性肝炎
  2. 心脏疾病
    （1）右心衰
    （2）缩窄性心包炎
    （3）限制性心肌病
  3. 血管疾病
    （1）门静脉血栓形成
    （2）肝小静脉闭塞症
    （3）布-加综合征
  4. 肾脏疾病

  （1）肾功能衰竭

  （2）肾病综合征

 5. 腹膜疾病

  （1）感染

  （2）肿瘤

  （3）自身免疫病

 6. 低蛋白血症

 7. 代谢性疾病（甲状腺功能减退症）

 8. 其他

  （1）胰源性

  （2）POEMS 综合征

C. 腹部包块

 1. 实质脏器弥漫性增大

  （1）肝大

  （2）脾大

  （3）肾积水

 2. 位于腹盆腔内的良性或恶性肿瘤

  （1）原发于腹盆腔内脏器的肿瘤

  （2）原发于腹膜的肿瘤

  （3）转移癌

 3. 位于腹盆腔内的良性包块

  （1）腹腔、盆腔脓肿

  （2）肠系膜淋巴结炎

  （3）肠腔局部粪块淤积

  （4）乙状结肠扭转

D. 功能性腹胀

>   患者 2 月余前无诱因出现腹胀、腹围增大，并逐渐加重，弯腰活动受限。伴轻度乏力，无恶心、呕吐，有排气，二便正常。既往史：10 年前体检发现乙肝表面抗原阳性。查体：BP 120/75mmHg，慢性病容，神清语利，肝掌，上胸部可见蜘蛛痣，浅表淋巴结未及增大。双肺呼吸音清，心界不大，HR 78 次/分，律齐。腹膨隆，腹围 92cm。腹软、无压痛，未及包块，肝肋下未触及，脾肋下及边，液波震颤、移动性浊音阳性，肠鸣音正常。双下肢轻度可凹性水肿。腹部超声：肝囊肿，肝多发中强回声，血管瘤可能，腹水。

  逐渐进展的腹胀伴腹围增大，提示腹胀为器质性疾病所致。患者病史已 2 月余，无恶心、呕吐，排气及大便正常，可除外胃肠道积气性疾病。查体腹部膨隆，液波震颤、移动性浊音阳性，考虑存在腹水；肝掌和蜘蛛痣则提示慢性肝病可能。腹部超声结果证实了腹水的存在。

有关腹水的基础知识

Ⅰ. 腹水的诊断

 A. 诊断腹水两个最好的病史指标

    1. 腹围增加（LR+ 4.16，LR- 0.17）。

    2. 足踝水肿（LR+ 2.80，LR- 0.10）。

  B. 诊断腹水两个最好的体格检查指标

    1. 液波震颤（LR+ 6.0，LR- 0.4）。

    2. 移动性浊音（LR+ 2.7，LR- 0.30）

      （1）腹部叩诊无明显浊音时，患者出现腹水的概率< 10%。

      （2）移动性浊音阳性时腹水>1500ml。

      （3）移动性浊音阳性还可见于腹腔巨大囊肿。

    3. 运用正确的体格检查方法才能得到上述 LR 结果。

  C. 腹部超声检查能检出 100ml 的腹水

Ⅱ. 腹水的生成机制

  A. 静水压升高（门脉高压）

    1. 窦前性

      （1）门静脉血栓/癌栓。

      （2）局域性门脉高压（慢性胰腺炎）。

    2. 窦性

      （1）肝硬化。

      （2）肝癌。

      （3）肝小静脉闭塞症。

    3. 窦后性

      （1）布-加综合征。

      （2）右心功能不全。

      （3）缩窄性心包炎。

  B. 血浆胶体渗透压降低（低蛋白血症）

  C. 腹膜毛细血管通透性增加

    1. 感染。

    2. 肿瘤。

    3. 自身免疫病。

  D. 淋巴回流受阻或淋巴结压迫

    1. 结核。

    2. 淋巴瘤。

    3. 丝虫病。

  E. 混合性

腹水的鉴别诊断思路——判断腹水性质

Ⅰ. 血清-腹水白蛋白梯度（SAAG）

  A. SAAG=血清白蛋白浓度-腹水白蛋白浓度

  B. SAAG 已取代"漏出液和渗出液"，作为腹水的分类标准

    1. SAAG ≥ 11g/L（门脉高压性腹水）

      （1）肝硬化。

      （2）心源性腹水。

      （3）肝癌或肝转移癌。

  （4）布-加综合征。

  （5）门静脉血栓。

  （6）肝小静脉闭塞症。

  （7）黏液性水肿。

 2. SAAG ＜ 11g/L（非门脉高压性腹水）

  （1）腹膜转移癌。

  （2）结核性腹膜炎。

  （3）胰源性腹膜炎。

  （4）肠梗阻或穿孔。

  （5）胆汁性腹膜炎。

  （6）肾病综合征。

  （7）术后淋巴管瘘。

  （8）结缔组织病相关性浆膜炎。

C. SAAG 结果的准确性

 1. 腹腔感染、利尿剂治疗、放腹水治疗或静脉输注白蛋白等不会干扰 SAAG 结果的准确性。

 2. 低白蛋白血症或高球蛋白血症（血清球蛋白>50g/L）时，SAAG 测定值可能假性偏低。

 3. 低血压、乳糜腹水时 SAAG 可能假性增高。

测定 SAAG 时应保证血清及腹水标本为同日采集。

混合性腹水由两种或两种以上病因引起，约占 5%，其 SAAG 多 ＞ 11g/L。

Ⅱ. 腹水的其他实验室检查

 A. 腹水外观

  1. 门脉高压性腹水清亮透明。

  2. 黄色混浊应为非门脉高压性腹水。

  3. 血性腹水多见于结核、肿瘤，亦可见于自身免疫病。

  4. 乳糜样腹水可见于结核、肿瘤等。

 B. 腹水细胞计数

  1. 在非复杂性肝硬化性腹水中，白细胞通常不超过 $500 \times 10^6/L$，中性粒细胞通常少于 $250 \times 10^9/L$。

  2. 腹膜任何炎症状态均可引起腹水白细胞升高

   （1）细菌性腹膜炎多以中性粒细胞升高为主。

   （2）结核性腹膜炎及腹膜转移癌则通常以淋巴细胞为主。

 C. 腹水生化指标

  1. 腹水葡萄糖

   （1）正常情况下与血清浓度相同。

   （2）腹腔内白细胞增高或出现细菌感染时可降低。

   2. 腹水乳酸脱氢酶（LDH）

      （1）在肝硬化腹水时，腹水 LDH／血清 LDH 通常<0.5。

      （2）自发性腹膜炎及继发性腹膜炎时，腹水 LDH 可高于血清水平。

   3. 腹水甘油三酯

      （1）仅用于乳糜腹水的诊断。

      （2）乳糜腹水甘油三酯浓度>200mg/dl（2.26mmol/L）。

   4. 其他

      （1）腹水淀粉酶。

         a. 在非复杂性肝硬化性腹水，其浓度通常为血清水平的一半。

         b. 在急性胰腺炎或胃肠道穿孔相关的腹水，其浓度显著升高。

      （2）腹水胆红素>6mg/dl（102μmol/L）且高于血清胆红素水平，提示胆汁破入腹腔或上消化道穿孔。

      （3）腹水癌胚抗原（CEA）对恶性腹水的诊断意义尚缺乏足够临床研究证据。

      （4）腹水腺苷脱氨酶（ADA）检测敏感性较差，对于结核性腹膜炎并无诊断价值。

D. 腹水病原学检查

   1. 腹水于床边接于血培养瓶中，而不是置于无菌小瓶中送检，可使细菌培养阳性率升高至 80%。

   2. 当细菌浓度超过 10000/ml 时，腹水涂片革兰染色才能检出细菌。

   3. 腹水直接涂片检出分枝杆菌的阳性率几乎为 0。腹水结核培养的敏感性可达 50%。

E. 腹水细胞学检查

   1. 肿瘤细胞转移至腹膜并脱落至腹水中时，腹水细胞学检查可能检出肿瘤细胞。

   2. 细胞学检查几乎不会出现假阳性。

F. 腹水结核感染 T 细胞斑点试验（TB-SPOT 检查）

   1. 用酶联免疫斑点法（ELISPOT）检测结核感染后特异性 T 细胞分泌的 γ 干扰素，判断是否感染结核。

   2. 敏感性及特异性均较结核菌素试验高。

腹水的鉴别需要结合腹水性质、基础疾病及其他临床特点综合判断。

鉴别诊断

    发现腹水，应该完善血、尿、便常规检查及肝肾功能、出凝血指标等，尽早行腹腔穿刺抽取腹水，明确腹水的性质以利于病因的鉴别。

>   查血常规：WBC $4.5×10^9$/L，Hb 117g/L，PLT $101×10^9$/L，尿常规正常，便常规+潜血（-）。肝肾功能：ALT 127U/L，AST 106U/L，ALB 34g/L，余正常。凝血酶原时间（PT）14.7s，白陶土部分凝血活酶时间（APTT）38.3s。行腹穿抽取黄色微浑腹水 1400ml。腹水常规：细胞总数 $3200×10^6$/L；白细胞 $680×10^6$/L，单个核 96%，Rivalta 试验（±）；腹水生化：TP 46g/L，ALB 22g/L，LDH 116U/L；SAAG 12g/L。

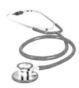

最可能的诊断是什么？还有其他的可能吗？下一步应做何种检查？

患者 SAAG>11g/L，为门脉高压性腹水，结合其既往乙肝病史，首先考虑乙肝后肝硬化所致腹水的可能；腹水外观略混浊，白细胞数偏高，以单个核细胞为主，Rivalta 试验（±），需警惕合并结核性腹膜炎或自发性腹膜炎造成的混合性腹水；既往没有心脏病史，查体无心包积液表现，不支持心衰、心包积液，但需进一步除外缩窄性心包炎；腹水显著而双下肢水肿较轻，需除外布-加综合征；此外还应考虑肝癌、甲状腺功能减退等。患者张某的鉴别诊断见表 14-2。

表 14-2　患者张某的诊断假设

诊断假设	临床线索	疾病要点	重要检查
可能性最大的诊断			
乙肝后肝硬化	乙肝病史	肝硬化最常见原因。肝功能异常和门脉高压症表现	HBsAg，肝功能，B 超或 CT
其他可能的诊断——最常见			
结核性腹膜炎	低热等结核中毒症状，腹壁揉面感	多起病缓慢、隐匿，少数以急性腹痛或高热起病。触诊腹壁揉面感是常见体征	PPD 试验，血清和腹水 T-SPOT TB，腹腔镜手术探查
自发性腹膜炎	感染中毒症状，腹膜炎体征	腹膜炎症状可不显著，肝硬化腹水患者需警惕	腹水病原学检查
其他可能的诊断——不应遗漏			
缩窄性心包炎	有体循环回心血流受阻表现而心界不大	病因多样，类似右心衰表现，腹水较下肢水肿更为显著	肘静脉压，UCG，CT或 MRI
血管疾病（布-加综合征，门静脉血栓）	腹水较下肢肿胀突出，而且呈快速增长	需警惕骨髓增殖性疾病等合并症，防治肝性脑病等并发症，酌情手术或介入治疗	门-腔静脉系统彩超或CT，MRI
肝癌或其他腹盆腔肿瘤	消耗症状，腹水快速增长	肝癌、胰腺癌、卵巢癌、腹膜间皮瘤等均可导致快速增长的大量腹水	肿瘤血清标志物，CT，腹水找瘤细胞
其他可能的诊断			
甲状腺功能减退症	反应迟钝、胫前黏液水肿	重症行甲状腺素替代治疗时警惕因合并亚临床肾上腺皮质功能低减而出现肾上腺危象	甲状腺功能

肝硬化是腹水最常见的原因，可占全部病因的 75%。

诊断与治疗

> 乙肝五项：HBsAg（+），HBeAb（+），HBcAb（+），余（-）。HBV-DNA 2.6×10^5/ L。HCV-Ab（-）。Ⅳ型胶原549ng/ml。腹水细菌涂片+培养、真菌涂片、涂片抗酸染色、乳糜试验及细胞学检查均（-）。PPD（-），腹水 T-SPOT TB 0SFCSs/0PBMC。血管彩超：门静脉略宽为1.3cm，肝静脉、下腔静脉未见异常。测肘静脉压12cmH$_2$O。UCG：轻度主动脉瓣退行性变。AFP 25ng/ml。腹部增强CT示肝囊肿，肝血管瘤可能，腹水，余未见异常。甲状腺功能正常。胃镜示中度食管-胃底静脉曲张。

检查结果可除外缩窄性心包炎、布-加综合征、门静脉血栓、甲状腺功能减退，结核性或自发性腹膜炎以及肝癌等亦无证据。结合临床和血清学、影像学检查。根据肝功能及HBV-DNA定量、Ⅳ型胶原升高，考虑存在慢性乙型肝炎、肝纤维化、门脉高压症，建议行肝穿刺活检，明确肝硬化的诊断与程度。

> 经反复沟通，患者拒绝行肝脏组织学检查，遂予保肝、限水、利尿等治疗。

病例随诊

> 经限钠饮食、适当限水、加强保肝及螺内酯、呋塞米利尿治疗，患者腹水明显减少，腹胀减轻，复查肝功能 ALT 85U/L，AST 77U/L，ALB 34g/L。诊断考虑慢性乙型肝炎（e抗原阴性），乙肝后肝硬化可能性大，肝功能 Child B 级，门脉高压症。未用抗病毒治疗，定期随访观察。

疾病知识拓展

肝硬化（见第十三章）

缩窄性心包炎

A. 缩窄性心包炎的诊断
1. 心包纤维性增厚影响心脏充盈，从而降低了心排出量，并表现出液体负荷增多。
2. 可由结核、心脏手术、放疗或病毒性、尿毒症性心包炎及肿瘤导致。
3. 症状包括进行性呼吸困难、乏力、下肢水肿和腹胀等，右心衰的表现常较突出，腹水与下肢水肿不成比例（腹水显著而下肢水肿不著）。
4. 查体可有心动过速、颈静脉怒张、Kussmaul 征、肝脾大、腹水、水肿以及第二心音后闻及心包叩击音等。

5. 胸片可见心包钙化（<50%患者），心电图可见低电压，肝淤血可致肝功能异常。

6. 心脏超声显示心包增厚、左心室功能正常，CT 或 MRI 对于心包疾病更为敏感。

B. 缩窄性心包炎的鉴别诊断

　　1. 心脏压塞。

　　2. 右心室梗死。

　　3. 限制性心肌病。

　　4. 肝硬化腹水（最常见的误诊）。

C. 缩窄性心包炎的治疗

　　1. 利尿要缓和。

　　2. 最根本的治疗是外科行心包剥脱手术。

　　3. 要做结核的相关检查评价。

D. 循证小知识

　　1. 国外文献报道缩窄性心包炎最多见于病毒或特发性心包炎后，占 42%~49%。

　　2. 在我国结核是缩窄性心包炎的常见病因，有报道占到 78.7%，但真正经病理或病原学检查确诊为结核性心包炎者仅为 16.7%。

　　3. 超声心动图诊断心包缩窄与手术诊断的一致率达 98.7%。

　　4. 72% 的缩窄性心包炎 CT 可见病理性心包增厚（>4mm），25% 出现心包钙化。CT 心包正常不能除外缩窄性心包炎。

　　5. 心包剥脱术的手术相关病死率<5%。

新发生的腹水在诊断肝硬化所致之前，需除外缩窄性心包炎。

结核性腹膜炎

A. 结核性腹膜炎的诊断

　　1. 好发于中青年患者，有结核病史或伴有其他器官结核病证据。

　　2. 感染途径以腹腔内结核病灶直接蔓延为主，如肠结核、肠系膜淋巴结核、输卵管结核等；少数由血行播散引起，伴活动性肺结核、骨关节结核、男性生殖系统结核等，可伴结核性多浆膜炎、结核性脑膜炎。

　　3. 腹痛、腹胀、发热、盗汗，非门脉高压性腹水，腹水白细胞增多以单个核细胞为主，腹水病原学检查阴性，可有腹部肿块、腹泻与便秘交替等表现。

　　4. 腹壁柔韧感（揉面感）为常见体征，部分患者可触及腹部包块。

　　5. 红细胞沉降率快，结核菌素（PPD）试验强阳性，腹水和/或血清 T-SPOT TB 阳性，可有轻中度贫血，部分患者腹部 X 线片可见到钙化影或肠结核、肠粘连等征象。

　　6. 获取病原学诊断困难。做出临床诊断者给予抗结核治疗（2 周以上）有效可确诊。

　　7. 诊断困难者腹腔镜取腹膜活检有确诊价值。广泛腹膜粘连者不宜行腹腔镜检查，必要时手术剖腹探查。

B. 结核性腹膜炎的鉴别诊断

　　1. 腹膜转移癌。

　　2. 腹膜间皮瘤。

　　3. 肝硬化腹水、自发性腹膜炎。

　　4. 结缔组织病。

　　5. 布-加综合征。

　　6. 缩窄性心包炎。

　　7. Meigs 综合征。

　　8. Crohn 病。

C. 结核性结膜炎的治疗

　　1. 休息，对症，加强营养支持。

　　2. 早期、规律、联合、足量、足疗程抗结核治疗。

　　3. 大量腹水者适当放腹水。

　　4. 有肠梗阻、肠穿孔、肠瘘等合并症者手术治疗。

结核性腹膜炎的腹水，结核分枝杆菌培养的阳性率很低。

布-加综合征

A. 布-加综合征的诊断

　　1. 各种原因导致肝静脉梗阻，带来一系列临床表现。

　　2. 急性或慢性肝脏增大、疼痛并有触痛，黄疸，脾大，腹水。

　　3. 肝尾叶静脉回流可能不受阻，因而影像学表现为尾叶很明显。

　　4. 肝活检可见特征性的小叶中央淤血。

　　5. 超声多普勒或静脉造影显示肝静脉阻塞。

　　6. 可伴发于红细胞增多症、右心衰、肿瘤、阵发性睡眠性血红蛋白尿、口服避孕药、妊娠等。

B. 布-加综合征的鉴别诊断

　　1. 肝硬化。

　　2. 缩窄性心包炎。

　　3. 限制性或扩张性心肌病。

　　4. 肿瘤肝转移。

　　5. 肝脏肉芽肿性疾病。

C. 布-加综合征的治疗

　　1. 治疗并发症，如腹水、肝性脑病等。

　　2. 终身抗凝或治疗原发病。

　　3. 可行门腔静脉、肠系膜腔静脉或肠系膜心房分流术。

　　4. 无肝硬化的患者可考虑行经静脉血管内门体循环分流（TIPSS）。

　　5. 严重肝细胞功能障碍者可考虑肝移植。

"特发性"布-加综合征中许多病例存在亚临床型骨髓增殖性疾病。

甲状腺功能减退

A. 甲状腺功能减退的诊断

1. 畏寒、便秘、体重增加、声嘶、精神心理改变、抑郁、月经过多。
2. 低体温，心动过缓，皮肤干燥发黄（胡萝卜素血症），非可凹性水肿，巨舌，深肌腱反射松弛延缓。
3. 血清 FT_4 下降，原发性甲状腺功能减退者 TSH 升高，大细胞性贫血。
4. 黏液性水肿昏迷可表现为反应迟钝、深度低体温、低通气、低血压、显著的心动过缓、胸腔积液和心包积液等。
5. 可合并其他自身免疫性内分泌疾病。

B. 甲状腺功能减退的鉴别诊断

1. 慢性疲劳综合征。
2. 充血性心衰。
3. 原发性淀粉样变性。
4. 抑郁症。
5. 显露性低体温。
6. 帕金森病。

C. 甲状腺功能减退的治疗

1. 左旋甲状腺素替代治疗，从小剂量开始逐步增加至甲状腺功能正常。
2. 黏液性水肿昏迷可以静脉使用左旋甲状腺素，如果疑有肾上腺皮质功能不全，加用氢化可的松（静脉给予）。

使用甲状腺素替代治疗黏液性水肿昏迷时，需同时使用肾上腺皮质激素直至除外合并肾上腺皮质功能低减，否则可能诱发肾上腺危象。

病例 2

> 董某, 22 岁, 女性, 左胸痛 2 个月, 活动后气短半月。

胸痛、气短常见于哪些疾病? 如何进行鉴别?

胸痛的鉴别诊断思路 (见第三章)

呼吸困难的鉴别诊断思路 (见第六章)

> 患者自 2 个月前无明显诱因出现左前胸及季肋部隐痛, 与活动无明显关系, 不影响睡眠。半月前出现活动后气短并进行性加重, 现上一层楼即感气短。自觉乏力, 无咳嗽、咳痰、咯血, 无发热、盗汗, 无夜间憋醒, 无心悸、下肢水肿。发病以来, 食欲减退明显, 二便正常。体重减轻 4kg。既往体健, 大学四年级在读, 平素住校, 偏素食。祖父有"肺结核"史, 与患者无密切接触。查体: T 37.4℃, R 20 次/分, P 80 次/分, BP 120/70mmHg, 体型偏瘦, 浅表淋巴结不大, 结膜无苍白, 颈静脉无怒张, 胸壁未及肿物, 胸骨、肋骨无压痛。左下肺触觉语颤减弱、叩诊浊音、听诊呼吸音消失。心界不大, 心律齐, 未及杂音, 腹软, 无压痛、包块, 移动性浊音 (-), 双下肢不肿, 无杵状指。胸片示左侧肋膈角消失, 心肺无明显异常。胸部超声: 左侧胸腔积液, 深 6cm。

患者青年女性, 慢性病程, 以左侧胸痛起病, 伴活动后气短, 查体左下肺触觉语颤减弱, 左下肺叩诊浊音, 左下肺呼吸音消失, 最可能的诊断为左侧胸腔积液, 需鉴别左下肺占位、肺不张、胸膜增厚。胸片和超声检查结果证实了左侧胸腔积液的存在。

有关胸腔积液的基础知识

Ⅰ. 胸腔积液的诊断

  A. 病史

    1. 胸腔积液的常见症状为呼吸困难、咳嗽及患侧胸痛。

    2. 这些症状对于诊断既不特异也不敏感。

  B. 体格检查

    1. 体格检查对于胸腔积液的诊断意义目前尚无大规模临床试验证据, 主要依据专家观点及小规模病例研究。

    2. 通过体格检查 (包括触觉语颤、叩诊及听诊) 诊断胸腔积液的敏感性 53%~76%, 特异性 60%~71%。

  （1）胸廓活动度不对称对于胸腔积液的诊断敏感性74%，特异性91%。

  （2）触觉语颤或听觉语颤减弱诊断胸腔积液的LR-为0.21，如该体征阴性则胸腔积液的可能性较小。

  （3）胸腔积液>500ml时叩诊才能出现浊音。近期一项系统回顾研究比较了所有的物理检查对于诊断胸腔积液的准确性，结果显示叩诊浊音诊断胸腔积液的准确性最高，LR+ 8.7。

  （4）听诊呼吸音减低或消失诊断胸腔积液的敏感性42%，但特异性90%。

  （5）胸膜摩擦音出现于胸膜炎症时，但当胸水增多后将消失。因此胸膜摩擦音对于诊断胸膜炎的敏感性低（5%），但特异性极高（99%）。

 3. 体格检查的阳性率与胸腔积液量正相关，如胸腔积液少于300ml，体格检查常为阴性。

C. 影像学检查

 1. 立位胸片

  （1）当胸腔积液量超过175ml时可于正位胸片上出现侧肋膈角模糊。

  （2）胸腔积液量少时仅于侧位片上出现后肋膈角模糊。

  （3）后肋膈角清晰可除外有临床意义的胸腔积液。

 2. 胸部超声

  （1）可明确是否存在胸腔积液。

  （2）可粗略定量胸腔积液。

  （3）可协助胸腔穿刺定位。

 3. 胸部CT

  （1）胸部CT是目前最好的观察胸膜腔的影像学检查。

  （2）胸部CT可检出≥10ml的胸腔积液，同时可明确胸膜及肺实质病变。

Ⅱ. 胸腔积液的生成机制

 A. 肺毛细血管静水压升高导致肺间质液体增加

 B. 肺毛细血管通透性增加

 C. 血浆胶体渗透压降低

 D. 胸膜通透性增加

 E. 胸膜淋巴回流受阻

 F. 淋巴管破裂

胸腔积液的鉴别诊断思路——判断积液性质

Ⅰ. 鉴别渗出液与漏出液的Light标准

 A. Light标准：渗出性胸腔积液需满足至少一条Light标准，如不符合下述任何标准则可诊断为漏出性胸腔积液。

  1. 蛋白比值（胸腔积液/血清蛋白）>0.50。

  2. LDH比值（胸腔积液/血清LDH）>0.60。

  3. 胸腔积液LDH >血清LDH正常上限的2/3。

 B. Light标准检出渗出液的敏感性接近100%，但特异性为65%~85%，提示Light标准可能将漏出液误判定为渗出液

 C. 按照Light标准将漏出液错误判定为渗出液，主要见于使用利尿剂后的心衰患者

  1. 20%的心衰患者利尿治疗后，胸腔积液检查符合Light渗出液判定标准。

  2. 此时可测量血清-胸腔积液蛋白梯度，也可测量血清-胸腔积液白蛋白梯度。

  （1）如血清-胸腔积液蛋白梯度（血清蛋白-胸水蛋白）>31g/L，提示胸腔积液为漏出液。

  （2）如血清-胸腔积液白蛋白梯度（血清白蛋白-胸水白蛋白）>12g/L，提示胸腔积液为漏出液。

  （3）血清-胸腔积液白蛋白梯度并不能单独用于判定漏出液及渗出液，因其敏感性较低。

 D. 渗出性胸腔积液与漏出性胸腔积液的常见原因

  1. 渗出液的常见原因

   （1）感染性疾病（肺炎旁胸腔积液、结核性胸腔积液等）。

   （2）自身免疫病（系统性红斑狼疮、类风湿关节炎等）。

   （3）变态反应性疾病。

   （4）肿瘤（肺癌、胸膜间皮瘤、淋巴瘤、转移瘤等）。

   （5）其他（肺栓塞、胰腺炎等）。

  2. 漏出液的常见原因

   （1）心功能衰竭。

   （2）肝硬化，门脉高压症。

   （3）肾功能衰竭。

   （4）低蛋白血症。

Ⅱ. 胸腔积液的其他实验室检查

 A. 胸腔积液 LDH 水平与胸膜炎症程度相关，可作为胸腔积液治疗后随诊观察的指标

 B. 胸腔积液葡萄糖浓度<60mg/dl（3.33mmol/L）常见于肺炎旁胸腔积液、恶性胸腔积液、结核性胸腔积液、类风湿关节炎相关胸腔积液、血胸、Churg-Strauss 综合征

 C. 胸腔积液白细胞计数及分类

  1. 胸腔积液白细胞> 10000/μl 最常见于脓胸及肺炎旁胸腔积液，但也可见于胰腺炎、肺栓塞、结缔组织病，偶见于恶性胸腔积液及结核。

  2. 胸腔积液白细胞分类较白细胞计数更有诊断价值

   （1）急性病程如肺炎、肺栓塞、胰腺炎或结核早期引起的胸腔积液以中性粒细胞为主。

   （2）慢性疾病引起的胸腔积液则以单核细胞为主。

   （3）渗出性胸腔积液中淋巴细胞超过白细胞总数的 50% 提示恶性肿瘤或结核。

 D. 胸腔积液腺苷脱氨酶（ADA）

  1. 胸腔积液 ADA>40U/L 对于诊断结核性胸腔积液的敏感性约 90%，特异性 85%~95%。

  2. 对于 HIV 或其他免疫功能缺陷患者，胸腔积液 ADA 可出现假阴性。

  3. 淋巴瘤或白血病时胸腔积液 ADA 偶可出现假阳性。

 E. 胸腔积液 pH

  1. 胸腔积液 pH<7.20 最常见于复杂肺炎旁胸腔积液，胸腔积液 pH<7.20 是肺炎旁胸腔积液需行胸腔引流的指征。

  2. 其他可引起胸腔积液 pH 降低的疾病：包括食管破裂、类风湿胸膜炎、结核性胸膜炎、恶性胸膜疾病、血胸等。

 F. 胸腔积液细胞学检查

  1. 恶性胸膜疾病首次胸腔积液细胞学检查检出肿瘤细胞的阳性率接近 60%，如送检三次胸腔积液标本，则细胞学检查阳性率可达 90%。

  2. 胸腔积液细胞学检查阳性率与肿瘤类型相关，腺癌的细胞学检查阳性率最高，而间皮瘤、肉瘤、淋巴瘤的阳性率较低。

 G. 胸腔积液细菌涂片及培养

1. 40%的肺炎旁胸腔积液细菌培养为阳性。

2. 胸腔积液细菌培养阳性率在脓胸可达70%。

3. 将胸腔积液床旁接种于血培养瓶中可提高阳性率。

H. 胸腔积液结核感染T细胞斑点试验（TB-SPOT检查）

1. 用酶联免疫斑点法（ELISPOT）检测结核感染后特异性T细胞分泌的γ干扰素，判断是否感染结核。

2. 敏感性及特异性均较结核菌素试验高。

I. 胸腔积液淀粉酶升高见于食管破裂、胰腺炎或恶性疾病，临床上不作为常规检查

J. 胸膜针刺活检

1. 仅用于恶性胸腔积液及结核性胸腔积液的诊断。

2. 胸膜活检对于恶性胸膜疾病中的诊断阳性率仅为40%~60%，其诊断价值并不比胸腔积液细胞学检查大。

3. 胸膜针刺活检对于结核性胸膜炎诊断价值较大。

K. 胸腔镜

1. 胸腔镜检查可将胸腔积液细胞学阴性的恶性胸膜疾病诊断率提高至90%。

2. 对于怀疑为恶性胸腔积液但胸腔积液细胞学检查阴性的患者均应行胸腔镜检查。

胸腔积液的鉴别需要结合积液性质、基础疾病及其他临床特点综合判断。

鉴别诊断

发现胸腔积液，应该完善血、尿、便常规检查及肝肾功能、出凝血指标等，尽早行胸腔穿刺抽取胸腔积液，明确胸腔积液的性质以利于病因的鉴别。

> 血常规：WBC $5.24×10^9$/L，NEUT 61.2%，Hb 137g/L，PLT $263×10^9$/L。尿便常规正常，便OB（−）。肝肾功能：ALT 15U/L，TP 56g/L，ALB 37g/L，LDH 173U/L，K^+ 3.5mmol/L，Cr 49μmol/L，BUN 1.6mmol/L。PT、APTT、D-dimer正常。行胸腔穿刺，抽出黄色微浑液体800ml。胸腔积液常规：比重1.015，Rivalta试验（+），WBC $720×10^6$/L，单个核细胞90%；生化：TP 45g/L，ALB 28g/L，GLU 8mmol/L，LDH 238U/L。

最可能的诊断是什么？还有其他的可能吗？下一步应做何种检查？

根据Light标准，患者胸腔积液/血清蛋白比值>0.50，胸腔积液/血清LDH比值>0.60，胸腔积液LDH>血清LDH正常上限的2/3，符合渗出液诊断标准。患者为住校学生，有可疑结核接触史，偏素食，体型瘦，属于结核病好发人群。起病较隐匿，结合胸腔积液检查为单个核细胞为主的渗出液，诊

断首先考虑结核性胸膜炎，需完善 PPD 试验、胸腔积液抗酸染色等；肺炎旁胸腔积液常见，但患者病史和胸腔积液检查结果不支持普通细菌性肺炎，可完善胸片或 CT 明确肺内有无病变；肺栓塞可致胸痛、气短伴胸腔积液，但较结核性胸膜炎少见，可筛查 D-dimer，必要时 CTPA 等检查明确；胸腔积液应常规行病理学检查找瘤细胞，但患者非胸膜间皮瘤、肺癌等肿瘤好发年龄，临床无明确肿瘤消耗表现，肿瘤可能性小；自身免疫性疾病如系统性红斑狼疮、类风湿关节炎均可致胸腔积液，患者无关节炎表现暂不考虑类风湿关节炎，但青年女性，尽管临床上无明显关节症状及皮疹、脱发、口腔溃疡、雷诺现象等，应筛查抗核抗体进一步除外 SLE。患者董某的诊断假设见表 14-3。

表 14-3 患者董某的诊断假设

诊断假设	临床线索	疾病要点	重要检查
可能性最大的诊断			
结核性胸膜炎	高危人群，既往结核病史或接触史，结核中毒症状	单侧渗出性胸腔积液，胸腔积液白细胞增多以单个核细胞为主	CXR，胸部 CT，PPD，痰抗酸染色及结核杆菌培养，胸腔积液 ADA
其他可能的诊断——最常见			
细菌性肺炎、胸膜炎（肺炎旁胸腔积液、脓胸）	受寒后急性起病，胸痛、咳嗽、咳痰、发热	应在留取痰病原学检测的同时开始经验性治疗。肺炎旁胸腔积液应引流并送检	胸片，痰病原学检测，胸腔积液检测
其他可能的诊断——不应遗漏			
肺栓塞	高危因素、呼吸困难、胸痛、咯血	低氧血症。易患人群为制动、心衰、肿瘤、盆腔手术或外伤等患者	血气分析，CTPA，肺通气灌注显像
肺癌	长期大量吸烟史，消瘦等消耗症状	可以隐匿起病，仅体检时发现肺部阴影	CXR、CT，痰及胸腔积液细胞学，支气管镜，经皮肺穿刺活检，胸腔镜或开胸手术
胸膜间皮瘤	剧烈干咳，胸腔积液快速增长	胸腔积液为渗出性，血性常见	CT，胸腔积液细胞学，胸膜活检
其他可能的诊断			
系统性红斑狼疮	好发于青年女性，多系统损害表现	有浆膜炎表现时以多浆膜腔积液多见。自身抗体阳性	抗核抗体，抗 ENA，补体等

诊断与治疗

ESR 76mm/1h，CRP 59.3mg/dl，IgG 21.3g/L，IgM、IgA 正常。ANA（−）。PPD（+++），血 TB-Ab（+），血浆 TB-SPOT 20SFCSs/0PBMC。痰抗酸染色阴性。胸腔积液 ADA 35.9U/L；胸腔积液细菌、真菌、结核涂片和培养均（−）；胸腔积液 T-SPOT TB 180SFCSs/70PBMC 胸腔积液找瘤细胞（−）。行胸腔积液引流后查胸部 CT：左侧少量胸腔积液，局部包裹，左下肺局限膨胀不全，纵隔及左肺门淋巴结略增大。腹盆腔 B 超未见异常。

患者经筛查未发现自身免疫病和肿瘤的证据，但也未找到明确的结核病原学证据。下一步可考虑胸膜活检，同时送病理和病原学检查。

　　胸膜活检病理：少许平滑肌、肺及纤维血管脂肪组织显慢性炎，局部有钙化，未见上皮样细胞肉芽肿。抗酸染色阴性。胸膜活检结核涂片、培养（−）。

　　胸膜活检病理和病原学检查仍没有找到确切的结核证据。结合病史及检查结果，考虑临床诊断结核性胸膜炎可能性大，经积极与患者及家属沟通，权衡胸腔镜活检与诊断性抗结核治疗的利弊，决定暂不行进一步有创检查，给予诊断性抗结核治疗，密切观察治疗反应。

病例随诊

　　给予 INH、RFP、EMB、PZA 四联抗结核治疗，并行胸腔置管持续引流胸腔积液，患者胸痛、气短症状缓解，10 天后拔除引流管。1 个月后复查胸部 CT：左侧少量包裹性积液，部分胸膜钙化。坚持规律抗结核治疗 9 个月，患者无不适主诉。复查胸部 CT：左侧胸膜增厚，部分胸膜钙化。

疾病知识拓展

结核性胸膜炎

A. 结核性胸膜炎的诊断
1. 胸膜结核多为体内残余的结核杆菌复燃，而非原发性结核感染，占结核感染的 5%。
2. 结核性胸腔积液的产生源于人体对胸膜腔内的结核杆菌抗原的迟发变态（超敏）反应。
3. 多为急性病程，胸痛、干咳，呼吸困难、发热、盗汗、乏力、体重减轻，肝、脾、淋巴结增大，外周血白细胞多正常。
4. 典型的结核性胸腔积液为单侧胸腔积液，少到中量，多为单个核细胞为主的渗出液，外观黄色透明或混浊、易出现凝块，也可以为血性、乳糜性，容易形成包裹性积液。
5. 确诊依据痰、胸腔积液或胸膜活检标本中找到结核分枝杆菌。如未能找到病原学证据，则需依据流行病学史、临床特点、胸腔积液性质及胸膜活检病理等进行临床诊断。
6. 如未能找到病原学证据、临床诊断有困难，需根据患者实际情况权衡行胸腔镜活检或行诊断性抗结核治疗的利弊。
B. 结核性胸膜炎的鉴别诊断
1. 细菌性肺炎、胸膜炎（肺炎旁胸腔积液）。
2. 系统性红斑狼疮、类风湿关节炎。
3. 胸膜间皮瘤、肺癌。
4. 肺栓塞。
C. 结核性胸膜炎的治疗
1. 一般治疗
（1）休息、加强营养。
（2）尽量将胸腔积液彻底引流以减少粘连。
2. 抗结核药物
（1）未经治疗的结核性胸腔积液多于 4~16 周后自发缓解，但 43%~65% 的患者在其后数年中可出现活动性肺结核或肺外结核。

（2）对于严重或双侧的结核性胸腔积液及痰培养阳性患者，应予异烟肼、利福平、吡嗪酰胺、乙胺丁醇强化治疗 2 个月，其后以异烟肼、利福平两药巩固治疗 4 个月。

（3）对于孤立性结核性胸腔积液可给予异烟肼、利福平、吡嗪酰胺三药治疗 2 个月，其后异烟肼、利福平治疗 4 个月。

3. 糖皮质激素

（1）目前对于结核性胸腔积液是否使用糖皮质激素并无足够的临床证据。

（2）临床上常根据患者结核中毒症状等具体情况衡量是否应用糖皮质激素。

D. 循证小知识

1. 对于怀疑结核性胸膜炎的患者均应行痰涂片及培养，因为即使胸部影像学未见肺结核表现的患者，诱导痰培养结核杆菌阳性率仍可达 52%~55%，但痰涂片阳性率较低（12%）。

2. 对于结核低发且不常规接种结核杆菌疫苗的地区，PPD 阳性可提示结核感染。

3. 结核性胸腔积液抗酸染色阳性率<10%，但结核性脓胸胸腔积液涂片抗酸染色阳性率较高，胸腔积液结核培养较涂片更敏感。

4. 胸腔积液 pH、葡萄糖、细胞计数及分类既不敏感也不特异。胸腔积液 ADA>70U/L 高度提示结核，而 ADA <40U/L 则结核可能性较小。

5. 胸膜活检组织学检查发现肉芽肿的概率为 50%~97%，分枝杆菌培养阳性率 39%~80%。

6. 胸腔镜是现有诊断结核性胸腔积液的最准确的，组织学诊断的准确性接近 100%，培养阳性率也可达 76%。

我国为世界上结核病高发国家，但尚缺乏相关循证医学资料。需将上述循证证据结合实际情况用于诊断。

胸膜间皮瘤

A. 胸膜间皮瘤的诊断

1. 隐匿起病，呼吸困难，非胸膜性胸痛，体重下降。

2. 叩诊浊音，呼吸音减低，胸膜摩擦音，杵状指。

3. 单侧胸膜结节性或不规则增厚，胸片上常看到胸腔积液，CT 通常对诊断有帮助。

4. 胸腔积液为渗出性，血性胸腔积液常见。

5. 尽管病史可能提示恶性肿瘤，但确诊通常需要通过胸膜活检。

6. 与石棉暴露史强相关，从暴露到发病潜伏期可长达 20 年以上。

B. 胸膜间皮瘤的鉴别诊断

1. 肺癌。

2. 脓胸。

3. 结核性胸膜炎。

4. 自身免疫病相关胸膜炎（系统性红斑狼疮、类风湿关节炎）。

5. 其他良性胸膜炎（创伤后胸膜炎等）。

C. 胸膜间皮瘤的治疗

1. 尚无持续有效的治疗方法，手术、放疗、化疗联合治疗的效果正在观察中。

2. 1 年病死率>75%。

D. 实用小提示

数年前曾有放疗史的患者出现脓胸应考虑本病，是一个罕见的并发症。

系统性红斑狼疮

A. 系统性红斑狼疮的诊断

  1. 好发于青年女性的自身免疫性疾病，多系统受累，临床异质性很高。

  2. 1997 年 SLE 的美国风湿病学会（ACR）分类标准（表 14-4）：下列 11 项中符合 4 项或 4 项以上者，在除外感染、肿瘤和其他结缔组织病后可诊断 SLE。

表 14-4　1997 年 SLE 的美国风湿病学会（ACR）分类标准

  1. 颊部红斑：固定红斑，扁平或高起，在两颧突出部位

  2. 盘状红斑：片状高起于皮肤的红斑，黏附有角质脱屑和毛囊栓；陈旧病变可发生萎缩性瘢痕

  3. 光过敏：对日光有明显的反应，引起皮疹，从病史中得知或医生观察到

  4. 口腔溃疡：经医生观察到的口腔或鼻咽部溃疡，一般为无痛性

  5. 关节炎：非侵蚀性关节炎，累及 2 个或更多的外周关节，有压痛、肿胀或积液

  6. 浆膜炎：胸膜炎或心包炎

  7. 肾脏病变：尿蛋白>0.5g/24h 或（+++），或管型（红细胞、血红蛋白、颗粒或混合管型）

  8. 神经病变：癫痫发作或精神病，除外药物或已知的代谢紊乱

  9. 血液学疾病：溶血性贫血，或白细胞减少，或淋巴细胞减少，或血小板减少

  10. 免疫学异常：抗 ds-DNA 抗体阳性，或抗 Sm 抗体阳性，或抗磷脂抗体阳性（包括抗心磷脂抗体、或狼疮抗凝物、或至少持续 6 个月的梅毒血清试验假阳性三者中具备一项阳性）

  11. 抗核抗体：在任何时候和未用药物诱发"药物性狼疮"的情况下，抗核抗体效价异常

  3. 2009 SLICC 修改的 ACR 系统性红斑狼疮分类标准（表 14-5）：患者如果满足下列条件至少一

表 14-5　2009 SLICC 修改的 ACR 系统性红斑狼疮分类标准

A. 临床标准

  1. 急性或亚急性皮肤狼疮

  2. 慢性皮肤狼疮

  3. 口腔/鼻溃疡

  4. 不留瘢痕的脱发

  5. 炎症性滑膜炎，内科医生观察到的两个以上关节肿胀或关节触痛伴晨僵

  6. 浆膜炎

  7. 肾脏：通过尿蛋白/肌酐比值或 24 小时尿蛋白计量出尿蛋白 $\geqslant$ 500mg/24h，或有红细胞管型

  8. 神经系统：癫痫发作，精神病，多发性单神经炎，脊髓炎，外周或颅神经病变，脑炎（急性精神混乱状态）

  9. 溶血性贫血

  10. 白细胞减少（至少一次< 4×10^9/L）或淋巴细胞减少（至少一次< 1×10^9/L）

  11. 至少一次血小板减少（< 10×10^9/L）

B. 免疫学标准

  1. ANA 高于实验室参考值范围

  2. 抗 ds-DNA 抗体高于实验室参考值范围（用 ELISA 法检测需两次高于实验室参考值范围）

  3. 抗 Sm 抗体阳性

  4. 抗磷脂抗体：狼疮抗凝物阳性，或梅毒血清学试验假阳性，或抗心磷脂抗体至少两倍正常值或中高效价，或抗 b2 糖蛋白 1 阳性

  5. 低补体：低 C3，或低 C4，或低 CH50

  6. 在无溶血性贫血者，直接 Coombs 试验阳性

条，则归类于系统性红斑狼疮：①有活检证实的狼疮肾炎，伴有 ANA 阳性或抗 ds-DNA 阳性；②患者满足分类标准中的 4 条，其中包括至少一条临床标准和一条免疫学标准。

B. 系统性红斑狼疮的鉴别诊断

1. 其他自身免疫性疾病

　　（1）类风湿关节炎。

　　（2）系统性血管炎。

　　（3）干燥综合征。

　　（4）系统性硬化。

2. 感染性疾病

　　（1）结核病。

　　（2）感染性心内膜炎。

3. 血液系统疾病

　　（1）淋巴瘤。

　　（2）特发性血小板减少性紫癜。

　　（3）自身免疫性溶血性贫血。

4. 其他

　　（1）其他原因引起的肾小球肾炎（包括原发性）。

　　（2）肿瘤、中毒、代谢性疾病等累及多系统的疾病。

C. 系统性红斑狼疮的治疗

1. 糖皮质激素：根据病情选用初始剂量，病情控制后规律减量，长期小剂量维持。

2. 重症需甲基泼尼松龙冲击治疗，序贯以常规剂量糖皮质激素。

3. 酌情加用免疫抑制剂治疗，如环磷酰胺、甲氨蝶呤、环孢素 A、抗疟药等。

4. 药物性狼疮停药后可能恢复。

5. 避免日光照射，避免感染、重大生活事件等诱发和加重病情的因素。

6. 通过疾病相关教育增强患者依从性，定期随访监测。

系统性红斑狼疮临床谱非常广，往往需根据累及部位的不同做鉴别诊断。

D. 循证小知识

1. ANA 诊断 SLE 的敏感性达 99%，特异性 80%，LR+ 4.95，LR- 0.01。

2. 抗 ds-DNA 诊断 SLE 的敏感性 73%，特异性 98%，LR+ 36.5，LR- 0.28。

E. 实用小提示

1. SLE 死亡原因第一位是感染。

2. 上述 ACR 标准为分类标准，而非诊断标准。SLE 的诊断不能生搬硬套该标准，而且疾病随着时间的推移往往出现病情的演变，时间维度一定要考虑。

类风湿关节炎

A. 类风湿关节炎的诊断

1. 1987年美国风湿病学学会（ARA）分类标准（表14-6）：以下7条满足4条或4条以上并排除其他关节炎即可诊断类风湿关节炎。

表14-6　1987年ARA类风湿关节炎分类标准

1. 晨僵：关节及其周围僵硬感至少持续1小时（病程≥6周）
2. 3个或3个区域以上关节部位的关节炎。医生观察到下列14个区域（左侧或右侧的近端指间关节、掌指关节、腕、肘、膝、踝及跖趾关节）中累及3个，且同时软组织肿胀或积液（不是单纯骨隆起）（病程≥6周）
3. 手关节炎：腕、掌指或近端指间关节中，至少有一个关节肿胀（病程≥6周）
4. 对称性关节炎：两侧关节同时受累（双侧近端指间关节、掌指关节及跖趾关节受累时，不一定绝对对称）（病程≥6周）
5. 类风湿结节：医生观察到在骨突部位、伸肌表面或关节周围有皮下结节
6. 类风湿因子阳性：所用方法在正常人群中的阳性率小于5%
7. 放射学改变：在手和腕的后前位像上有典型的类风湿关节炎放射学改变：必须包括骨质侵袭或受累关节及其邻近部位有明确的骨质疏松

2. 2010 ACR/EULAR 类风湿关节炎分类标准（表14-7）：目标人群为有下列表现的患者①有至少一个关节具有明确的临床滑膜炎（肿胀）；②具有滑膜炎，用其他疾病不能得到更好解释的。以下A-D的项目评分相加≥6/10，明确诊断为类风湿性关节炎（注：在A-D内取病人符合条件的最高分。例如，患者有5个小关节和4个大关节受累，评分为3分）。

表14-7　2010 ACR/EULAR 类风湿关节炎分类标准

A. 受累关节（指的是查体时发现的任何肿胀或触痛的关节），可通过滑膜炎的影像学证据证实
   - 1个大关节（0分）（大关节指的是肩关节、肘关节、髋关节、膝关节和踝关节）
   - 2~10大关节（1分）
   - 1~3小关节（有或没有大关节）（2分）（小关节指的是掌指关节、近端指间关节、2~5跖趾关节、拇指指间关节和腕关节）
   - 4~10小关节（有或没有大关节）（3分）
   - 超过10个关节（至少1个小关节）（5分）（在这一条中，至少一个受累关节必须是上述小关节；其他可以包括任何大关节或未列出的小关节，如颞颌关节、肩峰锁骨关节、胸锁关节）
B. 血清学：至少需要1项结果（阴性指的是低于或等于当地实验室正常值的上限。低效价阳性指的是国际单位值高于正常值上限，但是低于正常值上限3倍。高效价阳性指的是国际单位值高于正常值上限3倍。当RF值只能得到阳性或阴性时，阳性结果应该应该被评为低效价阳性）
   - RF 和 ACPA 阴性（0分）
   - RF 和 ACPA，至少有1项是低效价阳性（2分）
   - RF 和 ACPA，至少有1项高效价阳性（3分）
C. 急性期反应物：至少需要1项结果（正常或异常根据当地实验室标准确定）
   - CRP 和 ESR 均正常（0分）
   - CRP 或 ESR 异常（1分）
D. 症状持续时间：指的是评估时，患者自己报告的受累关节滑膜炎体征或症状（如疼痛、肿胀、触痛）的持续时间，不论是否经过治疗
   - <6周（0分）
   - ≥6周（1分）

B. 类风湿关节炎的鉴别诊断
   1. 骨关节炎。

2. 痛风或假性痛风。

3. 血清阴性脊柱关节病。

4. 反应性关节炎。

5. 感染性关节炎、风湿性关节炎。

6. 系统性红斑狼疮、干燥综合征、系统性血管炎。

7. 风湿性多肌痛。

C. 类风湿关节炎的治疗

1. 早期加用慢作用药物（DMARDs）：甲氨蝶呤、来氟米特等。

2. 合理应用非甾体类抗炎药（NSAIDs）和糖皮质激素。

3. 难治性病例选用生物制剂：抗肿瘤坏死因子治疗（英夫利西单抗、益赛普等）。美罗华（清除B淋巴细胞）用于RA有报道。

4. 合理锻炼维护关节功能，必要时手术治疗。

D. 循证小知识

1. RF属于非特异性指标，健康人很少阳性，但感染等炎性关节炎、结节病和牙周疾病均可出现RF阳性。近期一项荟萃分析显示RF诊断RA的敏感性69%、特异性85%、LR+ 4.86、LR− 0.38。

2. 抗CCP抗体是一项新的RA诊断试验。荟萃分析显示抗CCP诊断RA的敏感性62%、95%、LR+ 12.46、LR− 0.36。

3. ACR（1987）单条标准诊断类风湿关节炎：类风湿结节（LR+>30），典型的X线改变（LR+ 11）。

E. 实用小提示

1. 任何慢性对称性多关节炎首先应该考虑有无RA的可能。

2. 晨僵时间往往提示关节的炎症轻重。

3. 抗CCP抗体阳性高度提示RA的诊断。

病例3

> 吴某，63岁，男性，活动后气短3月余，腹胀、双下肢水肿14天。

患者以呼吸困难起病，又渐出现腹胀、下肢水肿，表现为多个部位的症状，首先需通过详细的病史询问和全面查体，判断有哪些系统受累，决定进一步检查的方向。

> 患者3月余前出现活动后气短，上一层楼即感气短，休息后可缓解，无发热、胸痛，无咳嗽、咳痰，夜间可平卧入睡，未诊治。2周前出现腹胀、双下肢可凹性水肿，自觉腹围略增大，无腹痛、腹泻，无尿色异常，尿量不少。发病以来食欲、睡眠可，大便每天一次，黄色成形。体重增加2kg。既往史：40年前患"肺结核"，抗结核治疗1年病愈。个人史：吸烟20年，每天20支，已戒烟7年。饮酒20年，每天1~2瓶啤酒，已戒酒6个月。查体：BP 105/65mmHg，慢性病容，体型消瘦。皮肤、巩膜无黄染，浅表淋巴结未及增大。颈静脉充盈，肝颈回流征（+）。双下肺触觉语颤减低、叩诊浊音，双下肺呼吸音低。心界不大，HR 100次/分，律齐，各瓣膜听诊区未及病理性杂音。腹略膨隆，腹软，无压痛，肝肋下及边，质中，无压痛，脾肋下未及，肝区轻度叩痛，移动性浊音阳性，双下肢中度对称性可凹性水肿。

患者病史和查体提示存在胸腔积液、腹水，即多浆膜腔积液可能。

多浆膜腔积液是指两个或两个以上的浆膜腔（胸腔、腹腔、心包腔）内同时出现积液。

多浆膜腔积液的鉴别诊断思路

多浆膜腔积液的鉴别需要结合积液性质、基础疾病及其他临床特点综合判断。如果各浆膜腔积液均为渗出液，常常需鉴别肿瘤、自身免疫病和结核；如果各浆膜腔积液均为漏出液，多考虑低蛋白血症、肾衰、肝硬化以及心衰、缩窄性心包炎等；有时候，大量心包积液可以导致同时出现少量胸腔积液、腹水，即表现为多浆膜腔积液，此时胸腔和腹腔积液往往是漏出液，究其病因则是由各种原因引起的心包积液，包括结核、自身免疫病、肿瘤（如肺癌）或肾衰、非特异性心包炎等。多浆膜腔积液的鉴别诊断见表14-8。

表 14-8 多浆膜腔积液的鉴别诊断

Ⅰ. 多浆膜腔积液均为渗出液
    A. 恶性肿瘤
        1. 淋巴瘤
        2. 浆细胞病
            （1）多发性骨髓瘤
            （2）淀粉样变
            （3）POEMS 综合征
        3. 肺癌等实体肿瘤
    B. 自身免疫病
        1. 系统性红斑狼疮
        2. 类风湿关节炎
        3. 系统性血管炎
    C. 结核病
    D. 胰腺炎
Ⅱ. 多浆膜腔积液均为漏出液
    A. 低蛋白血症
    B. 肾功能衰竭
    C. 肝硬化
    D. 心功能不全
    E. 缩窄性心包炎
Ⅲ. 大量心包积液（导致漏出性胸腔、腹腔积液）
    A. 结核病
    B. 自身免疫病
    C. 肿瘤（如肺癌）
    D. 肾功能衰竭尿毒症
    E. 非特异性心包炎（病毒性）
    F. 其他（放射、毒物等）

鉴别诊断

患者查体存在双侧胸腔积液和腹水体征，心界不大不支持心包积液。首先应完善血、尿、便常规检查及肝肾功能、出凝血指标等，行胸腔和腹腔穿刺抽取胸、腹水，明确浆膜腔积液的性质。

> 血常规：WBC 4.22×10^9/L，L 19.4%，Hb 138g/L，PLT 135×10^9/L。尿便常规正常，便 OB（－）。肝肾功能：ALT 37U/L，LDH 183U/L，TBil 17.5μmol/L，DBil 7.5μmol/L，ALB 34g/L，Cr 65μmol/L。PT、APTT、D-dimer 正常。胸腔积液常规：淡黄清亮，比重 1.016，细胞总数 230×10^6/L，白细胞 60×10^6/L，单个核细胞 80%，Rivalta 试验（－）；生化：TP 26g/L，ALB 11g/L，LDH 79U/L，ADA 5.1U/L。胸腔积液细菌、真菌、结核涂片和培养均阴性，细胞学（－）。腹水常规：淡黄清亮，比重 1.015，Rivalta 试验（－），WBC 90×10^6/L，单个核细胞 90%；生化：TP 25g/L，ALB 18g/L，ADA 6.5U/L，LDH 88U/L。腹水细菌、真菌、结核涂片和培养均阴性，细胞学（－）。

最可能的诊断是什么？还有其他的可能吗？下一步应做何种检查？

　　胸腹水检查符合漏出液，无明显低蛋白血症，肝肾功能大致正常，需考虑心脏源性疾病，测肘静脉压并完善 UCG，评价心脏结构和功能，明确有无缩窄性心包炎、心肌病和心衰。患者吴某的鉴别诊断见表 14-9。

表 14-9　患者吴某的诊断假设

诊断假设	临床线索	疾病要点	重要检查
可能性最大的诊断			
缩窄性心包炎	有体循环回心血流受阻表现而心界不大	病因多样，类似右心衰表现，腹水较下肢水肿更为显著	肘静脉压，UCG，CT 或 MRI
其他可能的诊断			
限制性心肌病	有体循环回心血流受阻表现而心界不大，可有淀粉样变等病史	舒张期心脏充盈受限，左心室收缩功能正常。临床上右心衰体征明显而症状不显著	UCG，CT 或 MRI

诊断和治疗

　　肘静脉压 30cmH$_2$O。超声心动图：左心房轻度增大，下腔静脉增宽，吸气变化率小于 50%，室间隔可见抖动征，心包少量积液，脏层心包厚度约 4mm，EF 56%。

　　肘静脉压升高，结合 UCG 结果缩窄性心包炎诊断明确。下一步应明确缩窄性心包炎的病因，尤其是明确有无结核病。应完善红细胞沉降率、PPD、TB-SPOT 等检查，行胸腹部 CT 核实心包增厚情况，并观察肺、腹部有无病变，明确有无活动性结核。

　　红细胞沉降率 14mm/1h。PPD（++++），血清 T-SPOT TB 250SFCs/180PBMC。胸腹 CT：双肺纹理增厚，右上肺索条影；心包增厚、有钙化，双侧胸腔积液、腹水。考虑结核可能性大，给予异烟肼、利福平、乙胺丁醇抗结核治疗。2 周后行心包剥脱术，术中见心包增厚、粘连明显。术后病理：心包普遍增厚，慢性炎症浸润，纤维增生，抗酸染色阴性。术后继续抗结核治疗。

病例随诊

术后继续抗结核治疗9个月，患者活动耐量增加，可上2层楼，无腹胀、下肢水肿等不适。

疾病知识拓展

限制性心肌病

A. 限制性心肌病的诊断
  1. 特征表现为舒张期心脏充盈受限，左心室收缩功能正常。
  2. 病因：包括淀粉样变、结节病、血色病、硬皮病、类癌综合征、心肌纤维化以及放疗或手术后纤维化。
  3. 临床表现为充血性心衰（右心衰），体征明显而症状不显著。
  4. 心电图示低电压和非特异性ST-T改变，可以有室上性或室性心律失常。
  5. 心脏超声显示室壁增厚、收缩功能正常，二尖瓣、三尖瓣血流速度与舒张期充盈受损程度相一致。
B. 限制性心肌病的鉴别诊断
  1. 缩窄性心包炎。
  2. 高血压心脏病。
  3. 肥厚梗阻性心肌病。
  4. 主动脉瓣狭窄。
  5. 缺血性心脏病。
C. 限制性心肌病的治疗
  1. 水负荷过重者予限钠利尿，利尿需缓和，否则有效血容量明显降低会加重症状。
  2. 只有当收缩功能受损或房颤时才应用洋地黄。
  3. 继发于其他疾病者治疗原发病。

第十五章 关 节 痛

病例1

张某，女性，58岁，因双膝关节痛就诊。

关节痛概述

无论在门诊还是病房关节痛（arthralgia）都很常见，有些患者关节痛是其主要临床表现，甚至是唯一的临床表现，而有些患者关节痛则是其伴随症状，鉴别诊断较为宽泛。

关节痛与关节炎（arthritis）密切相关，但又不完全等同，前者属于症状性描述，后者则是对一组关节病变的概括性描述，其临床特征包括关节红、肿、热、痛和功能障碍。

根据分类角度的不同，关节痛/关节炎可有多种分类：按病程可分为急性关节炎和慢性关节炎；按病因可分为弥漫性结缔组织病、脊柱炎相关、退行性、感染性、代谢性等；按关节炎症情况分为炎性关节炎和非炎性关节炎；按病变关节数可分为单关节炎、寡关节炎和多关节炎；按病变部位可分为中轴关节炎和周围关节炎；按对称性可分为对称性关节炎和非对称性关节炎。

而关节痛/关节炎的诊断与鉴别诊断往往需要将上述各种分类综合起来进行考虑，常常首先要回答三个问题：①是否真正的关节痛？关节痛除由关节病变导致外，也可由关节周围组织病变所致，如滑囊炎、腱鞘炎、肌纤维组织炎等，有时确实可以表现为类似于关节痛的症状；②是单关节痛还是多关节痛？③是炎性关节痛还是非炎性关节痛？

上述三个问题的回答，主要依赖病史询问和体格检查（尤其注意有无关节外体征），有时还需要进行关节腔穿刺协助诊断。

关节炎分类

A. 单关节炎
  1. 炎性关节炎
     （1）感染性关节炎：淋球菌关节炎、非淋球菌关节炎、莱姆病关节炎等。
     （2）晶体性关节炎：痛风、二羟焦磷酸钙沉积病（CPPD）。
  2. 非炎性关节炎
     （1）骨性关节炎（OA）。
     （2）外伤性关节炎。
     （3）缺血性坏死。
B. 多关节炎/寡关节
  1. 炎性多关节炎
     （1）风湿免疫性：RA、SLE、血清阴性脊柱关节病。

（2）感染性

  a. 细菌：IE、莱姆病等。

  b. 病毒：风疹、HBV、HIV、微小病毒。

  c. 感染后关节炎：肠道感染、泌尿系感染、风湿热。

2. 非炎性多关节炎：OA。

请注意，很多关节病变既可表现为多关节痛，也可表现为单关节痛。

双膝关节痛2年，缓慢起病，活动后明显，伴晨僵，每次持续约10分钟，后逐渐缓解。下楼梯时症状重，上楼梯时症状轻。

最可能的诊断是什么？还有其他的可能吗？下一步应做何种检查？

诊断与鉴别诊断

  如前文所述，开始关节痛的诊断与鉴别诊断之前应该明确是否真正的关节炎，还是关节周围综合征？本例患者疼痛的部位和晨僵等表现比较明确的指向关节病变，所以暂无需考虑其他可能。而有些患者则不然，临床表现酷似膝关节炎，但实为膝关节周围病变所致，如半月板损伤或韧带损伤等。

  本例患者临床特点：中老年女性、慢性病程、双膝关节受累，患者病史中未提及关节红、肿、热，故为非炎性关节炎或轻度炎性关节炎可能性大，可经查体再行核实。

  诊断首先应该考虑OA，慢性病程、膝关节受累、活动后加重等均支持OA的诊断，OA的受累关节以负重关节及双手常见，负重关节包括膝关节、髋关节、脊柱关节、足关节等。除临床表现符合OA外，OA的患病率高也是临床诊断时应该考虑的重要因素，老年人OA非常常见，60岁以上患病率达高50%，75岁以上可达80%，正因为如此，几乎所有的中老年患者因关节痛就诊时，都应该将OA纳入鉴别诊断的范畴。

  除OA外，二羟焦磷酸钙沉积病（calcium pyrophosphate dihydrate deposition diseas，CPPD）也应该考虑。和OA一样，CPPD也是一种慢性退行性关节炎，60岁以上患病率可达7%~10%。膝、腕、髋、肩等大关节受累常见，急性发作可类似于痛风（故有假性痛风之称），慢性发作与OA相似，两者临床上有时很难鉴别，X线检查很重要。

  痛风当然也可以累及膝关节，但最常受累的部位还是跖趾关节，且常为急性发作，晨僵罕见，本例不符。

  总的来讲，本例患者OA可能性最大，CPPD不除外，痛风可能性很小。下一步应行双膝关节X线检查。

表 15-1　患者张某的鉴别诊断

诊断假设	临床线索	疾病要点	重要检查
可能性最大的诊断			
OA	老年人出现负重关节疼痛，活动后加重	老年人常见 负重关节受累 活动后加重 晨僵小于 30 分钟 关节肿胀、压痛、骨性结构增大、骨摩擦音	X 线检查
其他可能的诊断			
CPPD	老年人关节痛，且同时合并有其他疾病，如甲状旁腺功能亢进、血色病、甲状腺功能减退等	老年人常见 慢性或急性关节炎 典型的 CPPD X 线可见软骨点状或线状钙质沉积 关节液中发现焦磷酸钙长菱形晶体	关节液找双折光阳性晶体 X 线见软骨钙化
痛风	急性起病 患者常常能够自行总结出关节痛发作的诱因，如啤酒或海鲜摄入等	急性起病 第一跖趾关节受累常见 高尿酸血症 常见诱因：大量蛋白摄入、酒精饮料摄入、利尿剂使用、新发肾衰等 关节液找到双折光现象的针形结晶或痛风石	关节液找晶体 血尿酸
其他可能的诊断——非膝关节病变			
韧带损伤	外伤史	常有明确外伤史	查体膝关节松弛
半月板损伤	外伤史	常有明确外伤史	查体可及咔嗒音

　　张某休息后或者采取保暖措施均可缓解症状，扑热息痛亦有较好的镇痛效果。近 1 周因为症状加重，所以前来就诊。

　　查体：T 36.3℃，R 14 次/分，BP 120/70mmHg，HR 72 次/分。身高 155cm，体重 75kg，BMI 31.2，双膝关节骨摩擦音，活动度正常。余关节查体未见明显异常。

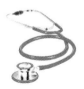

目前的临床表现能否诊断？如果不能，还需要哪些证据？

　　查体核实病变部位确在膝关节，而非关节周围病变。骨摩擦音提示骨赘形成、退行性改变等。此外该患者体型肥胖，BMI 31.2，是骨性关节炎的危险因素之一。

病例随诊

> 双膝关节 X 线片：双膝关节间隙变窄，内侧为著，关节边缘的骨质增生和骨赘形成，符合 OA。

双膝关节 X 线片与临床符合，综合上述临床表现及检查，诊断 OA 成立。

> 给予扑热息痛及葡立 480mg 口服每天 3 次，数周后症状缓解。已嘱患者减肥，鼓励其多游泳。

疾病知识拓展

骨关节炎（OA）

A. 骨关节炎的诊断
1. 一种以关节软骨的变性、破坏及软骨下骨质增生为特征的慢性退行性关节病。
2. 中年后多发，老年人最常见；除年龄外，其他危险因素有肥胖、炎症、创伤等。
3. 症状：受累关节的疼痛、肿胀、晨僵、关节积液及骨性肥大，可伴有活动时的骨擦音、功能障碍或畸形。负重关节（膝关节、髋关节）及双手最易受累；关节疼痛通常活动后加重，休息后缓解；晨僵通常数分钟至十几分钟，很少超过半小时。
4. 体征：关节肿胀、压痛、骨性结构增大、骨摩擦音、关节活动范围缩小。
5. X 线片特点：非对称性关节间隙变窄；软骨下骨硬化和囊性变；关节边缘的骨质增生和骨赘形成；关节内游离体；关节变形及半脱位。
B. 骨关节炎的鉴别诊断
1. 类风湿关节炎。
2. 痛风性关节炎。
3. 血清阴性脊柱关节病。
4. 甲状旁腺功能亢进症。
5. 多发性骨髓瘤。
6. 血色病。
C. 骨关节炎的治疗
1. 减肥。
2. 非负重运动：增强受累关节周围的肌肉。
3. 镇痛：扑热息痛有效且副作用最小，是 OA 治疗的标准用药。对轻中度 OA 患者而言，扑热息痛与 NSAIDs 疗效相同；但对重度 OA 而言，NSAIDs 疗效优于扑热息痛。OA 疼痛症状严重且 NSAIDs 疗效不佳者，可给予曲马多和阿片类镇痛药。
4. 氨基葡糖和硫酸软骨素等疗效中等，副作用小。
5. 关节腔内注射皮质激素或透明质酸钠或玻璃酸钠。

6. 关节置换术。

D. 循证小知识

1. 膝关节骨关节炎分类标准

（1）膝关节痛。

（2）X 线片可见骨赘形成。

（3）下列之一：①50 岁以下；②晨僵小于 30 分钟；③骨摩擦音。

2. 以上分类标准敏感性 91％，特异性 86％，阳性似然比 6.5，阴性似然比 0.10。

E. 实用小提示

1. OA 指间关节痛常见于远端指间关节（DIP），而 RA 常见于近端指间关节（PIP）和掌指关节（MCP）。

2. OA 关节疼痛通常活动后加重，休息后缓解。

3. 膝骨关节炎下楼梯关节痛明显重于上楼梯。

4. 手关节以外的非负重关节（肩、肘、腕、掌指、踝）很少受累。

5. OA 关节皮温通常不高。

6. 骑自行车和游泳等非负重运动对 OA 的治疗非常有益。

二羟焦磷酸钙结晶沉积症（CPPD）

A. 诊断要点

1. 本质：关节软骨钙化，关节液二羟焦磷酸钙晶体阳性。

2. 与痛风一样同属晶体性关节炎，因晶体导致炎症的发生。

3. CPPD 多见于老年人。

4. CPPD 可急性起病，故有"假性痛风"之称，但慢性起病更常见。

5. 痛风与假痛风相似之处：均可导致急性炎性单关节炎、多关节炎、外伤或患病均可诱发急性发作、晚期均可导致毁损性关节炎、发病率随年龄增加而增加。

6. 痛风与假痛风不同之处："痛风样"发作仅出现在小部分 CPPD 患者、CPPD 50％表现为退行性关节炎、CPPD X 线片常可见软骨钙化、CPPD 绝大多数累及双膝。

7. CPPD 常常合并有其他疾病，如甲状旁腺功能亢进、血色病、甲减等，因此诊断假痛风时务必注意完善下列检查：钙、镁、磷、碱性磷酸酶、铁四项、TSH、尿酸。

8. 典型的 CPPD X 线片表现：点状或线状钙质沉积，常见于膝关节、髋关节、骨盆和腕关节软骨部分。

9. 超声检查是 X 线之外诊断 CPPD 的有效补充手段，部分 CPPD 患者关节腔积液证实诊断，但 X 线阴性，超声阳性。

10. 关节液中发现焦磷酸钙长菱形晶体，双折光强阳性。

B. 鉴别诊断

1. 痛风。

2. 骨关节炎。

3. 类风湿关节炎。

4. 草酸钙疾病。

5. 甲状旁腺功能亢进症。

6. 血色病。

C. 治疗

1. 如果存在基础疾病或 CPPD 相关疾病，应给予相应治疗。

2. CPPD 急性期给予下列治疗：NSAIDs、抽取关节液，并于关节腔内注射糖皮质激素、秋水仙碱。

3. 慢性 CPPD 很难治愈，可尝试给予 NSAIDs 口服或秋水仙碱口服预防。

D. 循证小知识

1. CPPD 最常见的类型是无症状型，其次是假性 OA、假性痛风、假性类风湿关节炎等。

2. 超声对 CPPD 的诊断价值敏感性 86.7%，特异性 96.4%，阳性预测值 92%，阴性预测值 93%。

E. 实用小提示

1. 同一关节可同时患有痛风和假痛风。

2. 软骨钙化是 CPPD 的重要特征，但特异性并非 100%，主要见于以下三类疾病（也称为 3C）：①阳离子病（cation disease），包括甲状旁腺功能亢进症、血色病、Wilson 病；②晶体沉积症（crystal deposition disease），包括尿酸钠晶体沉积和焦磷酸钙晶体沉积；③不明原因的软骨退行性改变。

3. 尽管 CPPD 常常被称为假痛风，但实际上绝大多数 CPPD 表现为慢性退行性关节炎，而不是急性痛风样发作。

病例 2

康某，75 岁，女性，左膝关节疼痛 3 天。

关节痛常见于哪些疾病？如何进行鉴别？

康某 3 天前下楼时用力不当出现左膝关节痛，起病后 6 小时达峰，难以忍受。无发热、寒战、食欲变化或流行病接触史。

查体：患者拄拐走进诊室，痛苦表情。体征：T 37℃，BP 110/70mmHg，P 80 次/分，R 12 次/分。左膝关节红、肿、压痛，凉膑征消失，关节活动范围仅有 20°。

最可能的诊断是什么？还有其他的可能吗？下一步应做何种检查？

诊断与鉴别诊断

康某关节红肿且活动范围受限，因此关节外病变可以除外，定位于关节病变明确。鉴别诊断主要围绕炎性单关节炎，包括感染性、痛风、假痛风和外伤等。

本例病例特点如下：老年女性，急性起病，轻度外伤诱因；无发热、乏力、消瘦等全身症状。

根据年龄、炎性单关节炎、急性起病、6 小时达峰，考虑痛风可能性最大。但老年人膝关节 CPPD 亦较常见，可表现为急性起病，类似于痛风发作，故又名假痛风。至于外伤相关关节炎，由于发病前外伤程度较轻，且关节炎症明确，因此外伤性关节病变如半月板损伤、关节腔内骨折等可能性很小。

感染性关节炎可能性也不大，因为发病较急，且缺乏全身症状，但由于感染性关节炎如果漏诊而不给予治疗后果将较为严重，所以感染性关节炎一定不能漏诊。淋球菌性关节炎和非淋球菌性关节炎都应该包括在内。莱姆病虽可引起多关节炎，但单关节炎更常见。具体鉴别诊断见表 15-2。

表 15-2 康某的诊断与鉴别诊断

诊断假设	临床线索	疾病要点	重要检查
可能性最大的诊断			
痛风	急性起病 患者常常能够自行总结出关节痛发作的诱因，如啤酒或海鲜摄入等	急性起病 第一跖趾关节受累常见 高尿酸血症 常见诱因：大量蛋白摄入、酒精饮料摄入、利尿剂使用、新发肾衰等 关节液找到双折光现象的针形结晶或痛风石	血尿酸 关节液找晶体
可能的诊断			
CPPD（假痛风）	老年人关节痛，且同时合并有其他疾病，如甲状旁腺功能亢进、血色病、甲状腺功能减退等	老年人常见 慢性或急性关节炎 CPPD 常常合并有其他疾病，如甲状旁腺功能亢进、血色病、甲状腺功能减退等 典型的 CPPD X 线片可见软骨点状或线状钙质沉积 关节液中发现焦磷酸钙长菱形晶体	关节液找双折光阳性晶体 X 线片见软骨钙化
其他可能的诊断			
外伤	外伤史	严重外伤史	影像学（怀疑骨折行 X 线检查、怀疑软骨损伤行 MRI 检查）
不应遗漏的诊断			
细菌性关节炎（淋球菌或非淋球菌）	亚急性发作 单关节痛	关节进行性疼痛和活动障碍，伴或不伴发热 单关节多见 金黄色葡萄球菌最常见 查体：红、肿、热、痛，活动受限，浮膑征阳性	关节液涂片+培养 痰或血培养
莱姆病关节炎	到过疾病流行区域 蜱咬史	流行病学史 流行特征：林区多见、6 月与 10 月多见、野外工作者多见 慢性游走性皮肤红斑（ECM） 神经、心脏、关节受累	血清学（起病后 2~4 周）

康某之前曾有类似发作。其他伴随疾病包括糖尿病、高血压。目前用药：胰岛素、依那普利和氢氯噻嗪。无吸烟或饮酒史。

根据现有临床表现是
否能够确诊呢？如果
不能，还需要补充哪
些资料？

诊断

本例患者很明显应该行关节腔穿刺检查。任何时候急性炎性单关节炎都应该注意除外感染的可能。炎症达峰小于 1 天、单关节炎、关节红肿、非对称性关节肿胀等支持痛风的诊断，而且康某还同时合并高血压且在口服噻嗪类利尿剂，更增加了痛风的可能性，需要行关节腔穿刺协助诊断。

关节腔穿刺

A. 急性炎性关节炎是关节腔穿刺的绝对适应证。

B. 关节腔穿刺不仅可以除外感染性关节炎（可致残），而且有助于痛风的诊断。

每一例急性炎性关节
腔积液都应该穿刺。

C. 关节腔穿刺

1. 关节液常规送检细胞计数、Gram 染色、培养和晶体检查。

2. 正常关节液量少且清亮，细胞数很少。

3. 异常关节液特性详见表 15-3。

表 15-3　关节液特征

关节液指标	正常	RA、OA	急性晶体性关节炎或关节病	感染性关节炎
颜色和清亮度	黄色清亮	黄色清亮	黄绿色、略浑浊	黄绿色且浑浊、不透明
容量	0~4ml	1~10ml	5~50ml	15~50ml
白细胞	<500	<2000	1000~50000	10000~100000
中性粒细胞百分比（%）	<25	<50	>50	>75

4. 晶体性关节炎急性发作期关节液检查通常炎性指标会显著异常。

5. 急性单关节积液仅在感染性关节炎可能性非常非常小，且已经明确诊断的情况下才不需要做关节腔穿刺。

（1）既往明确关节病变（如痛风）反复发作。

（2）诊断明确（痛风足或关节外伤且伴有穿刺出血倾向）。

膝关节 X 线回报：轻度 OA，无骨折征象。行关节腔穿刺。

目前的临床表现能否诊断痛风？是否已经除外其他诊断？如果不能，还需要做哪些检查？

病例随诊

> 　　康某关节腔穿刺，关节液 25ml，黄色液体。白细胞 55000/ml，中性粒细胞 56%。Gram 染色阴性，偏振光显微镜镜检发现负性弱双折光针状晶体，符合尿酸盐晶体的特点，最终诊断痛风。

　　由体格检查可以预测到关节液应呈炎性改变。急性痛风性关节炎常常会表现为急性关节炎症，且白细胞增高。偏振光显微镜镜检发现负性弱双折光针状晶体阳性可诊断痛风。

　　康某经 NSAIDs 和秋水仙碱治疗后明显缓解。由于这是康某的第一次发作，因此未立即给予预防性治疗。

疾病知识拓展

痛风

A. 痛风的诊断
1. 昔日帝王病，飞入百姓家：昔日皇上天天山珍海味，均属高"嘌呤"食品，而"嘌呤"正是痛风的病根，而今百姓生活改善，痛风比例逐年增高！
2. 痛风是最常见的晶体性关节炎。
3. 痛风的主要危险因素是高尿酸血症。
4. 痛风常常急性起病，第一跖趾关节（MTP，痛风足）为其典型发病部位，数小时内达峰且不能忍受，有时甚至床单都不敢盖、不能碰。
5. 第一次发作往往都是单关节受累，但后续发作可能会是多关节受累。
6. 痛风发作通常发生在血尿酸水平突然变化之后。常见的原因有：大量蛋白摄入、酒精饮料摄入、噻嗪类利尿剂或袢利尿剂开始使用、新发肾功能衰竭等。
7. 长期非接受有效治疗的痛风患者可在皮下、骨、软骨、关节等部位出现痛风石。
8. 关节液找到双折光现象的针形结晶或痛风石。

B. 痛风的鉴别诊断
1. 急性蜂窝织炎。
2. 化脓性关节炎。
3. 假性痛风（CPPD）。
4. 草酸钙沉积病。
5. 类风湿关节炎。

6. 慢性铅中毒（铅中毒性痛风）。

C. 痛风的治疗

1. 痛风治疗原则：控制急性发作、预防急性发作、治疗并发症。

2. 痛风急性发作期对症治疗：NSAIDs、秋水仙碱、全身糖皮质激素、关节腔局部注射糖皮质激素，可联合使用。

3. 预防治疗

（1）首先是非药物治疗：戒酒、减肥、停用影响尿酸排泄的药物（包括阿司匹林、噻嗪类利尿剂等）。

（2）药物：NSAIDs、秋水仙碱、别嘌呤醇、苯溴马隆、丙磺舒、磺胺苯吡唑、非布索坦（febuxostat）。

（3）别嘌呤醇通常是降尿酸的首选，尽管肾衰及肝功能不全是别嘌呤醇的相对禁忌。

D. 循证小知识

血尿酸>7mg/dl 诊断痛风的敏感性为 90%，特异性为 54%，LR+ 1.9，LR- 0.19。

E. 实用小提示

1. 新发痛风应评估有无酗酒、利尿剂、细胞毒药物、肾功能不全、骨髓增殖性疾病、多发性骨髓瘤、高血压、甲状腺功能低下症等。

2. 青少年出现痛风应评估有无嘌呤代谢异常。

3. 痛风急性发作期不宜使用别嘌呤醇，否则可能会加重病情。

4. 如果别嘌呤醇预防治疗无效，应评估尿酸排出是否异常。尿酸排出异常者（痛风 80% 存在尿酸排出异常）应给予促尿酸排出药物，例如丙磺舒。

5. 未累及肩关节和髋关节的长期"风湿性关节炎"很可能是痛风。

淋球菌性关节炎

A. 淋球菌性关节炎的诊断

1. 淋球菌性关节炎是播散性淋球菌感染的临床表现之一。

2. 淋病是淋病双球菌引起的急、慢性接触性传染病，主要引起泌尿生殖器黏膜的炎症，属于性传播性疾病之一。当淋球菌通过血行播散到全身时，则可出现较严重的全身感染，即播散性淋球菌感染。发病率为淋病患者的 1% 左右。

3. 播散性淋球菌感染常见于年轻、性生活活跃的女性，其发病率是男性的 3 倍。

4. 临床表现：为发热及腕关节、手关节和膝关节等剧烈疼痛、红肿，甚至出现关节腔积液，关节周围可出现脓性皮疹。

5. 播散性淋球菌感染临床表现有两型：①典型的感染性关节炎；②腱鞘炎、皮疹和关节痛三联症。

6. 确诊依赖病原体的分离和培养。除送检关节液培养外，还应该送检血培养、咽拭子培养和泌尿道分泌物培养。

（1）三联症提示细菌量大，伴明显的对细菌的反应。

（2）腱鞘炎主要表现为手腕多关节痛。

（3）皮疹散在，斑疹或水疱疹。

（4）40% 左右患者不表现为典型的单关节化脓性关节炎。

B. 淋球菌性关节炎的鉴别诊断

1. 非淋球菌性关节炎。

2. 反应性关节炎。

3. 莱姆病关节炎。

4. 结节病。

5. 感染性心内膜炎。

6. 血清阴性脊柱关节病。

7. 病毒性关节炎。

8. 结核性关节炎。

9. 风湿性关节炎。

10. 类风湿关节炎。

C. 淋球菌性关节炎的治疗

1. 头孢曲松 1g iv 或 im qd，或头孢噻肟 1g iv q8h。

2. 临床症状好转后建议继续静脉输液 24~48 小时。

D. 循证小知识

播散性淋球菌感染血培养阳性率达 30%~40%，淋球菌关节炎血培养阳性率低于 30%~40%，但关节液培养常常阳性。

E. 实用小提示

1. 培养阴性并不能除外播散性淋球菌感染，因此如果培养阴性但临床高度怀疑，应给予相应抗生素治疗。如果有效，也可以考虑诊断。

2. 冶游史阴性不能除外诊断。

莱姆病关节炎

A. 莱姆病的诊断

1. 关节病变之前患者往往到过流行区域，有蜱咬史，有前驱皮疹或非特异性发热。

2. 莱姆病病原体是伯氏疏螺旋体，传播媒介是硬蜱。

3. 流行特征：①地区分布：各地均有，林区多见；②时间分布：每年两个感染高峰期，即 6 月与 10 月，其中以 6 月份最明显；③人群分布：青壮年居多，与职业相关密切。以野外工作者、林业工人感染率较高。室外消遣活动如狩猎、垂钓和旅游等均可增加感染莱姆病的危险性。

4. 莱姆病分为 3 期，3 期临床表现不同，但可有重叠。

5. 莱姆病 I 期：感冒样症状、慢性游走性皮肤红斑（ECM），ECM 通常出现在蜱咬后 1 周。

6. 莱姆病 II 期：神经系统病变（Bell 面瘫、脑膜脑炎、无菌性脑膜炎、周围神经病、横断性脊髓炎），心脏病变（房室传导阻滞、心脏炎）。

7. 莱姆病 III 期：骨骼、肌肉、关节病变，关节炎单关节炎、多关节炎均有。

8. 莱姆病急性期抗体可以是阴性，因此早期莱姆病抗体检测对诊断帮助不大。发病后 2~4 周血清学可转为阳性。极少数情况下可自血、脑脊液、皮疹穿刺液等标本中培养出病原体。

B. 莱姆病的鉴别诊断

1. 莱姆病 I 期：病毒疹、风湿热。

2. 莱姆病 II 期：其他原因所致周围神经病、横断性脊髓炎、脑炎、无菌性脑膜炎、Bell 面瘫等；其他原因所致心脏炎、心律失常、心脏传导阻滞。

3. 莱姆病 III 期：自身免疫病，尤其是血清阴性脊柱关节病、成人斯蒂尔病。

C. 莱姆病的治疗

1. 预防性治疗可在蜱咬后给予单次多西环素口服，但鉴于即使是流行区域被蜱咬后感染莱姆病的概率很低，所以预防性治疗并不十分推荐。

2. 莱姆病关节炎的治疗可以根据分期选择抗生素 4 周口服方案，或 2~4 周静脉方案。

D. 循证小知识

    1. 30% 莱姆病患者会有靶形红斑。

    2. 60% 莱姆病患者会出现莱姆病关节炎。

E. 实用小提示

    1. 莱姆病到关节炎阶段抗体阳性率 100%。

    2. 很多病人诊断过程中都需要考虑到莱姆病，但此类病人中仅极少数最终确诊为莱姆病。

病例 3

> 蔡某，女性，50 岁，因关节痛 2 年就诊。双手、双腕关节疼痛，钝痛伴晨僵，晨起最重，2~3 小时逐渐缓解。症状重的时候患者自行口服 NSAIDs，症状可以缓解。

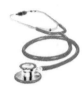

最可能的诊断是什么？还有其他的可能吗？下一步应做何种检查？

诊断与鉴别诊断

尽管很多关节炎均可出现晨僵，但蔡某的症状提示她患有炎性关节炎。无其他全身伴随症状，无近期感染史。炎性多关节炎，鉴别诊断很宽。

中年女性，对称性多关节炎，首先应该考虑 RA。慢性病程、发病年龄、受累关节分布均支持 RA 的诊断。银屑病性关节炎有时和 RA 很难鉴别，尤其病程早期，所以也应该考虑。至于 SLE，患者的发病年龄超过了 SLE 的平均发病年龄，且目前未发现系统性损伤的证据。

退行性关节病变如 OA 和 CPPD 应该考虑，但考虑到患者的关节分布以及炎性关节炎的特点，OA 和 CPPD 的可能性不大。表 15-4 列出了该患者应该考虑到的鉴别诊断。

> 蔡某有轻度高血压，目前服用血管紧张素 II 受体拮抗剂（ARB）控制血压。其他关节无受累。无银屑病史。
>
> 体格检查：T 37.1℃，BP 128/84mmHg，P 84 次/分，R 14 次/分。一般情况可。收缩期 2/6 喷射样杂音。关节检查提示双侧 MCP 和腕关节均有活动受限。右侧第 3、4MCP 和左侧第 3MCP 肿胀。关节进行最大范围活动时有明显疼痛感和不灵便感。无皮疹。

表 15-4 蔡某的诊断与鉴别诊断

诊断假设	临床线索	疾病要点	重要检查
可能性最大的诊断			
RA	年轻女性出现对称性多关节痛，伴晨僵	晨僵 对称性多关节炎 掌指关节受累	类风湿因子 抗环瓜氨酸多肽（CCP）抗体、抗角蛋白抗体（AKA）、抗核周因子抗体（APF）
其他可能的诊断			
银屑病关节炎	银屑病患者出现非对称性关节痛	指端炎 指（趾）炎 脊椎关节炎 通常不对称 DIP 受累常见	临床诊断

续　表

诊断假设	临床线索	疾病要点	重要检查
SLE	年轻女性出现脱发、光过敏、皮疹、口腔溃疡、关节痛、白细胞减少等多系统表现	年轻女性 经典的多系统病变：皮肤、黏膜、关节、心、肝、肺、肾、血液、消化、神经、眼等 多数隐匿起病，缓解、加重交替，亦可突然发病	ANA 抗 ds-DNA 抗体 抗 ENA 抗体 补体
其他可能的诊断			
OA	老年人出现负重关节疼痛，活动后加重	老年人常见 负重关节受累 活动后加重 晨僵小于 30 分钟 关节肿胀、压痛、骨性结构增大、骨摩擦音	X 线检查

查体背部无压痛，双髋关节活动范围正常，右下肢抬高到 60° 时疼痛向右下肢放射。左下肢抬高时背部有疼痛。肌力及感觉正常，但右侧踝反射消失。

目前的临床表现能否诊断？如果不能，还需要哪些证据？

诊断

　　蔡某的临床诊断支持 RA，已符合 ACR 的四条标准。进一步评估应该针对证实 RA 或除外其他诊断的可能性。

完善了血常规、铁四项、RF、抗 CCP 和 ANA 等检查。同时也进行了双手像的检查。

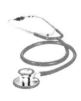

目前的临床表现能否诊断 RA？是否已经除外其他诊断？如果不能，还需要做哪些检查？

病例随诊

> 蔡某辅助检查如下：血红蛋白 10.5g/dl，HCT 31.0%；血清铁蛋白 95ng/ml（正常值大于 45ng/ml）；血清铁 36mg/dl（正常值 40~160mg/dl）；总铁结合力 200mg/dl（正常值 230~430mg/dl）；RF 253U/ml（正常值小于 10U/ml）；抗 CCP 1000U/ml（正常值小于 100U/ml）。ANA（+）1∶2560（正常值小于 80）；抗 ds-DNA 阴性；双手像：查体阳性的三个 MCP 均有关节周围侵袭。

现在诊断 RA 明确。实验室检查提示慢性病贫血，RF 和抗 CCP 以及 ANA 阳性均支持 RA 的诊断。大约 40% 的 RA 患者可以出现 ANA 阳性。治疗方面首先应该考虑用 NSAIDs 控制症状，并立即开始应用缓解病情药，首选甲氨蝶呤。

疾病知识拓展

类风湿关节炎（见第十四章）

银屑病关节炎

A. 银屑病的诊断
 1. 银屑病相关，约 75% 银屑病关节炎（PsA）患者皮疹出现在关节炎之前，约 10% 出现在关节炎之后，同时出现者占 15%。
 2. 经典的远端指间关节毁损性关节炎；肩关节、肘关节、腕关节、膝关节、踝关节亦可受累，通常为非对称性，极少数可累及脊柱。
 3. HLA-B27 阳性单侧骶髂关节炎。
 4. PsA 可合并指甲凹陷、指甲剥离、腊肠指、残毁性关节炎等。
 5. RF 阴性。
 6. X 线片：关节间隙和骨不规则破坏，可有中间指骨远端因侵袭破坏变尖和远端指骨骨性增生，两者造成"铅笔帽（pencil-in-cup）"样畸形。
 7. CASPAR（Classification Criteria for the Study of Psoriatic Arthritis study）诊断分类标准：已确定的炎性骨骼肌肉疾病（关节、脊柱或肌腱端）伴有如下至少 3 项：
  （1）银屑病。
  （2）指甲改变。
  （3）RF 阴性。
  （4）指（趾）炎。
  （5）影像学检查证实关节邻近新骨形成证据。
B. 银屑病的鉴别诊断
 1. 类风湿关节炎。
 2. 强直性脊柱炎。

   3. 反应性关节炎。

   4. 炎性肠病相关关节炎。

C. 银屑病的治疗

   1. NSAIDs。

   2. 柳氮磺胺吡啶（SASP）。

   3. 甲氨蝶呤（MTX）。

   4. TNF-α 抑制剂非常有效。

D. 循证小知识

   CASPAR（Classification Criteria for the Study of Psoriatic Arthritis study）诊断分类标准敏感性和特异性分别达 91.4% 和 98.7%。

E. 实用小提示

   1. 10%患者银屑病皮疹出现在关节炎之后，诊断不明的关节炎随诊过程中注意有无银屑病皮疹。

   2. 不明原因的炎性关节炎，请注意在腹股沟皮肤皱褶处、脐周、发际、指（趾）甲等部位仔细寻找有无银屑病的证据。

   3. DIP PsA 受累常见，而 RA 少见。

系统性红斑狼疮（见第十四章）

病例4

> 唐某，男性，23岁，间断血尿、蛋白尿、关节痛11年，关节痛加重4个月。
>
> 患者11年前无诱因出现高热，最高体温40℃，伴双下肢水肿，双髋关节疼痛，无明显活动受限。当地医院查尿常规PRO（++++），ERY（++++）。

最可能的诊断是什么？还有其他的可能吗？下一步应做何种检查？

诊断与鉴别诊断

唐某急性起病，主要表现为高热、血尿、蛋白尿、关节痛。

年轻患者，发热、血尿、蛋白尿、关节痛，往往是SLE最常见的表现。SLE常见于二三十岁的女性患者，但男性狼疮亦不难见到。

细菌感染亦可导致关节炎，导致关节炎的方式有很多。化脓性关节炎可以是多关节受累，例如播散性淋球菌感染，但很少导致蛋白尿、血尿。细菌性感染性心内膜炎可导致高热、血尿、蛋白尿，可导致多关节疼痛，应注意除外。莱姆病前面也曾经讨论过，单关节受累常见。反应性关节炎通常出现于肠道感染或泌尿系感染后。很多病毒感染相关关节炎可以引起急性关节炎，微小病毒最常见。

表15-5 患者唐某的诊断假设

诊断假设	临床线索	疾病要点	重要检查
可能性最大的诊断			
SLE	年轻女性出现脱发、光过敏、皮疹、口腔溃疡、关节痛、白细胞减少等多系统表现	年轻女性 经典的多系统病变：皮肤、黏膜、关节、心、肝、肺、肾、血液、消化、神经、眼等 多数隐匿起病，缓解、加重交替，亦可突然发病	ANA 抗ds-DNA抗体 抗ENA抗体 补体
其他可能的诊断			
细菌性关节炎（化脓性关节炎）	亚急性起病 关节痛红肿热痛 常伴发热	单关节炎多见 金黄色葡萄球菌是最常见的病原菌，其次是链球菌 常常由血源播散而来 有关节基础病的关节更易罹患 查体：受累关节局部红、肿、热、痛明显，活动受限，浮髌征阳性深部关节如髋关节感染时，局部肿胀、疼痛，但红热不明显 可致关节破坏及功能丧失	关节液（或其他体液）涂片、培养阳性

续　表

诊断假设	临床线索	疾病要点	重要检查
其他可能的诊断——不应遗漏			
风湿热	链球菌咽峡炎后 2~4 周发病 游走性关节痛	五大临床表现包括关节炎、心脏炎（包炎、心肌炎、心内膜炎或全心炎）、皮疹、皮下结节、舞蹈症 关节炎为游走性，症状不会超过 1 周，膝关节、踝关节和手关节为常见受累部位	ESR、CRP、ASO、心电图、补体
感染性心内膜炎	发热、心脏杂音	发热 心脏杂音 瓣膜赘生物 血培养阳性	经胸心脏彩超 经食管心脏彩超 血培养
其他可能的诊断			
病毒性关节炎	前驱病毒感染史	起病急，病程短，较少复发 无关节破坏 关节炎多发生在病毒感染的前驱期或初始阶段	病毒抗体效价和血清学实验
反应性关节炎	年轻人肠道感染或泌尿系统感染后出现关节痛	年轻人常见 前驱胃肠或泌尿系统感染史 通常非对称，下肢关节常见 关节炎、尿道炎和结膜炎 反应性关节炎相关细菌包括：志贺菌、沙门菌、耶尔森菌、弯曲杆菌、衣原体 HLA-B27 阳性率达 81%	HLA-B27 腰椎 X 线片，MRI

诊断

　　当地医院查抗核抗体（+），肾活检提示"系膜增殖性肾小球肾炎"，免疫荧光染色：IgG、C3（+）。诊为狼疮性肾病，给予甲基泼尼松龙冲击治疗（剂量、时间不详），后改为泼尼松片 60mg qd，半月后复查尿常规 PRO（++），ERY（-），体温降至正常，髋关节痛好转。激素缓慢减量，同时给予环磷酰胺静脉输液每次 400mg，1 次/月，共 1.2g。泼尼松规律减量，Pre 60mg qd（1 个月）→50mg qd（减 5mg/月）→30mg qd（减 2.5mg/月），缓慢减量后自行停药。此后间断服中药治疗，复查 BLD（-~++），PRO（±~++）。

狼疮女性多，男性亦存在。

目前的临床表现及辅助检查能否诊断？如果不能，还需要哪些证据？

当地医院辅助检查提示抗核抗体阳性、肾穿见系膜增殖性肾小球肾炎、荧光染色满堂亮，SLE 诊断明确，狼疮肾明确，可能存在抗 ds-DNA 抗体，有条件时应核实。激素冲击治疗及后续免疫抑制剂和口服激素后病情缓解。但此后免疫抑制剂用量及持续时间明显不够，后期复发可能性大。

> 4 个月前患者双髋疼痛再发疼痛，左侧为著，无发热，无晨僵。就诊于当地医院，复查尿 PRO（++），BLD（+++），24 小时尿蛋白 8.59g。血常规：WBC 3.3×10^9/L，Hb 100g/L，PLT 165×10^9/L，肝功肾全：ALB 22.7g/L，BUN 10.0mmol/L，Cr 94μmol/L，ANA 均质型 1：320，抗 ds-DNA（+），补体 C3 0.616g/L（0.79~1.52），C4、CH50 正常范围，ESR 33mm/1h，Ig、CRP、RF 正常范围，考虑狼疮活动，给予甲基泼尼松龙 40mg qd 静点，环磷酰胺 0.4g 静点，1 次/周。2 周后，血 ALB 增加至 33.3g/L，24 小时尿蛋白减少至 2.9g，白细胞、补体均恢复正常。但双髋疼痛无明显好转，且出现发热，体温最高 41℃，伴寒战，同时出现左侧髋、膝关节持续性疼痛，不能行动，髋、膝关节周围无明显红、肿、热，晨起及活动时加重，静卧时不明显，伴行走困难。
>
> 既往史：可疑青霉素、阿奇霉素过敏，个人史、婚育史、家族史无特殊。入院查体：T 36.5℃，P 98 次/分，R 20 次/分，BP 110/70mmHg，库欣面容，髋关节查体因疼痛不能合作。心肺腹（-），双上肢肌力、肌张力正常。左髋关节压痛（+），活动严重受限，因疼痛不能配合检查，双下肢肌肉萎缩，左大腿为著，左膝皮温略高，无明显红肿，关节压痛（+），浮髌征可疑阳性、凉髌征消失，活动明显受限。

现在您觉得 SLE 可以解释全貌吗？能否除外其他可能的诊断？还要做什么检查？

SLE 治疗过程中或治疗后出现双髋关节痛，应考虑以下几种可能：①狼疮活动：关节痛是系统性红斑狼疮的临床表现之一，SLE 病情活动时可出现关节痛症状，本例患者病初即有髋关节痛，激素治疗后好转，此次再次出现，且伴有白细胞低、血白蛋白减低、尿蛋白、补体减低、抗核抗体及抗 ds-DNA 阳性等，提示 SLE 病情活动可能性大。SLE 治疗加强后病情确实有明显缓解，狼疮活动较为肯定。但值得注意的是，SLE 病情活动的判断首先应该除外其他病因，例如感染。②感染：任何结缔组织疾病治疗过程中出现发热，第一考虑的病因首先是明确有无感染。本例患者在 SLE 加强治疗整体病情出现缓解的情况下，仍有明确的髋关节痛，且新发发热，感染应首先考虑，留取血培养，创造条件取关节腔积液涂片和培养。③股骨头无菌性坏死：为长期大量应用激素的并发症之一，SLE 本身亦可导致股骨头无菌性坏死。活动后或负重劳动后加重。但激素所致股骨头坏死通常不会出现发热。可行影像学检查协助诊断。

病例随诊

唐某入院后完善检查：血常规：WBC $9.65×10^9$/L，GR 70.0%，尿常规：PRO 1.0g/L，BLD 200/μl，24 小时尿 PRO 2.62g；血 ALB 34g/L；ESR 77mm/1h，CRP 24.7mg/L，C3、C4、CH50、Ig 正常。肝胆胰脾肾超声未见异常，髋关节、骨盆 X 线片提示左髋关节间隙狭窄，股骨头无菌性坏死，膝关节 X 线片未见明显异常。血培养×3 次均阴性。行左侧膝关节腔穿刺、髋关节腔穿刺。髋关节腔积液：常规：浅褐色浑浊液，白细胞满视野；细菌涂片：白细胞大量，G⁻杆菌较多（多在中性粒细胞内）；抗酸染色（−）。膝关节穿刺液涂片：细菌涂片偶见 G⁻杆菌；真菌涂片（−）；抗酸染色（−）。转骨科，行连续硬膜外麻醉下行左髋关节病灶切除+关节清理术，术中可见左髋关节内引流出大量浅灰色液体，予以充分清洗引流。术后病原学检查回报：髋关节积液细菌培养：伤寒沙门菌；膝关节积液：细菌培养：伤寒沙门菌；结核培养（−）；真菌培养（−）。病理：关节囊血管、脂肪及致密纤维结缔组织显慢性炎，滑膜组织显急性及慢性炎伴纤维血管组织增生。根据关节积液细菌培养药敏结果，加用西普乐 0.4g q12h×4 周，后改为左氧氟沙星（可乐必妥）0.5g 口服 qd×2 周，并留置冲洗管持续冲洗治疗。术后患者体温正常，左髋关节疼痛较前明显减轻，左膝关节疼痛缓解。冲洗 3 周后留取培养（−），拔除引流管并嘱患者加强患肢功能锻炼。SLE 原发病泼尼松及环磷酰胺继续应用。

本例病情复杂，基础病为 SLE，病程中出现髋关节疼痛，因 SLE 各项活动指标异常按照狼疮活动加强原发病治疗后好转，但唯有髋关节疼痛症状改善不明显甚至加重并合并发热，尽管后来影像学证实确实存在股骨头坏死，但显然沙门菌感染才是本例最主要的罪魁祸首。经抗感染治疗及外科手术处理，病情得到了及时的控制。本例的诊治经过提醒临床医生临床思维需开阔，多元论与一元论应相互补充，而非相互对立。

疾病知识拓展

化脓性关节炎

A. 化脓性关节炎的诊断

1. 化脓性关节炎是一种由化脓性细菌直接感染，最终可能引起关节破坏及功能丧失的关节炎，又称细菌性关节炎。
2. 亚急性起病，受累关节进行性疼痛和活动障碍，伴或不伴发热。
3. 单关节多见，约占 90%。成人多累及膝关节，儿童多累及髋关节。
4. 金黄色葡萄球菌是最常见的病原菌，其次是链球菌。
5. 常由血源播散而来，因此常常可以找到菌血症的一些危险因素。
6. 有关节基础病的关节更易罹患感染性关节炎。
7. 查体：受累关节局部红、肿、热、痛明显，活动受限，浮膑征阳性。深部关节如髋关节感染时局部肿胀、疼痛，但红热不明显。
8. 关节液涂片及培养+药敏有助于化脓性关节炎的诊断和治疗，化脓性关节炎关节液培养阳性率可达 90%。血培养、痰培养等有助于关节液培养阴性的患者获得诊断及抗生素选择。

B. 化脓性关节炎的鉴别诊断

　　1. 类风湿关节炎。

　　2. 痛风性关节炎。

　　3. 风湿性关节炎。

　　4. 结核性关节炎。

C. 化脓性关节炎的治疗

　　1. 根据 Gram 染色结果选用抗生素，如经验性抗感染治疗，应覆盖金黄色葡萄球菌。

　　2. 受累关节应行关节腔引流，针刺、关节镜或切开引流均可。

D. 循证小知识

　　1. 一项近期的 Meta 分析表明 57% 的化脓性关节炎伴有发热。该数据同时也就表明 43% 的化脓性关节炎不发热。

　　2. 关节液白细胞数>100000/ml 有助于化脓性关节炎的诊断，LR+ 28，LR- 0.71。

E. 实用小提示

　　1. 发热不能用来鉴别感染性关节炎和非感染性关节炎。痛风发作时就可以出现发热，相反，感染性关节炎可以不发热。

　　2. 临床上碰到单关节炎的患者首先应该考虑感染性关节炎，直到有充分证据除外，因为感染性关节炎进展快、致残率高。

反应性关节炎

A. 反应性关节炎的诊断

　　1. 属于血清阴性脊柱关节病的一种，年轻人常见，平均年龄 26 岁。

　　2. 前驱胃肠或泌尿系统感染的病史，前驱感染后 2~4 周出现关节炎症状，通常非对称，下肢关节常见。

　　3. 关节炎、尿道炎和结膜炎。尿道炎往往最新出现，接着是眼炎和关节炎。

　　4. 反应性关节炎相关细菌包括：志贺菌、沙门菌、耶尔森菌、弯曲杆菌、衣原体。

　　5. HLA-B27 阳性率达 81%。

B. 反应性关节炎的鉴别诊断

　　1. 淋球菌性关节炎。

　　2. 类风湿关节炎。

　　3. 强直性脊柱炎。

　　4. 银屑病关节炎。

　　5. 炎性肠病相关性关节炎。

C. 反应性关节炎的治疗

　　1. 绝大多数患者症状在 1 年内缓解。

　　2. 急性期可予 NSAIDs 对症治疗。

　　3. 培养阳性肠道感染或衣原体感染应给予相应抗感染治疗。

　　4. NSAIDs 无法控制病情时可给予硫唑嘌呤、甲氨蝶呤等。

　　5. 重症反应性关节炎可给予关节腔内注射糖皮质激素治疗，葡萄膜炎可给予局部糖皮质激素治疗。

D. 循证小知识

　　反应性关节炎 50% 患者 HLA-B27 阴性，其诊断价值有限。

E. 实用小提示

关节液有时候可出现特征性改变：巨大的单个核细胞内吞入中性粒细胞，中性粒细胞内有包涵体。

风湿热

A. 风湿热的诊断
1. 链球菌咽峡炎后 2~4 周发病。
2. 五大临床表现包括关节炎、心脏炎、皮疹、皮下结节、舞蹈症。心脏炎包括心包炎、心肌炎、心内膜炎或全心炎。
3. 关节炎为游走性，症状不会超过 1 周，膝关节、踝关节和手关节为常见受累部位。
4. 下肢关节往往首先受累，主诉往往大于体征。

B. 风湿热的鉴别诊断
1. 幼年类风湿关节炎。
2. 心内膜炎。
3. 骨髓炎。
4. 系统性红斑狼疮。
5. 莱姆病。
6. 淋球菌性关节炎。

C. 风湿热的治疗
1. 卧床休息，直到生命体征和心电图均恢复正常。
2. 阿司匹林为主要治疗用药。NSAIDs。
3. 严重心脏炎患者可给予激素治疗。
4. 如链球菌感染仍旧存在，应给予青霉素注射。
5. 首剂青霉素治疗后，续以长期青霉素预防性治疗。

D. 循证小知识
1. 75%风湿热患者咽拭子培养阴性，但所有人均应检查。
2. 80%风湿热 ASO 增高。

E. 实用小提示
近期有过咽痛的发热儿童，如果出现无法解释的心动过速应高度怀疑急性风湿热。

表 15-6 风湿热 Jones 诊断标准

主要标准	次要标准
多关节炎	发热
心脏炎（心包炎、心肌炎、心内膜炎）	关节痛
舞蹈症	炎性指标增高（例如 CRP、ESR）
皮疹-边缘性红斑	PR 间期延长
皮下结节	

微小病毒感染

A. 微小病毒感染的诊断

1. 微小病毒感染的高峰期通常在 1~6 个月。

2. 微小病毒感染常见于与小孩频繁接触的年轻人，包括父母、教师、保姆和儿科医生等。

3. 人类微小病毒感染有五大主要临床表现：儿童传染性红斑、成人急性关节痛、急性造血停滞、贫血、孕 20 周胎死宫内。

4. 成人微小病毒感染通常分为两个阶段，第一阶段为起病期，表现为发热、乏力、头痛、肌痛、腹泻等非特异性病毒感染症状；第二阶段为起病 10 天后，主要变现为关节炎及皮疹、对称性多关节炎，大小关节均可受累，此时通常无发热。

5. 诊断依赖于在患者的血清中测得微小病毒 IgM 抗体阳性。

B. 微小病毒感染的鉴别诊断

1. 其他病毒性关节炎。

2. 反应性关节炎。

3. 系统性红斑狼疮。

4. 风湿热。

5. 化脓性关节炎。

C. 微小病毒感染的治疗

1. 对症治疗。

2. NSAIDs。

D. 循证小知识

成人微小病毒感染关节受累约占 50%。

E. 实用小提示

1. 导致关节炎的病毒感染除了微小病毒外，还有风疹病毒、乙肝病毒、HIV、EB 病毒、CMV 病毒、腮腺炎病毒、虫媒病毒、腺病毒、柯萨奇病毒、艾柯病毒等等。

2. 微小病毒可能会模仿其他疾病的临床表现，所以诊断起来可能会比较困难。如 SLE，两者均可表现为关节炎、关节痛、皮疹，且均为女性发病高于男性，而且微小病毒感染可能出现一过性 ANA 阳性。需仔细鉴别。

第十六章　腰　背　痛

病例1

王某，男性，32岁，下腰背痛3个月。

下腰背痛常见于哪些疾病？如何进行鉴别？

下腰背痛的鉴别诊断

绝大多数下腰背痛通常不会进行性加重或出现生命危险，但下腰背痛确实存在急危重症情况，应该首先除外，最关键是将全身疾病、内脏疾病或神经系统疾病等所导致的下腰背痛，与骨骼肌肉疾病所导致的机械性下腰背痛区别开来。

表 16-1　下腰背痛的鉴别诊断

A. 骨骼肌肉相关的机械性下腰背痛
    1. 非特异性腰背痛
        （1）通常无法明确解剖诊断
        （2）不伴有神经系统症状或体征
        （3）不会进行性加重
        （4）例如：
            a. 腰背拉伤或扭伤
            b. 椎间盘和腰椎小关节退行性变
            c. 腰椎前移（相对于下一腰椎）
            d. 腰椎滑脱（腰椎椎弓峡部病变）
            e. 脊柱侧弯
    2. 特异性腰背痛
        （1）有明确的解剖学诊断
        （2）伴有神经系统症状或体征
        （3）可进行性加重
        （4）例如：
            a. 椎间盘突出症
            b. 椎管狭窄
            c. 马尾综合征
B. 全身疾病累及脊髓所致腰背痛
    1. 重症腰背痛需紧急处理

续　表

　　　　（1）肿瘤
　　　　　　a. 多发性骨髓瘤、转移癌、淋巴瘤、白血病
　　　　　　b. 脊髓肿瘤、原发腰椎肿瘤
　　　　（2）感染
　　　　　　a. 骨髓炎
　　　　　　b. 椎间盘感染
　　　　　　c. 椎旁脓肿
　　　　　　d. 硬脊膜外脓肿
　　2. 重症腰背痛，需尽快处理
　　　　（1）骨质疏松所致压缩性骨折
　　　　（2）炎性关节炎
　　　　　　a. 强直性脊柱炎
　　　　　　b. 银屑病关节炎
　　　　　　c. 赖特尔综合征
　　　　　　d. 炎性肠病相关关节炎
C. 内脏疾病所致腰背痛通常需要紧急处理
　　1. 腹膜后
　　　　（1）主动脉瘤
　　　　（2）腹膜后淋巴结或肿物
　　2. 盆腔
　　　　（1）前列腺炎
　　　　（2）子宫内膜异位症
　　　　（3）盆腔炎性疾病
　　3. 肾脏
　　　　（1）肾结石
　　　　（2）肾盂肾炎
　　　　（3）肾周脓肿
　　4. 消化道
　　　　（1）胰腺炎
　　　　（2）胆囊炎
　　　　（3）溃疡穿孔

　　患者 3 个月前无诱因开始出现下腰背痛，伴骶髂部疼痛，无放射，晨起时发僵，30 分钟后明显缓解。卧床休息时疼痛及发僵加重，活动后减轻。口服布洛芬有效。

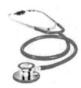

最可能的诊断是什么？还有其他的可能吗？下一步应做何种检查？

鉴别诊断

　　王先生的病史符合炎性腰背痛的特征。以下 5 项有助于脊柱炎引起的炎性背痛和其他原因引起的非炎性背痛的鉴别：①腰背部不适发生在 40 岁以前；②缓慢发病；③症状持续至少 3 个月；④背痛伴晨僵；⑤背部不适活动后减轻或消失。以上 5 项有 4 项符合考虑支持炎性背痛。

　　另外，对于所有腰背痛的患者都应该注意核实有无神经系统症状或体征，如果有，往往提示存在特异性骨骼肌肉疾病，甚至存在急症。

表 16-2　患者王某的诊断假设

诊断假设	临床线索	疾病要点	重要检查
可能性最大的诊断			
强直性脊柱炎	年轻男性 出现腰背痛或骶髂关节痛，伴晨僵	年轻男性多见 家族倾向 腰背痛、骶髂部疼痛，伴晨僵 活动后减轻，静息后加重 查体：枕壁试验、胸廓扩展、Schober 试验、Patrick 试验阳性	HLA-B27 骶髂关节 CT、MRI
其他可能的诊断			
椎间盘突出症	中重度腰背痛，向臀部及下肢放射，可达双足双踝，伴麻木或其他感觉异常	高发年龄：40~60 岁 坐骨神经痛 腰椎间盘受到压力时症状会加重，例如咳嗽或提重物时。 中央型腰椎间盘突出症可导致马尾综合征	CT 或 MRI
其他可能的诊断——不应遗漏			
恶性肿瘤	慢性起病 常伴消瘦 既往肿瘤病史或因腰背痛发现肿瘤	慢性起病 常伴消瘦 既往肿瘤病史或因腰背痛发现肿瘤 肿瘤来源乳腺、肺或前列腺常见 胸椎最常受累 可伴病理性骨折 可伴高钙	血钙 腰椎 X 线片、MRI 骨扫描 原发肿瘤相关检查
感染	腰背痛伴发热、寒战 近期皮肤或泌尿道感染史 静脉药瘾者	发病较急 发热、寒战 白细胞计数增高 抗生素治疗有效	MRI 超声 血培养、尿培养

　　患者既往体健。无外伤史，无体重减轻，无发热、寒战或近期感染。无长期服药，无烟酒嗜好。腰背痛无放射。查体：骶髂关节压痛阳性，Patrick 试验（下肢 4 字试验）阳性。下肢张力、感觉、反射均正常。直腿抬高试验阴性。

根据现有临床表现是否能够确诊呢？如果不能，还需要补充哪些资料？

诊断

根据患者王某的病史及查体，考虑强直性脊柱炎可能性大，可行 HLA-B27 及骶髂关节 CT。

病例随诊

　　血清 HLA-B27 阳性，骶髂关节 CT 可见：双侧骶髂关节面毛糙、模糊，骶髂关节间隙变窄，符合强直性脊柱炎改变。患者口服双氯酚酸 25mg tid、柳氮磺胺吡啶 1g bid，患者症状逐渐减轻，1 个月后逐渐减停双氯酚酸，并在疼痛能够耐受的情况下尽可能多活动。

疾病知识拓展

强直性脊柱炎

A. 强直性脊柱炎的诊断

1. 年轻男性居多。
2. 有家族倾向，和 HLA-B27 密切相关。
3. AS 的病理性标志和早期表现之一为骶髂关节炎。
4. 典型表现为腰背痛或骶髂部疼痛，伴晨僵，活动后减轻，静息后加重。
5. 骶髂关节或脊柱病变进展查体评估
   （1）枕壁试验：正常人在立正姿势双足跟紧贴墙根时，后枕部应贴近墙壁而无间隙。而颈僵直和（或）胸椎段畸形后凸者该间隙增大至几厘米以上，致使枕部不能贴壁。
   （2）胸廓扩展：在第 4 肋间隙水平测量深吸气和深呼气时胸廓扩展范围，两者之差的正常值不小于 2.5cm，而有肋骨和脊椎广泛受累者则使胸廓扩张减少。
   （3）Schober 试验：于双髂后上棘连线中点上方垂直距离 10cm 及下方 5cm 处分别作出标记，然后嘱患者弯腰（保持双膝直立位）测量脊柱最大前屈度，正常移动增加距离在 5cm 以上，脊柱受累者则增加距离少于 4cm。
   （4）骨盆按压：患者侧卧，从另一侧按压骨盆可引起骶髂关节疼痛。
   （5）Patrick 试验（下肢 4 字试验）：患者仰卧，一侧膝屈曲并将足跟放置到对侧伸直的膝上。检查者用一只手下压屈曲的膝（此时髋关节在屈曲、外展和外旋位），并用另一只手压对侧骨盆，可引出对侧骶髂关节疼痛则视为阳性。有膝或髋关节病变者也不能完成 4 字试验。

6. X 线表现具有诊断意义，但 CT 更优，有助于发现早期病变。可见骶髂关节面模糊、关节软骨侵袭、关节间隙变窄，关节面呈锯齿状或串珠状破坏和周围骨质硬化，晚期关节逐渐融合。

B. 强直性脊柱炎的鉴别诊断

1. 类风湿关节炎。

2. 肠病性关节炎。

3. 银屑病性关节炎。

4. 椎间盘突出症。

5. 骶髂关节结核。

6. 弥漫性特发性骨肥厚综合征（DISH）。

7. 髂骨致密性骨炎。

C. 强直性脊柱炎的治疗

1. 疾病知识教育是整个治疗计划中不可缺少的一部分。

2. 谨慎而不间断地进行体育锻炼，重要性不亚于药物治疗。

3. NSAIDs 对症治疗可有效缓解症状。

4. 柳氮磺胺吡啶可有效改善关节症状。

5. 难治性强直性脊柱炎患者可短暂使用激素，长期使用无益。

6. 生物制剂（TNF-α 单抗等）有效，注意结核感染和肿瘤副作用。

D. 循证小知识

HLA-B27 在强直性脊柱炎中的诊断价值：敏感性 89%，特异性 94%，阳性似然比 15。但值得注意的是，首先是临床症状符合强直性脊柱炎。

E. 实用小提示

强直性脊柱炎长期疗效不佳的患者如果出现"良性前列腺增生"的症状，请在前列腺切除术前务必完善马尾相关神经系统的检查。

机械性下腰背痛

A. 机械性下腰背痛的诊断

1. 经典的机械性下腰背痛表现为下腰背部非放射性疼痛伴僵硬，承重后加重。

2. 臀部及髋部亦可出现疼痛及僵硬。

3. 通常在某次用力后数小时至数天出现症状，平卧位减轻。

4. 持续性下腰背痛的危险因素包括既往下腰背痛病史、抑郁、吸毒等。

B. 机械性下腰背痛的鉴别诊断

1. 肿瘤相关腰背痛。

2. 感染相关腰背痛。

3. 炎性腰背痛。

4. 骨质疏松症。

5. 内脏疾病相关腰背痛。

C. 机械性下腰背痛的治疗

1. 急性下腰背痛

（1）NSAIDs 对症治疗可有效缓解症状。

（2）肌松剂和阿片类制剂并不比 NSAIDs 更有效。

（3）急性期腰背锻炼无助于急性下腰背痛的缓解，但有助于预防复发。

（4）最好的做法是急性期使用 NSAIDs，并在疼痛耐受范围内适当活动，疼痛缓解后每天进行针对性腰背肌锻炼。

卧床休息对背痛并无缓解，甚至会延长病程。

2. 亚急性或慢性下腰背痛

（1）理疗和锻炼均有助于慢性下腰背痛的恢复。

（2）腰椎小关节或硬膜外注射未证实有效；腰背部局部注射可能有效。

（3）针灸未证实有效。

D. 循证小知识

1. 50 岁以上患者 90% 以上 MRI 检查发现椎间盘退行性变。

2. 50 岁以上患者 20% 以上 MRI 检查发现存在椎管狭窄。

3. 下腰背痛的患者中 85% 无法获得明确的病理解剖学诊断。

E. 实用小提示

1. 很多无症状患者影像学检查也会发现异常。

2. 即使是有症状的患者，影像学检查异常也不一定需要，检查结果并不影响最初的治疗选择。

病例 2

　　郝某，女性，47 岁，下腰痛 2 天，2 天前田间除草，数小时后渐起下腰痛。持续性钝痛，向右侧臀部及髋部放射，后扩大至右膝。口服扑热息痛，缓解不明显。既往体健。无其他不适。

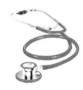

最可能的诊断是什么？还要考虑哪些诊断？进一步做什么检查？

鉴别诊断

　　郝某劳累后起病，无全身症状。坐位加重，且放射至下肢背侧（提示坐骨神经痛的可能）。这两点均提示郝某可能还有腰椎间盘突出症。鉴别诊断见表 16-3。

表 16-3　患者郝某的诊断假设

诊断假设	临床线索	疾病要点	重要检查
可能性最大的诊断			
椎间盘突出症	中重度腰背痛，向臀部及下肢放射，可达双足双踝，伴麻木或其他感觉异常	高发年龄：40~60 岁 坐骨神经痛 腰椎间盘受到压力时症状会加重，例如咳嗽或提重物时 中央型腰椎间盘突出症可导致马尾神经综合征	CT 或 MRI
其他可能的诊断			
非特异性机械性下腰背痛	无神经系统症状	通常无法明确解剖诊断 不伴有神经系统症状或体征 通常不会进行性加重	疼痛自然缓解

　　查体背部无压痛，双髋关节活动范围正常，右下肢抬高到 60° 时疼痛向右下肢放射。左下肢抬高时背部有疼痛。肌力及感觉正常，但右侧踝反射消失。

目前的临床表现能否诊断？如果不能，还需要哪些证据？

诊断

郝某有坐骨神经痛、直腿抬高试验阳性、踝反射消失，高度提示 $L_5 \sim S_1$ 受压。但是上述表现并不能完全除外非特异性机械性腰背痛。因此，此时应该进行 MRI 或 CT 检查证实腰椎间盘突出症的诊断。但是，在进行检查之前，应该首先回答以下两个问题：

A. 该检查是否足以诊断？请注意相当多患者 CT 或 MRI 检查存在腰椎间盘突出症而临床并无症状。

影像学异常的部位一定要和临床表现相一致；换句话说，腰椎间盘突出的定位所影响的神经根节段应该与临床表现一致。

B. 如果该检查足以诊断，那么检查的结果是否会影响我们的治疗方案？与非特异性腰背痛一样，保守治疗也是腰椎间盘突出症的首选，除非患者存在马尾神经综合征或其他进行性加重的神经损害。

病例随诊

郝某未行进一步影像学检查，给予布洛芬 800mg tid 口服，适当活动。两周后患者症状明显缓解，布洛芬减量至每天 1~2 次。2 个月后，患者疼痛完全消失。

疾病知识拓展

腰椎间盘突出症

A. 腰椎间盘突出症的诊断
1. 常常无症状。
2. 典型的腰椎间盘突出症表现为中重度腰背痛，向臀部及下肢放射，可达双足双踝，伴麻木或其他感觉异常，称之为坐骨神经痛，腰椎间盘受到压力时症状会加重，例如咳嗽或提重物时。咳嗽、喷嚏或久坐会加重疼痛。
3. 麻木、感觉异常、运动减弱等症状轻重不一，且均可独立于疼痛单独存在。
4. 高发年龄：40~60 岁。危险因素包括久坐如驾驶员、慢性咳嗽、妊娠等。提重物等工作并非危险因素。

5. 临床症状明显的患者中 $L_4 \sim L_5$、$L_5 \sim S_1$ 椎间盘病变占 98%，这就是疼痛和其他感觉异常常见于该区域的原因。

6. 单侧腰椎间盘突出通常不会导致肠道或膀胱病变。

7. 中央型腰椎间盘突出症可导致马尾神经综合征

　　（1）马尾神经综合征比较少见，通常因肿瘤或严重的中央型椎间盘突出症所致。

　　（2）典型表现包括尿潴留伴溢出性尿失禁（90%）、肛门括约肌张力下降（80%）、鞍区感觉缺失（75%）及双侧坐骨神经痛、下肢无力等。

 马尾神经综合征属于急症，应尽快进行影像学检查和解压治疗。

B. 腰椎间盘突出症的鉴别诊断

　　1. 腰肌劳损。

　　2. 第三腰椎横突综合征。

　　3. 神经根及马尾肿瘤。

　　4. 椎管狭窄症。

　　5. 梨状肌综合征。

　　6. 盆腔疾病。

C. 腰椎间盘突出症的治疗

　　1. 内科保守治疗

　　　　（1）如果没有马尾神经综合征或进行性加重的神经损害，建议首先保守治疗 1 个月。

　　　　（2）镇痛首选 NSAIDs，可根据需要使用阿片类镇痛药。

　　　　（3）卧床休息可以减轻症状，但并不能缩短恢复时间。

　　　　（4）硬膜外注射激素可以暂时性缓解疼痛。

　　2. 手术治疗

　　　　（1）适应证

　　　　　　a. 肠道或膀胱功能受损。

　　　　　　b. 运动受累明显。

　　　　　　c. 神经根传导受损持续性加重。

　　　　　　d. 保守治疗后坐骨神经痛仍无法缓解，甚至加重。

　　　　　　e. 坐骨神经痛反复发作。

　　　　（2）约 60% 患者术后症状会完全缓解。

D. 循证小知识

　　1. 坐骨神经痛阳性似然比最高，可达 7.9。其他症状及查体诊断价值见表 16-4。

 直腿抬高试验：将患者的足跟托住，保持下肢伸直，缓慢抬高下肢，如果抬高到 $30° \sim 60°$ 时引发坐骨神经痛，则为阳性。

表 16-4 病史和查体在腰椎间盘突出症诊断中的作用

临床表现	敏感性（%）	特异性（%）	LR+	LR−
坐骨神经痛	95	88	7.9	0.06
交叉直腿试验阳性	25	90	2.5	0.83
同侧直腿抬高试验阳性	80	40	1.3	0.50
踝关节背屈减弱	35	70	1.2	0.93
大拇趾伸展减弱	50	70	1.7	0.71
踝反射受损	50	60	1.3	0.83
踝关节跖屈减弱	6	95	1.2	0.99

2. X 线片对椎间盘突出症的诊断无价值。

3. CT 和 MRI 对椎间盘突出症的诊断价值相似。CT：敏感性 62%~90%；特异性 70%~87%；LR+ 2.1~6.9；LR− 0.11~0.54；MRI：敏感性 60%~100%；特异性 43%~97%；LR+ 1.1~3.3；LR− 0~0.93。

4. 肌电图：对怀疑神经根病变、下肢症状超过 4 周的患者有一定价值，对单独的腰背痛无太大价值。敏感性 71%~100%，特异性 38%~88%。

E. 实用小提示

没有疼痛的腰椎间盘突出症或腰椎间盘突出的水平与临床表现不符者，不应手术。

病例 3

> 彭某，女性，75 岁，下腰背痛 2 天，持续性存在，进行性加重。疼痛与体位无关，扑热息痛或布洛芬无缓解。有时束带样疼痛放射，并扩展到腹部。无发热、消瘦。
>
> 15 年前患乳腺癌，行乳腺癌切除术，术后放疗，并口服他莫昔芬。每年进行乳腺 X 线检查，均无异常发现。2 年前因摔倒后桡骨骨折，同时发现重度骨质疏松。

最可能的诊断是什么？还有其他的可能吗？下一步应做何种检查？

鉴别诊断

　　彭某的临床表现提示其可能是一个严重的系统性疾病，而不是一个非特异性的机械性疼痛。患者年龄较大，既往有肿瘤病史，两者均可能导致肿瘤相关的腰痛。表 16-5 列出了可能的鉴别诊断。

表 16-5　彭某的诊断与鉴别诊断

诊断假设	临床线索	疾病要点	重要检查
可能性最大的诊断			
乳腺癌转移	年龄大于 50 岁 既往乳腺癌病史 不明原因消瘦	既往乳腺癌病史 不明原因消瘦 持续性钝痛，休息不能缓解，夜间明显 肿瘤患者出现腰背痛时几乎均与肿瘤相关 可伴高钙血症	脊柱 X 线，MRI 骨扫描 血钙
其他可能的诊断			
骨质疏松所致压缩性骨折	年龄大于 70 岁 骨质疏松病史 激素应用	老年人常见 骨质疏松压缩性骨折常表现为急性、剧烈的疼痛，但可以无症状 自发或因轻微的提重物、弯腰或碰撞诱发 胸骨中下段或腰椎常见 可以是很多疾病（如甲状腺毒症、原发甲状旁腺功能亢进）或者药物（激素）的并发症	脊柱 X 线，MRI 双能 X 线吸收法骨密度检测（DEXA）

查体：患者自觉疼痛明显。下腰背部广泛压痛明显，椎体压痛阴性。无皮疹，腹部体征正常。反射、肌力、感觉均正常。直腿抬高试验阴性。

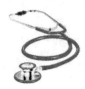

目前的临床表现能否诊断？如果不能，还需要哪些证据？

诊断

既然彭某无神经系统异常，X 线片经济实惠，简单易行，可先行 X 线片检查。由于 X 线检查阴性并不能除外异常，因此如果 X 线检查阴性，应进一步行其他影像学检查。

腰椎 X 线片提示 L_1 椎体压缩性骨折。

你对原先考虑的最可能的诊断骨转移癌的认识如何？能否除外其他可能的诊断？还要做什么检查？

病例随诊

给予镇痛剂治疗，3~4 周后缓解。MRI 提示为骨质疏松压缩性骨折。骨扫描未见异常浓聚区，乳腺癌骨转移暂不考虑。骨密度检查提示椎体 T 值 -2.1、髋关节 T 值 -2.6。无药物或其他疾病导致骨质疏松的危险因素，考虑原发性骨质疏松，开始骨质疏松的治疗。

疾病知识拓展

转移癌相关疼痛

A. 转移癌相关疼痛的诊断

1. 典型的转移癌相关疼痛表现为肿瘤患者出现持续性钝痛，休息不能缓解，夜间明显。

2. 骨转移既可以局限于椎体，也可以扩展到硬膜外，导致脊髓受压。

3. 疼痛可以在脊髓受压前数周或数月出现，但压迫一旦出现，会迅速发展。

肿瘤＋腰背痛＋神经系统异常＝急症

4. 恶性肿瘤相关腰背痛占所有腰背痛的 1%，但在肿瘤患者出现腰背痛时几乎均与肿瘤相关。

5. 肿瘤来源包括乳腺、肺或前列腺

（1）肾癌及甲状腺癌也常常转移至骨。

（2）骨髓瘤和淋巴瘤脊椎累及非常常见。

6. 在绝大多数骨转移癌患者中胸椎最常受累，但前列腺癌最常累及腰椎。

7. 成骨性病灶见于前列腺癌、小细胞肺癌和霍奇金病。

8. 溶骨性病灶见于肾癌、淋巴瘤、非霍奇金病、黑色素瘤、非小细胞肺癌、甲状腺癌。

9. 混合性（溶骨、成骨）病变见于乳腺癌和肠道肿瘤。

B. 转移癌相关疼痛的鉴别诊断

1. 腰肌劳损。

2. 骨质疏松压缩性骨折。

3. 腰椎间盘突出症。

4. 椎管狭窄。

5. 血清阴性脊柱关节病。

C. 转移癌相关疼痛的治疗

1. 手术、放疗、化疗。

2. 治疗方案的制订取决于肿瘤的类型和病灶累及的范围。

D. 循证小知识

1. 病史和查体临床诊断价值（表 16-6）。

表 16-6　病史和查体在肿瘤相关腰背痛中的诊断价值

临床表现	敏感性（%）	特异性（%）	LR+	LR−
既往肿瘤病史	31	98	14.7	0.70
经 1 个月治疗无效	31	90	3.0	0.77
年龄大于 50 岁	77	71	2.7	0.32
不明原因消瘦	15	94	2.7	0.90
疼痛大于 1 个月	50	81	2.6	0.62
卧床休息无缓解	90	46	1.7	0.21
下列任何一项：50 岁以上、既往肿瘤病史、不明原因消瘦、保守治疗无效	100	60	2.5	0.0

2. 影像检查

（1）X 线片

a. 敏感性 60%，特异性 96%~99.5%。

b. LR+ 12~120；LR- 0. 4~0. 42。

（2）CT：敏感性、特异性均优于 X 线，具体特异性、敏感性资料缺乏。

MRI 是诊断或除外肿瘤腰背痛以及判断脊髓有无压迫的最佳手段。

（3）MRI

    a. 敏感性 83%~93%；特异性 90%~97%。

    b. LR+ 8. 3~31，LR- 0. 07~0. 19。

（4）骨扫描

    a. 敏感性 74%~98%；特异性 64%~81%。

    b. LR+ 3. 9，LR- 0. 32。

（5）18F-FDG PET/CT

    a. 敏感性 93. 4%；特异性 97. 5%。

    b. LR+ 34. 990，LR- 0. 068。

E. 实用小提示

  1. 50 岁以下、既往无肿瘤病史、无不明原因消瘦、保守治疗有效等均不支持肿瘤的诊断。

  2. X 线发现成骨性改变早于溶骨性改变。通常 X 线片看到溶骨性改变意味着骨小梁已丢失 50%。

  3. 骨扫描显示成骨性改变优于溶骨性改变，但骨扫描会经常漏诊骨髓瘤。

骨质疏松所致压缩性骨折

A. 骨质疏松所致压缩性骨折的诊断

  1. 典型的骨质疏松压缩性骨折表现为急性、剧烈的疼痛，通常出现在老年人，由腰部向腹部放射，通常是自发的或者仅仅由轻微的提重物、弯腰或碰撞诱发。可以无症状。

  2. 胸骨中下段或腰椎常见。

MRI 是鉴别骨质疏松所致压缩性骨折还是恶性肿瘤所致压缩性骨折的最佳检查方法。

  3. 轻微活动也会加重疼痛，包括床上翻身。

  4. 可以是很多疾病或者药物的并发症

    （1）最常见的疾病包括：甲状腺毒症、原发甲状旁腺功能亢进、性腺功能减退、吸收不良。

    （2）药物包括：激素（最常见）和长时间肝素的应用。

  5. 骨质疏松大多为原发性，与绝经和年龄有关。年龄是骨质疏松的最强危险因素，70~74 岁女性相对危险因素 10（与 65 岁以下女性相比），80 岁以上则升至 80。

（1）其他危险因素包括既往肋骨、胸腰椎、腕或髋部骨折；现症吸烟；体重低于60kg；骨质疏松家族史。

（2）肥胖女性、雌激素替代治疗者危险因素下降。

B. 骨质疏松所致压缩性骨折的鉴别诊断

1. 腰肌劳损。

2. 肿瘤相关病理性骨折。

3. 腰椎间盘突出症。

4. 椎管狭窄。

5. 血清阴性脊柱关节病。

C. 骨质疏松所致压缩性骨折的治疗

1. 钙：1200~1500mg qd，维生素 D 400U qd。

2. 双磷酸盐可提高骨密度、降低椎体和髋关节骨折的风险。

3. 雌激素可以预防骨折，但不推荐长期使用，因为可能会带来深静脉血栓、肺栓塞、心梗和心血管事件等并发症的风险。

4. 降钙素可用于椎体压缩性骨折的急性期镇痛治疗。

D. 循证小知识

MRI 可以区分压缩性骨折系为骨质疏松所致还是恶性肿瘤所致；敏感性 88.5%~100%，特异性 89.5%（LR+ 8~14，LR- 0~0.12）。

E. 实用小提示

T_4 以上骨折通常更多见于恶性肿瘤。

病例4

冯某，男性，65岁，下腰背痛8个月。无放射，但有时步行后双下肢发麻。步行时加重，弯腰时缓解，卧位时无症状，站立位症状重于坐位。布洛芬疗效不佳。

最可能的诊断是什么？还有其他的可能吗？下一步应做何种检查？

鉴别诊断

老年男性下腰背痛鉴别诊断很多，但病史中有两点提示应该首先考虑椎管狭窄：活动后麻木（类似间歇性跛行），弯腰时疼痛缓解。其他可能的诊断包括：机械性腰背痛（65岁以上老人常见）、无并发症的机械性腰背痛通常没有神经系统症状。尽管患者的疼痛不像转移癌那样持续性存在，但仍然不能除外转移癌。腰椎间盘突出症可能性不大，疼痛表现并非坐骨神经痛。鉴别诊断见表16-7。

表 16-7　冯某的诊断与鉴别诊断

诊断假设	临床线索	疾病要点	重要检查
可能性最大的诊断			
椎管狭窄	神经源性间歇性跛行 年龄大于65岁 行走或站立时加重（后伸位）坐位或前倾位减轻（前屈位）	持续性腰背及下肢不适 腰椎椎管狭窄最常见 行走或站立时加重（后伸位）坐位或前倾位减轻（前屈位） 中央型椎管狭窄通常会出现双侧对称的臀部及大腿背侧疼痛 侧边型椎管狭窄通常会有臀部及大腿背侧皮肤性疼痛	MRI
其他可能的诊断			
机械性腰背痛	无神经系统症状	通常无法明确解剖诊断 不伴有神经系统症状或体征 通常不会进行性加重	疼痛自然缓解
其他可能的诊断——不应遗漏			
转移癌	慢性起病 常伴消瘦 既往肿瘤病史或因腰背痛发现肿瘤	慢性起病 常伴消瘦 肿瘤常来自乳腺、肺或前列腺 胸椎最常受累 可伴病理性骨折 可伴高钙	血钙 X线片、MRI 骨扫描 原发肿瘤相关检查

冯某有明确的高血压、糖尿病和膝部骨关节炎病史。目前用药：卡托普利、格列吡嗪。无肿瘤病史。查体：背部无压痛。双侧直腿抬高试验阴性，双侧膝反射、踝反射正常。感觉正常。

目前的临床表现能否诊断？如果不能，还需要哪些证据？

诊断

现在应该为冯某做什么检查呢？冯某的症状提示可能存在椎管狭窄，无其他特殊提示。由于椎管狭窄的病史及查体敏感性都不高，尽管 X 线片往往不能诊断椎管狭窄，但如果 X 线片发现严重的骨关节炎，往往支持诊断。此外，拍一个 X 线片除外一下转移癌也还是可以接受的。

冯某的腰椎 X 线片提示椎间盘退行性变，腰椎前移，关节突关节改变，符合中重度骨关节炎，无压缩性骨折或成骨、溶骨性改变。

您认为冯某可以诊断椎管狭窄了吗？能除外其他诊断吗？需要做何种检查才能除外其他诊断？

病史、查体、影像学检查均支持椎管狭窄的诊断，目前暂无需进行进一步检查。

病例随诊

冯某口服布洛芬，同时接受理疗，8 周后症状有所好转。但由于仍有症状，故行 MRI，证实确实存在椎管狭窄。继续口服布洛芬，并加强锻炼。数月后症状逐渐缓解。

疾病知识拓展

椎管狭窄

A. 椎管狭窄的诊断

1. 典型的椎管狭窄表现为持续性腰背及下肢不适，行走或站立时加重（后伸位），坐位或前倾位减轻（前屈位）。

2. 下肢症状通常双侧对称，行走或站立时出现下肢发沉或麻木感（类似间歇性跛行）（表16-8）。

3. 神经系统症状或体征差异较大。

4. 椎管狭窄部位常常位于腰椎管，有时见于颈椎管，很少见于胸椎管。

5. 椎管狭窄的原因包括肥厚性退行性变和退行性脊椎前移，压迫脊髓、马尾、神经根，以及马尾、神经根的供血小动脉和毛细血管。

6. 中央型椎管狭窄通常会出现双侧对称的臀部及大腿背侧疼痛，非皮肤性。

7. 侧边型椎管狭窄通常会有臀部及大腿背侧皮肤性疼痛。

8. 约50%的患者症状稳定，症状开始加重时通常会缓慢进展。

 （1）腰椎管狭窄不会进展为瘫痪，通常应根据症状严重程度进行处理。

 （2）颈椎和胸椎管狭窄则可能会导致脊髓病或瘫痪，因此与腰椎管狭窄相比，常常更多的需要进行手术干预。

表 16-8 血管源性间歇性跛行与神经源性间歇性跛行的鉴别

血管源性	神经源性
行走固定的距离后便出现症状	出现症状时行走的距离不定
站立不动后症状减轻	坐位或前倾位症状减轻
继续行走时加重	继续行走或站立时加重
爬山时症状仍有	爬山时因身体前倾症状会减轻
足背动脉搏动消失	足背动脉搏动存在
皮肤因毛发脱落而光亮	皮肤正常

B. 椎管狭窄的鉴别诊断

1. 脊髓型颈椎病。

2. 椎间盘突出症。

3. 腰椎滑脱症。

4. 颈椎后纵韧带骨化。

5. 颈脊髓肿瘤。

6. 脊髓空洞症。

C. 椎管狭窄的治疗

1. 保守治疗

 （1）镇痛药包括NSAIDs、三环类抗抑郁药和麻醉镇痛药。

 （2）理疗可以改善躯干及下肢的力量。

 （3）硬膜外糖皮质激素注射有助于缓解部分症状，尤其是神经根痛。

2. 手术

 （1）疼痛进行性加重，保守治疗无效时应选择手术治疗。

 （2）下肢疼痛缓解较腰背痛缓解明显。

 （3）术后半年至1年评估有效性。

D. 循证小知识

1. 病史和查体的临床诊断价值见表16-9。

2. 影像学检查

（1）X 线片可见椎孔骨性病变而非软组织病变，但敏感性不如 CT 或 MRI。

（2）CT 和 MRI 价值相似：CT：敏感性 90%，特异性 80%～96%，LR + 4.5～22，LR－ 0.10～0.12；MRI：敏感性 90%，特异性 72%～100%，LR+ 3.2～∞，LR－ 0.10～0.14。

表 16-9　病史和查体在椎管狭窄中的诊断价值

临床表现	敏感性（%）	特异性（%）	LR+	LR－
步幅增宽	43	97	14.3	0.59
坐位时无疼痛	46	93	6.6	0.58
Romberg 试验阳性	39	91	4.3	0.67
坐位时症状减轻	52	83	3.1	0.58
振动觉缺失	53	81	2.8	0.58
年龄大于 65 岁	77	69	2.5	0.33
针刺觉缺失	47	81	2.5	0.65
肌力减退	47	78	2.1	0.68
跟腱反射缺失	46	78	2.1	0.94

E. 实用小提示

CT 和 MRI 阴性可除外腰椎管狭窄，但阳性并不能肯定患者的症状就是椎管狭窄所致，后者也许是合并存在。65 岁以上无症状者 MRI 证实五分之一存在椎管狭窄。

硬脊膜外脓肿

A. 硬脊膜外脓肿的诊断

1. 临床表现包括发热、背痛、局部压痛、脊髓刺激体征、肌力减退或尿失禁、截瘫等。典型的病例有糖尿病等基础病变，出现发热和腰痛，然后出现肌力减退、感觉异常、肠道或膀胱功能异常等神经系统症状。

2. 解剖位置：硬脊膜外腔在后方由枕骨大孔向下延伸，颈部最窄，骶部最宽，前方仅在 L_1 以下存在。硬脊膜外脓肿通常起源于椎间盘或椎间盘椎体连接处，然后纵向扩散，可扩散至 3～5 个脊髓节段。

3. 硬脊膜外脓肿 33% 为血源播散所致，病原学排序：金黄色葡萄球菌>革兰阴性杆菌>需氧链球菌。

4. 危险因素：糖尿病、静脉药瘾、酗酒、局部感染（尤其是皮肤、泌尿系、椎骨骨髓炎）、有创操作如硬膜外麻醉。

B. 硬脊膜外脓肿的鉴别诊断

1. 化脓性脊柱炎。

2. 腰椎间盘突出症。

3. 椎管内肿瘤。

4. 脊柱肿瘤。

5. 脊柱结核。

C. 硬脊膜外脓肿的治疗

1. 急诊外科减压和引流。

2. 抗生素应用。

D. 循证小知识

MRI 是硬脊膜外脓肿最佳检查手段。

E. 实用小提示

硬脊膜外脓肿患者务必留取血培养，并注意证实有无心内膜炎。

脊椎骨髓炎

A. 脊椎骨髓炎的诊断

1. 绝大多数为血源播散型，亦可为局部感染灶蔓延，或直接的手术或外伤所致。

2. 常常会导致两个相连的椎体破坏及其椎间隙塌陷。

3. 50%以上为金黄色葡萄球菌，泌尿系介入处理后感染者常为革兰阴性杆菌。

B. 脊椎骨髓炎的鉴别诊断

1. 脊椎结核。

2. 脊椎骨转移瘤。

3. 脊椎退行性病变。

C. 脊椎骨髓炎的治疗。

1. 抗生素治疗 6 周。

2. 椎体塌陷导致脊髓压迫或出现硬脊膜外脓肿时必须手术。

D. 循证小知识

1. 病史和查体临床诊断价值

（1）脊柱压痛：敏感性 86%，特异性 60%，LR+ 2.1，LR- 0.23。

（2）发热：敏感性 52%，特异性 98%，LR+ 26，LR- 0.6。

2. 实验室检查

（1）白细胞增高：敏感性 43%，特异性 94%，LR+ 7.2，LR- 0.6。

（2）血培养阳性率 25%~50%，如果血培养阴性，可行针刺活检。

3. 影像学检查

（1）X 线片：敏感性 82%，特异性 57%，LR+ 1.9，LR- 0.32。

（2）MRI：敏感性 96%，特异性 92%，LR+ 12，LR- 0.04。

（3）骨扫描：敏感性 90%，特异性 78%，LR+ 4.1，LR- 0.13。

E. 实用小提示

四分之一的脊柱骨髓炎患者有糖尿病。

第十七章　消　　瘦

病例1

王某，女性，75岁，体重近半年下降6kg。

消瘦的定义和发生机制是什么？常见于哪些疾病？

　　体重下降可以是主动控制饮食、减肥的结果。非主动控制的体重下降即消瘦定义为最近6~12个月体重下降超过5%。

　　体重消长与热量摄入、消化吸收能力、代谢率和能量消耗有关。在不同疾病状况下，代谢率受多种细胞因子，如恶病质因子、白介素、TNF-α、IFN-γ等影响。从发病机制讲消瘦的原因可以分为以下几类：摄入减少（如厌食）、吸收减少（如腹泻、消化不良）、消耗增多（如甲状腺功能亢进）。能量摄入减少是消瘦最常见的原因，其次为消耗增多，影响这两方面引起入不敷出的因素均会导致体重下降，可见于以下多种疾病：消化系统疾病、神经系统疾病、精神性疾病和其他全身性疾病。表17-1列出了消瘦常见的鉴别诊断。

消瘦的鉴别诊断有哪些疾病？

表 17-1　消瘦的鉴别诊断

A. 心血管系统
　1. 严重心衰
　2. 亚急性感染性心内膜炎
B. 内分泌系统
　1. 糖尿病
　2. 甲状腺功能亢进
　3. 肾上腺皮质功能不全
C. 消化系统（从口腔到肛门）
　1. 牙齿状况差（65岁以上的老年人50%缺齿）
　2. 嗅觉丧失
　3. 食管疾病
　　（1）食管狭窄或食管蹼
　　（2）食管运动异常

  （3）食管癌

 4. 胃疾病

  （1）消化性溃疡

  （2）胃癌

  （3）胃出口梗阻

 5. 小肠疾病

  （1）肠系膜缺血

  （2）克罗恩病

  （3）口炎性腹泻

  （4）细菌过长综合征

  （5）乳糖不耐受

 6. 胰腺疾病

  （1）急性胰腺炎

  （2）慢性胰腺炎

  （3）胰腺功能异常

  （4）胰腺癌

 7. 肝胆疾病

  （1）肝炎

  （2）胆石症

  （3）肝硬化

  （4）肝细胞癌

  （5）胆管癌

 8. 结肠疾病

  （1）慢性便秘

  （2）结肠癌

  （3）溃疡性结肠炎

  （4）肠道息肉

 9. 慢性消化道感染

  （1）蓝氏贾第鞭毛虫

  （2）难辨梭状芽胞杆菌

  （3）溶组织阿米巴

D. 肿瘤及血液系统疾病

 1. 肺癌

 2. 胰腺癌

 3. 消化道肿瘤

 4. 淋巴瘤

 5. 其他

E. 感染

 1. 结核感染

 2. 布氏杆菌病

 3. HIV 感染及合并症

F. 神经系统

 1. 痴呆

 2. 脑卒中

 3. 帕金森病

G. 精神性疾病

    1. 抑郁

    2. 焦虑

    3. 双相障碍

    4. 精神分裂症

H. 心理社会因素

    1. 贫穷

    2. 孤独

    3. 行动不便

    4. 酗酒

I. 肾脏：尿毒症

J. 呼吸系统：严重的慢性阻塞性肺疾病

K. 风湿免疫系统

    1. 风湿性多肌痛

    2. 颞动脉炎

    3. 风湿性关节炎

    4. 系统性红斑狼疮

    5. 其他

L. 代谢：高钙血症

M. 其他

    1. 药物（如地高辛、祥利尿剂、地尔硫䓬、左旋多巴）

    2. 治疗性的饮食控制

    3. 放射线

    4. 慢性疼痛

消瘦最常见的病因有四类：肿瘤，约占27%，如消化系统、肺、血液系统肿瘤。良性消化系统疾病占17%，抑郁和酗酒占14%，内分泌疾病7%，另外大约22%患者经过详细检查仍找不到病因，需要随诊观察。检查阴性的患者比有器质性疾病的患者病死率低。

老年人常见的病因为肿瘤、良性消化道疾病、内分泌疾病和抑郁。年轻人常见的病因为糖尿病、甲状腺功能亢进、感染和精神心理疾病最常见。

消瘦诊断的第一步应该是明确患者是否为真正的消瘦。这可以通过询问体重变化的具体数值或者衣服、腰带尺码的变化以及咨询家属或朋友获取资料。并且注意体重变化的速度。

第二步是详细询问病史和进行细致全面的体格检查。应关注患者的年龄、进食和摄入热量状况、体温、大便性状的改变、药物滥用及服药史、年龄相关的肿瘤史等。注意旅游史、烟酒史和药物史。精神心理社会因素也应该关注。

体格检查应细致全面，包括淋巴结、甲状腺、乳腺、盆腔检查和肛检、神经系统检查等，必要时进行精神智能评估，如使用 MMSE（简易精神状态检查，Mini-Mental Status Exam）评估。

第三步是进行基础及有针对性的实验室及其他检查。

常用检查项目包括：血常规，必要时包括外周血涂片，尿常规、便常规+潜血，肝肾功能，空腹血糖，电解质，包括血钙、红细胞沉降率、甲状腺功能，HIV 抗体，胸片，腹部 B 超，肿瘤筛查（乳腺检查、TCT 涂片，必要时行内镜检查）。

检查应根据之前的病史及查体资料列出的诊断及鉴别诊断相应进行，切忌大撒网。

患者食欲差，无腹泻、腹痛、恶心、呕吐。无怕热、多汗。心悸。大便和体温正常。最近衣服明显变宽松了，乏力明显，患者很担心自己得了不好的疾病。既往体健，否认糖尿病史，无吸烟饮酒史，有义齿，功能可，否认特殊药物服用史。丈夫因心脏病已去世。查体：T 36.8℃，BP 120/70mmHg。体型消瘦，恶病质。表情轻微淡漠。浅表淋巴结不大。甲状腺未触及明显肿大。双肺呼吸音清晰，无啰音。HR 76 次/分，律齐，各瓣膜听诊区未及病理性杂音。腹软，无压痛，肝脾肋下未及。肛检正常。双下肢不肿。神经系统查体无特殊异常体征。

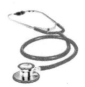

最可能的诊断是什么？还有其他的可能吗？下一步应做何种检查？

鉴别诊断

患者为老年女性，有明确的消瘦，伴随症状不多，但患者有恶病质表现，首先考虑肿瘤的可能性。另外表情淡漠，要考虑抑郁的可能性，但这需要排除了其他器质性疾病以后才能做出诊断。此外，患者没有糖尿病的"三多一少"表现，没有甲状腺功能亢进常见的交感神经兴奋的临床表现，查体甲状腺不大，心率不快，没有异常发现，可能性应放后。另外患者没有腹泻、腹胀等消化道表现，吸收不良没有证据。患者没有发热，查体亦无特殊异常，感染性疾病如结核、感染性心内膜炎证据不多，可基本排除。表 17-2 列出了患者王某的诊断假设。

表 17-2　患者王某的诊断假设

诊断假设	临床线索	疾病要点	重要检查
可能性最大的诊断			
肿瘤	恶病质，消耗症状重，不同部位的肿瘤可有不同表现	结合患者年龄、性别、临床表现判断可能的肿瘤部位，如老年女性最常见的有消化道肿瘤、肺癌、妇科肿瘤、乳腺癌等	胃镜、结肠镜 胸片或胸部 CT 腹部、盆腔 B 超或 CT 乳腺 B 超 TCT
其他可能的诊断——不应遗漏			
糖尿病	"三多一少"	食欲旺盛反而消瘦	空腹血糖、餐后 2 小时血糖、OGTT，糖化血红蛋白
甲状腺功能亢进	多汗、怕热 心悸、心动过速 突眼	多数食欲旺盛 交感神经兴奋表现 皮肤湿热、双手细颤	甲状腺功能 FT_3，FT_4，TSH
抑郁症	超过六个以上躯体症状	心境低落，丧失兴趣，自杀念头	SDS、HAMD 等量表
其他可能的诊断			
牙齿问题	义齿不合适	咀嚼费力	口腔检查

续 表

诊断假设	临床线索	疾病要点	重要检查
慢性胰腺炎	慢性上腹痛	酒精饮用史和急性胰腺炎史	大便苏丹Ⅲ染色 腹部B超和CT发现胰管扩张、胰腺钙化
消化吸收不良	嗳气、便次增多，腹泻，脂肪泻	大便有时含不消化食物	大便苏丹Ⅲ染色 小肠和胰腺消化吸收功能的检测

诊断与治疗

> 患者血常规、尿常规、便常规+潜血、肝肾功能正常，空腹血糖和餐后两小时血糖正常。胸片和腹部、乳腺、盆腔B超、TCT正常。胃镜和结肠镜未发现明显异常。

能够诊断了吗？需要做其他检查排除其他可能的诊断吗？

目前检查可以排除糖尿病，基本排除常见的恶性肿瘤，包括肺癌、肝癌、结肠癌、胃癌、乳腺癌和妇科肿瘤。义齿异常或者慢性胃炎、消化不良临床证据不足，基本排除。患者伴随症状不多，而体重下降明显，需要考虑一些常见疾病的不常见表现或者功能性疾病的可能性，如淡漠型甲状腺功能亢进或者抑郁症的可能性。老年患者甲状腺功能亢进症状可不典型。在诊断功能性疾病之前也应该首先排除器质性疾病。

> 甲状腺功能：T_3 4.58ng/ml（0.66~1.92ng/ml），FT_3 9.1pg/ml（1.8~4.1pg/ml），T_4 20μg/dl（5~11.6μg/dl），FT_4 22μg/dl（6~10.5μg/dl），TSH 0.1μU/ml。甲状腺球蛋白抗体和微粒体抗体正常。甲状腺B超：甲状腺多发结节，结节性甲状腺肿可能性大。甲状腺核素显像：毒性多结节性甲状腺肿。

病例随诊

> 患者诊断淡漠型甲状腺功能亢进，行[131]I治疗，术后予优甲乐替代治疗，症状缓解，复查甲状腺功能正常，体重逐渐恢复，6个月后基本恢复原来体重，继续定期随诊。
>
> 患者和女儿居住在一起，询问病史没有明显的情绪低落和兴趣丧失，抑郁症基本排除。

疾病知识拓展

甲状腺功能亢进

A. 甲状腺功能亢进的诊断

1. 典型症状包括代谢旺盛表现，如心悸、多汗、怕热、失眠、震颤、腹泻及体重下降。还可以有月经不规律、头发变细等。

2. 典型体征包括窦性心动过速、房颤、收缩压升高、甲状腺肿大、静息时双手细颤、惊恐眼神、突眼及眼征（Graefe 征、Stellwag 征、Joffroy 征、Mobious 征、Dalrymple 征）。

3. 并发症包括骨质疏松、气管受压、声音嘶哑、高排出量性心衰、贫血和近端肌无力。

4. T_4、T_3、FT_4、FT_3 升高，原发性甲状腺功能亢进 TSH 降低，继发性甲状腺功能亢进，如产 TSH 的垂体腺瘤则 TSH 升高。

5. ^{131}I 核素显像可以帮助判断病因。

6. 甲状腺 B 超有助于判断甲状腺形态，气道受压者气管像或 CT 检查有意义。

7. 老年甲状腺功能亢进患者表现常不典型。

B. 甲状腺功能亢进的鉴别诊断

1. Graves 病、毒性结节性甲状腺肿、亚急性甲状腺炎、桥本甲状腺炎。

2. 原发、继发甲状腺功能亢进。

3. 卵巢甲状腺肿。

4. 交感神经兴奋。

5. 嗜铬细胞瘤。

C. 甲状腺功能亢进的治疗

1. β 受体阻断剂可以减轻交感神经兴奋症状，改善震颤、心悸及多汗。

2. 甲亢的治疗取决于病因

（1）Graves 病

a. 抗甲状腺药物（他巴唑，丙基硫氧嘧啶）

（a）可能引起粒缺（0.1%~0.3%）。

（b）大约 40% 复发率。

b. ^{131}I 治疗

（a）大约 21% 复发率。

（b）甲状腺功能减退的并发症较常见，通常需要终身甲状腺激素替代治疗。

c. 手术：上述两种方法有禁忌、效果不佳或有压迫症状时。

（2）毒性多结节性甲状腺肿

a. 老年患者，首选 ^{131}I 治疗，监测甲状腺功能，行替代治疗。

b. 甲状腺肿大显著，行手术治疗。

（3）亚急性甲状腺炎

a. 非甾体类抗炎药（NSAIDs）或者阿司匹林控制炎症。

b. 炎症消退前可使用 β 受体阻断剂。

c. 重症可使用泼尼松和胺碘苯丙酸盐（ipodate）。

（4）继发性甲状腺功能亢进：治疗垂体产 TSH 腺瘤。

D. 循证小知识

1. 甲状腺功能亢进的患病率 0.3%。
2. 甲状腺功能亢进的某些症状是特征性的（如眼睑运动滞后和眼睑挛缩，特异性 99%，LR+ 17~32），可以帮助确定诊断。
3. 临床表现敏感性不高，因此缺乏临床症状并不能排除诊断（表 17-3）。
   （1）70%~93%患者有甲状腺肿大。
   （2）80%患者心率>90 次/分。
   （3）眼睑运动滞后出现率 19%。
   （4）25%~50%的 Graves 病患者出现眼病。
   （5）腱反射亢进随年龄而变化。
4. 老年甲状腺功能亢进患者表现常不典型
   （1）老年患者患病率为 2%~3%。
   （2）表现为淡漠型甲状腺功能亢进，交感神经兴奋的表现常缺乏，房颤、抑郁和消瘦更常见。
   （3）甲状腺功能亢进患者中，体重下降的 OR 值为 8.7，心动过速为 11.2，房颤或淡漠为 14.8。
   （4）TSH 敏感性>99%，特异性>99%，LR+> 99，LR-< 0.01。

表 17-3　甲状腺功能亢进临床表现的敏感性

症状和体征	年龄>70 岁（%）	年龄<50 岁（%）
窦性心动过速	41	94
房颤	35~54	2
乏力	56	84
厌食	32~50	4
消瘦	50~85	51~73
甲状腺肿大	50	94
眼病	6	46
震颤	44~71	84~96
神经质	31	84
腱反射亢进	28	96
多汗	24~66	92~95

肿瘤恶病质

A. 肿瘤恶病质的诊断
   1. 常伴发于恶性肿瘤晚期，除原发病表现外，多伴随食欲减退、虚弱、乏力。
   2. 消瘦可出现在肿瘤诊断之前或之后。
   3. 引起消瘦最常见的肿瘤是消化道肿瘤、肺癌和淋巴瘤。
   4. 消瘦是肺癌患者最常见的临床表现之一，甚至比咳嗽、呼吸困难、咯血和胸痛常见。
B. 肿瘤恶病质的鉴别诊断
   1. 消化系统的其他良性疾病，如消化性溃疡、慢性胰腺炎、消化吸收不良等。

2. 感染，尤其是慢性感染，如结核、感染性心内膜炎、HIV/AIDS 等。

3. 其他全身性疾病，如尿毒症、肝硬化、慢性阻塞性肺病（COPD）等。

4. 内分泌疾病，如糖尿病、甲状腺功能亢进。

5. 结缔组织病。

C. 肿瘤恶病质的治疗

1. 营养支持

（1）以下患者需要强有力的营养支持

a. 头颈肿瘤（放疗后）。

b. 肠梗阻。

c. 术后，特别是上消化道肿瘤患者。

d. 大剂量化疗患者。

（2）营养支持分为胃肠营养及胃肠外营养。肠道功能完好的患者首选肠内营养。

2. 治疗原发恶性疾病

3. 甲羟孕酮和甲地孕酮

（1）可以减少恶心、食欲减退，并增加体重。

（2）可能增加血栓栓塞的危险。

（3）其他副作用包括血糖升高、子宫内膜出血、水肿、高血压和肾上腺功能受抑制。

4. 糖皮质激素

（1）减轻恶心和厌食。

（2）增加食欲、生活质量，使患者自我感觉良好。

（3）因为有副作用，常用于晚期肿瘤患者。

5. 其他试用药物

（1）促动力药，可以减轻厌食。

（2）屈大麻酚（cannabinoid dronabinol），疗效不如孕酮。

D. 循证小知识

1. 消瘦患者病因中肿瘤约占 25%。

2. 肿瘤患者体重下降常见，24% 的肿瘤患者在诊断时已经出现体重下降。

3. 伴有消瘦的肿瘤患者相比非肿瘤患者具有更高的两年病死率，62% 比 18%。

4. 体重下降增加活动不便、功能下降和免疫力下降的危险。肺栓塞、压疮和肺炎的危险增加。

5. 一些研究显示系列的病史、查体和初步的化验检查有助于确定消瘦患者肿瘤病因的诊断。可以根据这些结果确定进一步的检查方法。

6. 通过上述系列方法肿瘤的检出率是 28%。

7. 此方法在消瘦患者中检测肿瘤的敏感性是 93%。

8. 在上述方法阴性的患者中隐匿性肿瘤的检出率仅为 2.6%。

抑郁症

A. 抑郁症的诊断

1. 症状：显著的悲伤，心境低落，兴趣丧失，无欲感，睡眠和食欲障碍，注意力下降。有自杀或伤人念头。体重可以下降也可以增加。

2. 重症抑郁诊断需要以下标准里的 5 条（其中一条是抑郁心境或兴趣缺失），持续至少 2 周。

（1）抑郁情绪。

（2）兴趣缺失。

（3）食欲或体重显著下降。

（4）睡眠障碍。

（5）精神动力易激惹或迟滞。

（6）乏力。

（7）否认自我价值。

（8）注意力不集中。

（9）自杀念头。

3. 轻症抑郁：上述症状符合 2~4 条为轻症抑郁，包括兴趣缺失或抑郁心境持续两周以上。

4. 抑郁症诱因可不明显或发生在创伤及损失后。

5. 重症抑郁的危险因素

（1）抑郁发作史。

（2）产后。

（3）老年人。

（4）共存的疾病。

（5）慢性疼痛。

（6）缺乏社会支持。

（7）女性（比男性常见 2~3 倍）。

（8）家族史。

（9）应激性生活事件。

（10）药物滥用。

6. 可以伴随焦虑，50% 患者有焦虑症状

（1）10%~20% 重症抑郁发作的患者有惊恐发作的证据，30%~40% 有泛化的焦虑状态。

（2）有焦虑和重症抑郁的患者自杀风险高。

7. 病史评价

（1）全面评估精神心理社会史，包括功能障碍的程度，家庭暴力史，药物史（酒精、干扰素、左旋多巴、糖皮质激素、口服避孕药、普萘洛尔、可卡因等）。

（2）筛查提示双相障碍的躁狂症状病史（周期性睡眠需要减少、冲动、欣快感、思维奔逸、性欲旺盛和夸张）。

8. 提示抑郁的临床线索

（1）近期的压力或丧失。

（2）慢性疾病，如慢性疼痛综合征。

（3）超过 6 个躯体症状。

（4）症状严重性评价高。

（5）健康状态评价低。

（6）医生感觉接触困难。

（7）药物滥用（23% 有重症抑郁）。

（8）高估体重下降。

（9）描述症状的语言极端化。

（10）睡眠障碍。

（11）不能被疾病解释的功能受限。

B. 抑郁症的鉴别诊断

1. 抑郁状态。

2. 器质性疾病或其他躯体疾病伴随的精神症状。某些疾病可引起抑郁或类似抑郁症状，如甲状

腺功能低下、库欣综合征、肝硬化等。

3. 躯体化障碍。

4. 药物性抑郁。

5. 双相情感障碍。

6. 强迫症。

7. 精神分裂症。

C. 抑郁症的治疗

1. 药物

（1）若创伤或损失后重症抑郁发作持续 2 个月以上强烈建议治疗。

（2）药物包括选择性 5-羟色胺再摄取抑制剂（SSRIs）、5-羟色胺和去甲肾上腺素再摄取抑制剂（SNRIs）、三环类抗抑郁药（TCAs）和单胺氧化酶抑制剂（MAOIs）。

（3）既往史有躁狂症状患者在开始抗抑郁治疗前应进行心理评估。抗抑郁药可诱发躁狂发作。

（4）临床缓解后治疗应持续 6~9 个月。

（5）多次复发患者（超过 2~3 次）应终身治疗。

2. 心理治疗。

3. 评价自杀危险。

D. 循证小知识

1. 筛查工具能 2~3 倍地提高对抑郁的鉴别（增加 10%~47%）。

2. 对以下两个筛查问题的任一个肯定回答都认为结果阳性：

（1）过去两周内，你感觉情绪低落、抑郁或者无助吗？

（2）过去两周内，你感觉做事时没有兴趣或者乐趣吗？

（3）敏感性 96%，特异性 57%，LR+ 2.2，LR- 0.07。

（4）对任一问题肯定回答的患者要进行进一步的全面评估。

3. 抑郁是中国疾病负担的第二大病，美国家庭医疗服务第二常见的状况和残疾的第四位原因。

4. 抑郁易被忽略。在诊断抑郁的患者中，只有 8.8% 在常规检查中被发现。

5. 轻症抑郁

（1）10%~18% 在一年内进展为严重抑郁。

（2）20%~30% 有中到重度的功能障碍。

6. 体重下降估计不准确者

（1）高估体重下降者（超过 0.5kg），6% 不可能是肿瘤，73% 没有发现器质性原因。

（2）低估体重下降者（超过 1kg），52% 被诊断肿瘤。

病例2

> 李某，男性，60岁，消瘦6个月。
>
> 患者近6月体重下降约8kg。食欲减退，易饱，大便一天3~4次，糊状便，每次量不多，颜色正常，有时难排出，无黏液、脓血，偶尔中上腹痛，饮酒后明显，伴嗳气、反酸，无恶心、呕吐，无发热。既往体健，否认糖尿病史，否认外地旅居史。不吸烟，间断饮酒，饮白酒20年，大约2两/天。查体：生命体征平稳。无肝掌、蜘蛛痣。浅表淋巴结未触及。甲状腺不大。心肺腹无明显异常体征。双下肢不肿。肛检见外痔，指套退出无血染。

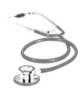

最可能的诊断是什么？还有其他的可能吗？下一步应做何种检查？

鉴别诊断

患者老年男性，慢性体重下降，消化道症状突出，有便次增多，大便性状异常，腹痛，无发热，慢性感染性疾病可能性不大；首先警惕肿瘤的可能性，排便习惯改变，要考虑大肠癌的可能；上腹疼痛不适，胃癌不能遗漏；其次有饮酒病史，应考虑有无慢性胰腺炎的可能性，慢性肝病不除外；第三，慢性腹泻，炎症肠病要排除，但大便性状不支持克罗恩病或者溃疡性结肠炎。此外肠道细菌过度生长、麦胶肠病应排除。患者李某的诊断假设见表17-4。

表 17-4　患者李某的诊断假设

诊断假设	临床线索	疾病要点	重要检查
可能性最大的诊断			
结肠癌	大便性状与习惯的改变	右半结肠型为消瘦、消化道出血、便潜血阳性、贫血表现 左半结肠型多为肠梗阻表现及黏液脓血便	大便常规+潜血 CEA 结肠镜
其他可能的诊断——不应遗漏			
胃癌	上腹不适，体重下降	食欲减退、腹痛、反酸、嗳气或者症状不典型	大便常规＋潜血，CEA，胃镜
慢性胰腺炎	反复发作，腹痛或慢性腹泻，脂肪泻	消化吸收不良表现，胰腺钙化，胰管扩张，胰酶可以升高或者正常	腹部B超、CT或者ERCP
酒精性肝病	纳差，不适	消化不良表现，肝功能异常，GGT升高	肝功能、凝血功能、MCV 腹部B超、CT CAGE或AUDIT问卷

续　表

诊断假设	临床线索	疾病要点	重要检查
其他可能的诊断			
克罗恩病	间断腹泻，黏液脓血便	节段性肠道病变，小肠多受累，全消化道其他部位也可受累，病理为全层炎，可伴消化道外症状	便常规+潜血 消化道造影 结肠镜 病理
溃疡性结肠炎	反复黏液脓血便	多为结肠受累，病理为黏膜层和黏膜下层炎症	便常规+潜血，消化道造影，结肠镜，病理
肠道细菌过度生长	腹胀，腹泻，消化不良	肠道感染或肠道黏膜屏障破坏后易发生	空肠吸取物细菌培养 呼气试验
麦胶肠病	腹泻，腹胀，消化不良，消瘦	小肠绒毛萎缩或变少，隐窝增生，固有层淋巴细胞和浆细胞浸润	抗 TG 和抗 endomyosin 抗体 内镜检查和小肠黏膜活检病理

诊断与治疗

血常规：Hb 112g/L，大细胞大色素性。便常规+潜血+寄生虫（－）。肝功能：ALT 54U/L，AST 82U/L，GGT 120U/L。肾功能、电解质、空腹血糖、甲状腺功能正常。CEA 正常。肠镜未见明显异常。胃镜：慢性浅表萎缩性胃炎，Hp（－）。

能够诊断了吗？需要做其他检查排除其他可能的诊断吗？

根据上述症状、检查结果，目前结肠癌、胃癌的可能性基本可排除。小肠部位的肿瘤虽不能完全除外，但相对前两种肿瘤而言可能性相对较小。患者肝功能轻度异常，AST/ALT >1，也符合酒精性肝病，可进一步追查乙肝和丙肝相关抗体除外常见的肝炎病毒感染。但如此程度的肝功能异常很难解释患者显著的体重下降，与临床表现不平行，也不足以解释便次增多。炎症性肠病从临床表现及大便检查结果可除外。甲状腺功能检查排除了甲状腺功能亢进可能。大便次数增多应进一步考虑有无消化吸收不良可能性。结合患者饮酒史，慢性胰腺炎的可能性增加。

追问患者病史，患者否认急性胰腺炎病史，但近5年间断饮酒过量后出现中上腹隐痛，清淡饮食后可自行缓解，疼痛不放射，无反酸、烧灼感、恶心、呕吐，无呕血、呕咖啡样物和黑便史。一直未引起患者重视。

查乙肝五项、丙肝抗体阴性。大便苏丹Ⅲ染色阳性，血淀粉酶和脂肪酶正常。腹部B超见胰管扩张。胰腺CT薄扫及增强显示胰腺密度不均，胰体散在钙化灶，胰管呈串珠样扩张。

根据症状、大便苏丹Ⅲ染色、腹部B超及CT的结果，慢性胰腺炎诊断明确。

查餐后两小时血糖正常范围内。嘱患者戒酒、清淡饮食，给予胰酶替代及肠道微生态制剂治疗，患者食欲减退改善，大便逐渐恢复正常。

病例随诊

患者门诊定期随诊，未再腹痛，体重逐渐增加，半年后基本恢复正常，继续随诊中。

疾病知识拓展

慢性胰腺炎

A. 慢性胰腺炎的诊断
1. 常见症状为反复餐后中上腹痛（80%~90%患者），可向后背放射，前倾位缓解。大便恶臭、松软、次数增多，可有脂肪泻。
   （1）体重下降常继发于食欲减退和脂肪泻。
   （2）脂肪泻定义为粪脂≥14g/d（75~100g的脂肪餐时正常值≤7g/d）。临床表现包括排油腻大便，排便费力。大便水面漂浮并不特异。
2. 除胰腺外分泌功能异常外，也可以有内分泌功能异常。
   （1）40%患者出现糖尿病。
   （2）酮症酸中毒少见。
   （3）胰岛A细胞的糖原产生功能障碍，低血糖亦常见。
3. 典型的影像表现为胰腺大小不均，胰腺钙化，胰管扩张、钙化。
4. 既往饮酒和急性胰腺炎发作病史提示诊断。其他常见原因有胆道梗阻（胆石症或者肿瘤），更少见的原因有高脂血症、高钙血症、自身免疫性疾病、囊性纤维化、遗传性胰腺炎等。
5. 并发症包括胰腺假性囊肿、胰腺脓肿、胆总管或十二指肠梗阻、脾静脉血栓以及继发的胃底静脉曲张。
B. 慢性胰腺炎的鉴别诊断
1. 慢性胃炎。

    2. 消化性溃疡。

    3. 胰腺癌。

    4. 壶腹癌和十二指肠肿瘤。

    5. 胆囊炎及胆管炎。

    6. 憩室炎。

    7. 炎性肠病。

    8. 肠系膜血管血栓或栓塞。

    9. 腹主动脉瘤或夹层动脉瘤。

    10. 下叶肺炎及胸膜炎。

    11. 心肌梗死。

C. 慢性胰腺炎的治疗

    1. 戒酒。

    2. 低脂饮食。

    3. 胰酶替代治疗。

    4. 质子泵抑制剂（PPI）。

    5. 镇痛。

    6. 监测及控制血糖。

    7. 如果有胰胆管狭窄则需要行 ERCP、支架或者手术治疗解除梗阻。

    8. 胰腺假性囊肿需要介入治疗或手术治疗。

D. 循证小知识

    1. 68%慢性胰腺炎患者出现体重下降，30%有腹胀。

    2. 40%的慢性胰腺炎患者的腹泻继发于细菌过长。老年患者可以没有腹泻。

    3. 淀粉酶或脂肪酶常正常或仅轻度升高。

    4. 粪脂≥10g/d 时，苏丹Ⅲ染色敏感性 90%。

 怀疑慢性胰腺炎的患者应查腹部 CT。

    5. 影像学检查

      （1）立位腹平片可显示胰腺钙化，敏感性仅 30%。

      （2）腹部 B 超的敏感性 60%~70%，特异性 8%~90%。

      （3）腹部 CT 为首选检查，可以显示胰管钙化（敏感性 74%~90%，特异性 85%）和胰腺假性囊肿以及肿瘤。

      （4）内镜下逆行胰胆管造影（ERCP）通常用于治疗目的（如取石、放支架），敏感性 75%~95%，特异性 90%左右。

      （5）超声内镜（EUS）敏感性 97%，特异性 60%。

      （6）磁共振胰胆管显影（MRCP）尚在评价中。

      （7）在轻症患者中，ERCP、EUS 和 MRCP 的敏感性低，55%~72%。

    6. 4%患者出现胰腺癌。

结肠癌（见第九章　消化道出血）

酒精性肝病（见第十章　黄疸）

克罗恩病

A. 克罗恩病的诊断

 1. 常见症状为慢性腹痛、腹泻、发热、体重下降、肠瘘，甚至可以表现为急性腹痛，类似急性阑尾炎的表现。

   （1）炎症可累及肠壁全层，可以导致瘘管形成、肠道狭窄和梗阻。

   （2）可以累及消化道的任何部位，为跳跃性病变，病变之间的肠道正常。

   （3）并发症包括脓肿形成、腹膜炎、瘘管及窦道形成，如肠道皮肤瘘（肛周窦道常见）和肠道膀胱瘘（可导致多种病原菌性泌尿系感染）。

   （4）可出现继发于肠道狭窄的细菌过长。

 2. 严重的回肠病变可导致胆盐吸收障碍，引起胆盐缺乏和脂肪泻以及维生素 B_{12} 缺乏。

 3. 可合并草酸钙性肾结石

   （1）正常情况下肠道内草酸和钙结合抑制了草酸盐的正常吸收。

   （2）吸收不良导致肠腔内脂肪增多，与钙结合影响了其与草酸的结合，导致草酸吸收增加。

   （3）草酸吸收增加导致高草酸尿症，从而易导致肾结石。

 4. 因为维生素 D 缺乏、钙吸收障碍和激素的使用易出现骨质疏松。

 5. 大出血的发生率比溃疡性结肠炎少。

 6. 可出现阿弗他溃疡。

 7. 可出现胃肠外症状，如葡萄膜炎、结节红斑、周围大关节炎、强直性脊柱炎（血清阴性脊柱关节病）、硬化性胆管炎、继发性淀粉样变和静脉血栓栓塞。这些症状可出现在肠道症状出现之前或之后。不特异的症状甚至在明确诊断前数年出现。

 8. 体检应关注患者的体重、营养状况、腹部体征、肛周状况和肠外表现。

 9. 结肠镜下回肠活检有诊断意义，典型的镜下表现为不连续病变、铺路石样改变、匍行性溃疡，病理表现为肠道全层炎，非干酪样坏死及肉芽肿病变。

 10. 小肠造影、小肠及结肠 CT 三维重建（CTE）和胶囊内镜是其他可选择的检查方法。

B. 克罗恩病的鉴别诊断

 1. 急、慢性肠道感染：腹泻患者应该完善检查排除以下微生物的活动性感染：沙门菌、志贺菌、弯曲菌、耶尔森菌、大肠杆菌 O157：H7、蓝氏贾第鞭毛虫、难辨梭状芽胞杆菌、溶组织阿米巴。

 2. 肠结核。

 3. 溃疡性结肠炎。

 4. 急性阑尾炎。

 5. 憩室炎。

 6. 慢性胰腺炎。

 7. 肠道肿瘤，包括淋巴瘤等。

 8. 贝赫切特综合征（白塞病）或其他系统性结缔组织病肠道受累。

9. 肠道细菌过度生长。

10. 麦胶肠病。

11. 缺血性肠病（肠系膜血管血栓或栓塞）。

12. 乳糖不耐受。

13. 肠易激综合征。

C. 克罗恩病的治疗

1. 首选治疗是 5-氨基水杨酸（5-ASA），肠道微生态制剂。

2. 对病情严重或上述治疗无效的患者，治疗包括糖皮质激素、6-巯基嘌呤（6-MP）、甲氨蝶呤和肿瘤坏死因子（TNF）拮抗剂。

3. 辅助治疗

（1）治疗乳糖不耐受。

（2）加强营养支持，必要时给予肠内营养或全胃肠外营养（TPN）以及多种维生素。

（3）合并感染时联合使用抗生素。若有脓肿，行 CT 引导下引流。

4. 水样泻或者回肠受累者可以给予胆汁酸结合树脂。

5. 手术

（1）手术指征

a. 药物治疗效果不佳。

b. 腹腔内脓肿。

c. 肠梗阻。

d. 难治的瘘管或窦道。

e. 消化道穿孔、腹膜炎。

f. 消化道大出血。

（2）术后复发率高（术后 1 年临床复发率 10%~20%，术后 10~15 年复发率 80%）。

（3）5-ASA、甲硝唑和 6-MP 可以降低术后复发率。

D. 循证小知识

1. 大约 30% 患者小肠受累（通常在末端回肠），40%~50% 为回肠结肠炎，20%~30% 为孤立的结肠炎。30% 患者合并肛周疾病。

2. 炎症性肠病（克罗恩病及溃疡性结肠炎）胃肠外病变的发生率见表 17-5。炎症性肠病关节病变的发生率约 39%，其中 30% 的患者有炎症性下腰痛，10% 患者有滑膜炎，强直性脊柱炎的发生率 0.7%~2.7%，40% 患者影像学有骶髂关节炎表现。

3. 血清或大便标志物

（1）血清学标志物（ASCA 和 p-ANCA）以及大便标志物（钙卫蛋白和乳铁蛋白）对炎性肠病［IBD，包括克罗恩病（CD）和溃疡性结肠炎（UC）］有提示意义（表 17-6）。50%~70% 溃疡性结肠炎和 5%~10% 克罗恩病患者 p-ANCA 阳性，60%~70% 的克罗恩病患者和 10%~15% 溃疡性结肠炎患者 ASCA（anti-Saccharomyces cerevisiae antibody，抗酿酒酵母抗体）阳性。

（2）ASCA 和 p-ANCA 阴性不能除外炎症性肠病。

（3）其他的小肠炎症性病变可以导致 ASCA 和粪便标志物阳性。38% 的麦胶肠病和 67% 的肠结核患者 ASCA 阳性。

（4）ASCA 和 ANCA 的效价与 IBD 的疾病活动度无关。

（5）对于 IBD，CRP 的敏感性不高（64%）。

4. 影像学检查

（1）胶囊内镜（CE）与小肠造影、结肠镜、小肠及结肠 CT 三维重建（CTE）相比，具有更高的诊断率：

a. 小肠造影（43%比 13%）。

b. 结肠镜（33%比 26%）。

c. CTE（70%比 21%）。

（2）胶囊内镜的局限

a. 特异性不高。服用 NSAIDs 者或某些正常患者都可看到小黏膜的破损。

b. 卡在肠道狭窄处的危险约为 3%，若有已知或怀疑的肠道狭窄应禁止行胶囊内镜。在术前可进行小肠检查以除外狭窄。

 进行胶囊内镜前应先排除肠道狭窄。

5. 结肠癌的发病率虽不如溃疡性结肠炎高，但结肠腺癌的危险是普通人群的 4~20 倍。对于结肠受累，尤其发病年龄早的患者，需定期监测。

6. 诊断后一年疾病的复发率约为 50%，10%患者为慢性反复发作型。

表 17-5　IBD 胃肠外病变的发生率

胃肠外症状	性别	克罗恩病（%）	溃疡性结肠炎（%）
虹膜炎/葡萄膜炎	女	2.2	3.2
	男	1.3	0.9
原发性硬化性胆管炎	女	0.3	1.0
	男	0.4	3.0
强直性脊柱炎	女	0.7	0.8
	男	2.7	1.5
坏疽性脓皮病	女	1.2	0.8
	男	1.3	0.7
结节红斑	女	1.9	2.0
	男	0.6	0.7

表 17-6　IBD 诊断标志物的检验特点

检验项目	意义	敏感性（%）	特异性（%）	LR+	LR−
ASCA⁺/p-ANCA⁺	提示 IBD	62.6	92.6	8.5	0.4
ASCA⁺/p-ANCA⁻	提示克罗恩病	54.6	92.8	7.6	0.49
ASCA⁻/ p-ANCA⁺	提示 UC	51.3	94.3	9	0.5
便钙卫蛋白	提示 IBD	90	80	4.5	0.13
便乳铁蛋白	提示 IBD	87	96	21.8	0.14

溃疡性结肠炎

A. 溃疡性结肠炎的诊断

1. 典型症状为黏液脓血便和里急后重。病变严重者腹泻频繁，伴贫血、发热。体重下降较克罗恩病少见。

2. 病变仅局限于结肠，为连续性病变

（1）自直肠开始向近端进展。

（2）可以仅直肠、直肠乙状结肠或全结肠受累。

（3）直肠不受累提示其他疾病（如克罗恩病）。

3. 主要为黏膜病变，偶尔炎症严重时可累及肌层，导致运动障碍和中毒性巨结肠。

4. 并发症

（1）大量出血（少见）。

（2）中毒性巨结肠。

（3）肠道狭窄。

（4）结肠癌

a. 除了仅直肠或非常远端的结肠受累以外，结肠癌的风险增加。

b. 起病 7~8 年后风险增加。

5. 胃肠外表现见克罗恩病。

6. 结肠镜显示为连续病变，自直肠向近端延伸，可见水肿、病变脆、溃疡、糜烂、渗出、假息肉、黏液脓血。活检病理显示为黏膜或黏膜下病变，有隐窝脓肿、分支隐窝、腺体萎缩。

7. 吸烟者溃疡性结肠炎的风险下降（与克罗恩病相反）。

B. 溃疡性结肠炎的鉴别诊断

1. 肠道感染：包括慢性菌痢、阿米巴痢疾、沙门菌、志贺菌、弯曲菌、耶尔森菌、大肠杆菌 O157：H7、难辨梭状芽胞杆菌、巨细胞病毒感染。

2. 肠结核。

3. 克罗恩病。

4. 憩室炎。

5. 结肠癌。

6. 结肠息肉。

7. 缺血性肠病。

8. 放射性肠炎。

9. 贝赫切特综合征或其他系统性结缔组织病肠道受累。

10. NSAIDs 导致的肠道病变。

11. 麦胶肠病。

12. 下消化道出血。

13. 肠易激综合征。

C. 溃疡性结肠炎的治疗

1. 远端疾病，可使用口服 5-ASA 制剂或局部制剂，或糖皮质激素（栓剂、灌肠等）。

（1）直肠 30~40cm 以内的病变可灌肠。

（2）更近端的病变用口服制剂。

2. 口服激素用于病变严重或上述治疗无效者。

3. 5-ASA（而非局部糖皮质激素）对维持缓解有效。

4. 环孢素、6MP、英夫利西单抗对某些严重的、激素抵抗的疾病有效。

5. 抗生素用于重症患者，特别是合并中毒性巨结肠或腹膜炎、存在感染的患者。

6. 手术（结肠切除术）指征

 （1）严重的并发症：消化道大出血、穿孔和中毒性巨结肠。

 （2）难治性疾病。

 （3）结肠镜发现高度不典型增生、原位癌或结肠癌的患者。

 （4）低度不典型增生也应该考虑近期结肠切除术。

7. 辅助治疗

 （1）持续腹泻

  a. 检查是否存在乳糖不耐受。

  b. 避免进食新鲜水果、蔬菜和咖啡因。

 （2）补充铁剂。

 （3）鱼油和尼古丁（经皮制剂）在某些患者可诱导疾病缓解。

 （4）不能耐受胃肠内营养者可进行全胃肠外营养（TPN）。

 （5）禁用止泻药，防止中毒性巨结肠的危险。

 （6）糖皮质激素使用超过 3 个月以上均应筛查骨质疏松。

D. 循证小知识

1. 约 1/3 患者病变局限于直肠乙状结肠，1/3 延伸至结肠脾曲（左半结肠），1/3 更近端受累（全结肠炎）。

2. 中毒性巨结肠的发生率<2%。

3. 假息肉的发生率为 15%~20%。

3. 血清学及大便检查对溃疡性结肠炎意义有限，结肠镜更具有诊断价值。

4. 结肠腺癌的发生率为 3%~5%。病程超过 10 年的患者，结肠癌的危险每年增加 0.5%~1%。溃疡性结肠炎和克罗恩病诊断 8~10 年后应进行结肠镜检明确有无结肠癌，之后每 1~2 年检查一次。

5. 大约 25% 的患者需要手术。

肠道细菌过度生长

A. 肠道细菌过度生长的诊断

1. 易患因素

 （1）可见于肠道手术后盲袢形成、肠道狭窄、解剖结构异常、肠瘘、肠道动力低下、胃酸缺乏、影响肠道动力或胃酸分泌的药物等导致的细菌增殖。

 （2）如果上消化道造影显示动力低下、梗阻或者憩室，应考虑细菌过长的可能性。

2. 典型症状为慢性腹泻、腹胀和体重下降。体重下降可以不伴随腹泻。

 （1）细菌分解碳酸盐产生气体和渗透活性产物导致渗透性腹泻。

 （2）细菌和脂肪酸代谢产物损伤肠道黏膜可以导致腹泻。

 （3）黏膜损伤可以继发乳糖不耐受。

 （4）细菌解聚胆盐，干扰脂肪吸收，影响脂溶性维生素吸收，可以导致低钙搐搦以及维生素 A 缺乏导致的夜盲症。

 （5）细菌可以利用维生素 B_{12}，导致维生素 B_{12} 缺乏。

 （6）健康老年人的细菌过长可以没有症状，诊断困难。

3. 诊断金标准是空肠吸取物定量细菌培养，菌量>10^5 cfu/ml。

    4. 辅助诊断方法为呼出气细菌副产物的检测。常用方法包括 D-木糖呼气试验和氢呼气试验。

    5. 有时可能需要诊断性的抗生素治疗。

B. 肠道细菌过度生长的鉴别诊断

    1. 炎性肠病。

    2. 肠道慢性感染。

    3. 乳糖不耐受。

    4. 慢性胰腺炎。

    5. 消化道肿瘤。

    6. 麦胶肠病。

    7. 肠易激综合征。

C. 肠道细菌过度生长的治疗

    1. 去除引起肠道动力低下或抑制胃酸分泌的药物。

    2. 可以服用口服抗生素 7~10 天。某些患者可能需要轮替抗生素。

    3. 补钙，纠正维生素 D、维生素 A、维生素 K 和维生素 B_{12} 缺乏。

    4. 减少食物中糖类（碳水化合物）和乳糖的摄入。

D. 循证小知识

    1. D-木糖呼气试验：细菌可以分解木糖释放的 ^{14}C，导致结果不正常。

      （1）其敏感性为 30%~95%，特异性为 89%~100%。

      （2）抗生素干扰 D-木糖试验的结果。

      （3）避免在育龄期妇女中使用。

    2. 氢呼气试验：检测患者服用糖之后细菌产生的氢气。

      （1）精确性类似木糖试验，避免了放射性。敏感性 62%~71%，特异性 44%~85%。

      （2）对某些产甲烷的细菌，此方法精确性增加。

    3. 增加或缩短肠道通过时间的其他状况可以分别导致呼气试验假阳性或者假阴性。

麦胶肠病

A. 麦胶肠病的诊断

    1. 典型症状为慢性腹泻、脂肪泻、腹痛、腹胀、体重下降、生长发育迟滞。

      （1）发病年龄 10~40 岁，有些患者 60~80 岁才确诊。

      （2）68%患者出现腹泻和体重下降。

      （3）可表现为不明原因的缺铁性贫血。

      （4）骨质疏松可继发于维生素 D 缺乏和随后继发的甲状旁腺功能亢进。

      （5）肝功能异常。

      （6）维生素缺乏可引起共济失调和头痛。

      （7）与疱疹样皮炎（dermatitis herpetiformis）密切相关。

      （8）某些患者临床症状不典型，甚至无明显症状。

    2. 继发于对麦胶蛋白（gliadin）[一种小麦蛋白谷蛋白（gluten）的成分] 的免疫反应，进食麦胶蛋白后症状加重，去麦胶饮食数周至数月后症状缓解。

      （1）免疫反应导致消化道绒毛萎缩、吸收不良。

      （2）抗体为抗麦胶蛋白（gliadin）、转谷氨酰胺酶（transglutaminase，tTG）和肌内膜（endomysium，EMA）抗体。

    3. 仅发生在携带 HLA DQ2 或 HLA DQ8 等位基因的患者中。

4. 其他自身免疫病的概率增加，包括甲状腺炎、Addison 病、1 型糖尿病、干燥综合征、硬皮病、自身免疫性肝炎、重症肌无力等。

5. 麦胶肠病患者发生肠道腺癌和肠病相关的 T 细胞淋巴瘤的危险增加。

6. 诊断依靠十二指肠活检（金标准）、血清学指标和对去麦胶饮食的反应。

7. 内镜表现：小肠皱褶萎缩或呈扇贝形、马赛克样或结节状黏膜。

8. 病理：小肠绒毛萎缩或变少，隐窝增生，固有层淋巴细胞和浆细胞浸润。Marsh 分类分为 0 ~ 4 级。

B. 麦胶肠病的鉴别诊断

1. 肠道感染。

2. 肠结核。

3. 炎症性肠病。

4. 肠道细菌过度生长。

5. 慢性胰腺炎。

6. 肠道肿瘤。

7. 乳糖不耐受。

8. 结缔组织病肠道受累。

9. 嗜酸性粒细胞性胃肠炎。

10. 蛋白丢失性肠病。

11. IgA 缺乏。

12. 肠易激综合征。

13. 甲状腺功能低下。

14. 麦胶肠病的活检病理与某些疾病类似：热带腹泻、肠道细菌过度生长、乳糖不耐受、病毒性胃肠炎、嗜酸性胃肠炎、胃泌素瘤引起的高胃酸导致的黏膜损伤。

C. 麦胶肠病的治疗

1. 去麦胶饮食。

2. 营养支持，补充叶酸、铁剂、钙、维生素 A、维生素 B_{12}、维生素 D、维生素 E。

3. 合并症的治疗。

4. 上述治疗不佳者可加用激素、免疫抑制剂（如硫唑嘌呤或环孢菌素）。

5. 难治病例警惕小肠淋巴瘤的可能。

D. 循证小知识

1. 北欧患病率约等于 1%，女性比男性患病率高 2 ~ 3 倍。

2. 唐氏综合征患者中的患病率更高。

3. 一级亲属的患病率约 10%。

4. 麦胶肠病患者中疱疹样皮炎的发生率不足 10%，尽管临床表现不明显，基本所有疱疹样皮炎患者肠黏膜的活检标本都有麦胶肠病的病理证据。

5. 40% 患者转氨酶轻度升高。

6. 大约 3% 的患者有 IgA 缺乏。

7. 血清学结果准确性较高但有局限

（1）肌内膜抗体（IgA-EMA）

　　a. 敏感性 81% ~ 97%，特异性 99%。

　　b. LR+ 100，LR- 0.03 ~ 0.19。

（2）组织转谷氨酰胺酶抗体（IgA-tTG）

　　a. 敏感性 81% ~ 95%，特异性 91% ~ 99%。

　　　　b. LR+ 10.1~100，LR- 0.05~0.19。

　　（3）假阴性的原因

　　　　a. IgA 缺乏：高度怀疑时如果 IgA-tTG 抗体效价低或阴性时可以检测 IgG-tTG 抗体。

　　　　b. 无麦胶饮食患者 IgA 水平下降甚至可以变为阴性。效价升高提示未严格控制饮食。

　　　　c. 有文献报道 35 岁以上吸烟患者 EMA 更敏感（50%~60%）。

　　（4）约 40% 抗体阳性的患者无症状。

　　（5）去麦胶饮食后 6~12 个月抗体消失，可用于监测饮食依从性。

8. HLA 表型

　　（1）基本上所有麦胶肠病的患者都表达 HLA DQ2（80%）或 HLA DQ8（20%）异质二聚体。

　　　　a. 敏感性 100%，但特异性仅 57%~75%。

　　　　b. LR+ 2.3，LR- 0。

　　（2）HLA DQ2 或 HLA DQ8 阴性的患者基本可排除麦胶肠病。

　　（3）对某些评估前已进行去麦胶饮食、因疾病活动性下降导致 IgA-tGT 和 IgA-EMA 抗体水平低的患者可能有用。如果患者不表达上述 HLA DQ 单倍型，可以排除麦胶肠病。

9. 病理活检阴性的患者基本可排除麦胶肠病。

10. 3%~5% 患者为难治性病例，对去麦胶饮食无效。

第十八章 晕 厥

病例1

> 倪某，女性，21岁，大学生，今晨进教室时晕厥一次，故来诊。

晕厥相关基础知识

晕厥指一过性的完全意识丧失，无法保持原有姿势，可突然发生而没有任何征兆，亦可在发生晕厥前出现虚弱、头晕、燥热、出汗、恶心等症状。有些晕厥是良性的，譬如心血管反射影响心率和血管张力导致的晕厥，有些是恶性的，譬如致命性心律失常引起的晕厥，因此应仔细评估。

引起晕厥的原因有很多，但最终均与维持正常人体意识的必需元素有关，包括大脑皮层电活动、血糖、血氧，以及输送血糖、血氧所依赖的血管通畅和足够高的血压等。

晕厥的评估最关键的是识别心源性晕厥。

表 18-1 晕厥的鉴别诊断

A. 低血压［血压＝（舒张末期容积-收缩末期容积）×心率×外周阻力］
  1. 心室充盈不佳（舒张末期容积缩小）
    （1）脱水
    （2）出血
    （3）肺栓塞
    （4）肺动脉高压
    （5）心包积液
    （6）心脏压塞
    （7）心房黏液瘤
  2. 收缩末期容积变大（排空不充分）
    （1）主动脉缩窄
    （2）肥厚型心肌病
    （3）严重收缩性心衰
  3. 心律异常
    （1）心动过速
      a. 室性心动过速
      b. 室上性心动过速
      c. 预激综合征
    （2）心动过缓
      a. 神经相关性晕厥（心脏抑制型）

续　表

> > > （a）神经心源性晕厥
> > > （b）迷走反射性晕厥
> > > （c）颈动脉窦性晕厥
> > b. 窦房结疾病
> > > （a）窦性心动过缓（<35 次/分）
> > > （b）窦房阻滞
> > > （c）窦性停搏（>3 秒，或>2 秒但有症状）
> > > （d）病态窦房结综合征
> > c. 房室传导阻滞（Ⅱ度或Ⅲ度）
> 4. 外周阻力降低（血管舒张）
> > （1）神经心源性晕厥（血管抑制型）
> > （2）药物（α 受体阻滞剂、血管舒张剂、硝酸酯类、三环类抗抑郁药、酚噻嗪类）
> > （3）颈动脉窦过敏综合征（血管抑制型）

B. 低血糖
> 1. 医源性（胰岛素、磺脲类药物）
> 2. 胰岛素瘤

C. 低血氧（通常导致意识改变或昏迷，比晕厥更常见）

D. 血管阻塞
> 1. 椎-基底动脉供血不足
> 2. 锁骨下动脉窃血综合征

E. 大脑皮层电活动异常：癫痫发作

F. 精神心理性晕厥
> 1. 焦虑
> 2. 癔病性晕厥

> 倪某此前健康状况良好，今晨进教室时感觉全身不适，发热感，大汗，栽倒在地。据同学说，晕厥持续数秒，无大小便失禁，醒来后无意识改变。

最可能的诊断是什么？还有其他的可能吗？下一步应做何种检查？

诊断与鉴别诊断

　　晕厥的诊断必须包括详尽的病史和家族史的询问、体格检查、心电图检查等。询问晕厥发作前的情况十分重要，包括体位、姿势改变、运动中、运动后等，是否在排尿、排便或咳嗽，以及之前有无长时间站立、疼痛等诱因。心源性疾病相关线索最关键，因为心源性晕厥患者出现心源性猝死的风险非常高，这些线索包括冠心病、心脏结构异常、心力衰竭、劳力性晕厥、心源性猝死家族史、高龄、明显的心脏杂音等。其他关键线索包括晕厥持续时间、有无大小便失禁、舌咬伤等伴随症状。测量生命体征时注意有无直立性低血压。最后，心电图检查有助于发现心肌缺血、心肌肥厚、房室传导阻滞、束支传导阻滞等异常。

表 18-2 患者倪某的鉴别诊断

诊断假设	临床线索	疾病要点	重要检查
可能性最大的诊断			
血管迷走性晕厥	前驱疼痛、焦虑、恐惧或长时间站立 意识很快恢复 无心脏疾病	• 前驱疼痛、焦虑、恐惧或长时间站立 • 晕厥前常有短暂的头晕、恶心、出汗等前驱症状 • 意识很快恢复 • 无基础心脏疾病	反复发作时可行直立倾斜试验
其他可能的诊断——最常见			
脱水或失血	呕吐、腹泻、进食量减少	• 呕吐、腹泻、进食量减少、大汗等 • 内出血或外出血 • 立位血压降低，心率增快	测量站立位血压和心率
其他可能的诊断——不应遗漏			
肥厚性心肌病	既往劳力性晕厥病史，心源性猝死家族史，收缩期杂音，且站立时杂音更明显	• 既往劳力性晕厥病史或有心源性猝死家族史 • 大多无症状，常见症状包括心悸、胸痛、晕厥 • 胸骨左缘第 3~4 肋间闻及较粗糙的喷射样杂音，且起立时杂音更明显 • 心脏彩超：心肌非对称性肥厚 • 心电图：可有病理性 Q 波，可出现室上性或室性心律失常	心电图、心脏彩超
癫痫	晕厥后嗜睡或神志不清，时间相对较长 伴大小便失禁、舌咬伤等	• 晕厥时可伴四肢抽搐、尿便失禁、舌咬伤等 • 晕厥发作后较长时间内神志不清或处于嗜睡状态 • 脑电图检查有助于明确诊断，神经影像学、电解质、血糖、血气、腰穿等检查有助于明确病因	脑电图 神经系统影像学检查

倪某最近无呕吐、腹泻，亦未服用任何药物。无基础心脏病，且正常参加体育课，剧烈活动无特殊不适。无心源性猝死家族史。

查体见血压、心率正常，由卧位变为站立位时血压、心率无明显变化。心脏查体：律齐，未闻及心脏杂音及额外心音，未见颈静脉怒张。心电图正常。

目前的临床表现能否诊断？如果不能，还需要哪些证据？

诊断

> 倪某有血管迷走性晕厥的前驱症状，且无心源性晕厥的常见病因（包括心力衰竭、冠心病、高龄、体格检查异常或心电图异常等），因此血管迷走性晕厥的可能性最大。但你可能还要考虑肥厚型心肌病的可能。

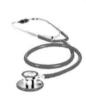

目前的临床表现能否诊断血管迷走性晕厥？其他鉴别诊断是否可以除外？如果不能，还需要做哪些检查？

病例随诊

> 如前文所述，倪某病史、查体、心电图正常均支持血管迷走性晕厥的诊断。此外，该患者无心源性猝死或肥厚型心肌病的家族史，未闻及心脏杂音，心电图正常，不支持肥厚型心肌病的诊断。无脱水相关病史，无血管扩张剂等药物的使用。因患者病史典型，初次发作，暂无直立倾斜试验的指征。
>
> 安慰患者，并向其介绍血管迷走性晕厥的相关知识，以及今后预防发作的注意事项，患者接受了医生的建议和叮嘱。

疾病知识拓展

神经心源性晕厥（血管迷走性晕厥）

A. 神经心源性晕厥的诊断
1. 晕厥最常见的原因。
2. 长时间站立、天气炎热、饥饿、恐惧和急性疼痛（如静脉注射或采血）等情况下发生。
3. 晕厥前常有短暂的头晕、恶心、出汗等前驱症状。
4. 病理生理：前负荷减低→回心血量减少→焦虑、疼痛或恐惧等触发交感兴奋→心肌收缩增强

　　→收缩末期容积降低→激活心脏机械刺激感应器→迷走反射激活→心率减慢和血管舒张→低血压→晕厥。

　5. 直立倾斜试验阳性：适用于多次晕厥而病因不明的患者。首先平卧 20~45 分钟，然后将床倾斜到 60°~80°，持续 30~45 分钟，记录心率和血压变化。出现晕厥或晕厥前驱症状，伴血压降低和/或心率变慢者，为直立倾斜试验阳性。

B. 神经心源性晕厥的鉴别诊断

　1. 心源性晕厥。

　2. 颈动脉窦综合征。

　3. 迷走反射性晕厥。

　4. 低血糖症。

　5. 癔病性晕厥。

C. 神经心源性晕厥的治疗

　1. 宣教，叮嘱患者尽量避免诱发因素，一旦出现前驱症状立即平卧。

　2. 尽量避免使用血管扩张剂和利尿剂。

　3. 四肢等长收缩 2 分钟可有效提高血压，94% 的患者可通过该方法避免发作。

　4. 难治性血管迷走性晕厥可以尝试体位训练。

D. 循证小知识

　　直立倾斜试验诊断血管迷走性晕厥，敏感性 26%~80%，特异性 90%。

E. 实用小提示

　1. 血管迷走性晕厥可以出现在运动后，但很少会出现在运动中。如果出现在运动中，应高度怀疑心源性晕厥。

　2. 如果病史比较典型，体格检查无阳性发现，心电图正常，无基础心脏病证据，可以临床诊断血管迷走性晕厥，无需进一步检查。

肥厚型心肌病

A. 肥厚性心肌病的诊断

　1. 显性遗传或散发各占一半。

　2. 心肌非对称性肥厚，心室腔变小，左心室充盈受阻，舒张期顺应性下降。

　3. 根据心室壁肥厚的范围和程度不同分为三型：①非对称性室间隔肥厚，占 90%；②对称性左心室肥厚，占 5%；③特殊部位肥厚（心尖部、室间隔后部侧部、心室中部），占 5%。

　4. 大多数患者无症状，常见症状包括心悸、胸痛、晕厥。

　5. 胸骨左缘第 3~4 肋间闻及较粗糙的喷射样杂音，可闻及第四心音。

　6. 心电图显示病理性 Q 波，需注意除外心肌梗死；可出现室上性或室性心律失常。

　7. 超声心动图可见心肌肥厚、流出道梗阻。

　8. 基因检测可协助确诊，但很难推广。

B. 肥厚性心肌病的鉴别诊断

　1. 限制型心肌病。

　2. 高血压性心脏病。

　3. 主动脉瓣狭窄。

　4. 缺血性心肌病。

C. 肥厚性心肌病的治疗

　1. 教育患者避免脱水和高度紧张的运动。

2. 首选 β 受体阻滞剂，钙离子拮抗剂亦有效。

3. 禁用或慎用药物：硝酸酯类、ACEI、ARB、利尿剂、地高辛等。

4. 植入埋藏式心率转复除颤器（ICD）。适应证：①既往有过一次心跳骤停；②自发持续性室速；③有以下一个以上高危因素：直系亲属出现过心源性猝死、不明原因晕厥反复发作、重度左心室肥厚（≥30mm）、Holter 检查发现阵发性室速。

5. 外科手术或射频消融切除肥厚的室间隔心肌。

6. 一旦确诊，一级亲属均应接受心电图和心脏彩超检查，有条件者应接受基因检测。

D. 循证小知识

1. 肥厚性心肌病患者从蹲位变为站立位时，杂音会增强（敏感性 95%，特异性 84%；LR+ 5.9，LR− 0.06）。

2. 被动抬腿会导致心脏杂音减弱（敏感性 85%，特异性 91%；LR+ 9.4，LR− 0.16）。

E. 实用小提示

1. 肥厚型心肌病是年轻运动员心源性猝死最常见的原因。年轻运动员参赛前筛查可使心源性猝死的发生率减低 79%。

2. 某种因素导致肥厚型心肌病患者左心室收缩力增强或左心室充盈减少时，左心室梗阻情况会恶化，杂音会增强。

癫痫

A. 癫痫的诊断

1. 癫痫占晕厥病因的 1%~7%。

2. 癫痫大发作典型表现：四肢抽搐、无法站立、尿便失禁，晕厥发作后较长时间内神志不清或处于嗜睡状态。

3. 癫痫病因：中枢神经系统肿瘤、外伤、感染、缺血、代谢异常、药物等。

4. 脑电图检查有助于明确诊断，神经影像学、电解质、血糖、血气、腰穿等检查有助于明确病因。

B. 癫痫的鉴别诊断

1. 癫痫病因鉴别诊断（中枢神经系统外伤、肿瘤、感染、代谢异常等）。

2. 其他原因所致晕厥。

3. 精神异常。

4. 脑卒中。

5. 低血糖。

C. 癫痫的治疗

1. 神经内科会诊。

2. 苯妥英钠、卡马西平、丙戊酸钠用于绝大多数癫痫患者。

3. 癫痫持续状态为医学急症，需持续泵入地西泮、劳拉西泮和苯妥英钠，难治性患者有时需给予巴比妥类或氟烷等进行全麻。

D. 循证小知识

1. 晕厥期间尿便失禁诊断癫痫的敏感性 24%，特异性 96%，LR+ 6.4，LR− 0.79；晕厥期间舌咬伤诊断癫痫的敏感性 45%，特异性 97%，LR+ 15，LR− 0.57。

2. 脑电图诊断癫痫的敏感性 35%~50%，特异性 98%。

E. 实用小提示

1. 晕厥前如出现多汗、胸痛、心悸、呼吸困难等表现，常常提示不是癫痫，而是其他原因导致的晕厥。

2. 晕厥四肢抽搐不一定是癫痫，也可能是其他晕厥原因所导致的肌阵挛。

3. 注意发现重症患者和昏迷患者的癫痫诊断，脑电图可证实癫痫持续状态。

4. 如果患者不记得晕厥发作后 5 分钟所发生的事情，应完善脑电图检查。

病例 2

戴某，女性，65 岁，因 6 小时前晕厥一次就诊。患者晕厥发作前正坐在沙发上看书，突然发生晕厥，无任何伴随症状，晕厥持续大概 30 秒，无抽搐，无尿便失禁。

最可能的诊断是什么？还有其他的可能吗？下一步应做何种检查？

诊断与鉴别诊断

患者晕厥为突然发作，发作前无前驱症状，结合患者年龄考虑心源性可能性大。其他应该鉴别的疾病包括体位性晕厥、低血糖晕厥等。低血糖晕厥发作前通常伴有意识改变、交感神经兴奋症状（微颤、焦虑不安、出汗等），且通常见于糖尿病患者治疗后。此外，肺栓塞一定不能遗漏，尽管肺栓塞并非晕厥的常见的原因。血管迷走性晕厥可能性不大，因为患者发作前是坐位，且无疼痛、焦虑等前驱因素。患者醒转后无神志改变，无大小便失禁，癫痫可能性很小。

表 18-3　患者戴某的鉴别诊断

诊断假设	临床线索	疾病要点	重要检查
可能性最大的诊断			
心源性晕厥（室速、病态窦房结综合征、房室传导阻滞等）	冠心病、心衰或心脏瓣膜病等病史 仰卧位或活动后发作 颈静脉怒张 明显的心脏杂音	• 基础心脏病史：冠心病、心衰或心脏瓣膜病等 • 主动脉夹层、心脏压塞、心房黏液瘤少见，勿忘 • 常突然发作，无先兆 • 活动后或平卧位发作多见 • 可伴颈静脉怒张、明显的心脏杂音等	心电图 Holter 心脏彩超 运动负荷试验 电生理检查
其他可能的诊断			
脱水或失血	呕吐、腹泻、进食量减少	• 呕吐、腹泻、进食量减少、大汗等 • 内出血或外出血 • 立位血压降低，心率增快	测量立位血压和心率
药物	α 受体阻滞剂、其他降压药	• α 受体阻滞剂 • 其他降压药	卧立位血压和心率

续　表

诊断假设	临床线索	疾病要点	重要检查
低血糖	胰岛素、磺脲类降糖药、噻唑烷二酮类降糖药	• 通常为糖尿病治疗后：胰岛素、磺脲类降糖药、噻唑烷二酮类降糖药 • 少数因胰岛素瘤所致 • 发作前常有心悸、出汗等表现 • 给予高糖后缓解	发作时测血糖

其他可能的诊断——不能遗漏的诊断

肺栓塞	肺栓塞高危因素 胸膜痛或呼吸困难 S_2 增强 不明原因持续性低血压 心电图见右束支传导阻滞、电轴右转 心脏彩超见左心室增大	• 存在肺栓塞高危因素 • 胸膜痛或呼吸困难 • 不明原因持续性低血压、低氧血症 • 心电图见右束支传导阻滞、电轴右转 • 心脏彩超见左心室增大 • 胸片、CT平扫早期正常	CT 增强 V/Q 显像 双下肢静脉彩超 血管造影

　　患者2年前发生过一次心肌梗死（下后壁心梗），并放置了心脏支架。此后活动耐量进行性下降，步行数分钟即感呼吸困难。目前使用药物包括美托洛尔、拜阿司匹林、阿托伐他汀、赖诺普利、胰岛素。体格检查：BP 128/74mmHg，HR 72 次/分，律齐。立位血压心率与坐位相比无显著变化。双肺呼吸音清，颈静脉怒张，可闻及 S_3、S_1、S_2 正常。双下肢胫前水肿。发作时血糖为 6.3mmol/L。

目前的临床表现能否诊断？如果不能，还需要哪些证据？

　　患者心梗病史非常重要，心源性晕厥的可能性大大提高。活动后呼吸困难、颈静脉怒张和第三心音均提示心力衰竭。无直立性低血压，不支持脱水、出血和药物所致体位性晕厥。发作时血糖正常可除外低血糖所致晕厥。肺栓塞当然仍有可能，但可能性很小。

　　患者心肌酶谱正常，心电图可见 $V_1 \sim V_4$ 以及 Ⅱ、Ⅲ、aVF 导联有 Q 波，PR 间期正常，QRS 宽度正常。心脏彩超提示严重左心室功能下降，前壁、下后壁运动减弱，射血分数25%，主动脉瓣正常。D-dimer 阴性，血气分析 pH 7.41，PaO_2 82mmHg，$PaCO_2$ 38mmHg。

　　患者晕厥后6小时的心肌酶谱正常，心肌梗死已可除外。D-dimer 诊断肺栓塞的敏感性>95%，因此阴性有助于除外肺栓塞，结合临床无胸痛、咯血等症状，且血气分析正常，肺栓塞基本除外。心电图表现符合既往陈旧性下后壁心梗的诊断,且未见窦缓、窦停或房室传导阻滞及无束支传导阻滞。心脏彩超提示左心室功能严重下降,除外了主动脉瓣缩窄。以上心电图和心脏彩超结果均证实左心室功能明显减退,支持心源性晕厥。尤其值得注意的是,左心室功能减低出现室速的风险大大增加,心源性晕厥的可能性也随之增加。此时第一诊断由心源性晕厥进一步缩小到室性心动过速可能性大。

诊断

> 室性心动过速的验前概率很高,缓慢性心律失常仍然不能除外,应继续完善相关检查。

目前的临床表现能否诊断室速?其他鉴别诊断是否可以除外?还需要做哪些检查?

病例随诊

> 患者收入心内科病房,心电监护可见窦性心率,未见房室传导阻滞或室速。心肌核素显像提示前壁心肌缺血,但无急性缺血证据。

心电监护敏感性不高,无法除外致死性心律失常。下一步应行电生理检查。

> 电生理检查发现可诱发的持续性室速,诊断明确。因患者出现自发的致死性心律失常风险很高,术中为患者安装了 ICD。随访 12 个月后,患者未再发生晕厥,期间 ICD 工作过 3 次。

疾病知识拓展

室性心动过速

A. 室性心动过速的诊断

1. 80%心源性晕厥与此有关。
2. 期前收缩型最常见,尖端扭转型最凶险。
3. 发作时间超过 30s 为持续性室速,短于 30s 为非持续性室速。
4. 发生机制:折返或异位起搏点,自发出现或心肌梗死后出现。
5. 病因:急性心肌缺血、心肌梗死、心肌病、先天性心脏病、瓣膜性心脏病、长 QT 综合征、Brugada 综合征、药物相关、电解质异常等。

6. 大多数患者有症状，如心悸、气短、胸痛、晕厥、心源性猝死等，亦可无症状。

7. 心电图：3 个或以上宽大畸形的 QRS 波（QRS 时程大于 0.12s）连续出现，心率 100~250 次/分。

B. 室性心动过速的鉴别诊断

1. 室上速伴束支传导阻滞。

2. 室上速伴室内差异传导。

3. 非特异性 QRS 波群增宽。

4. 房室正路逆传型房室折返性心动过速（AVRT）。

C. 室性心动过速的治疗

1. 病情不稳定患者（心绞痛或血流动力学不稳定）：同步电除颤复律。

2. 病情稳定者：非持续性室速可选择 β 受体阻滞剂，持续性室速可选择利多卡因、胺碘酮、β 受体阻滞剂等。

3. 病因的治疗及诱因的去除很重要。

4. 慢性反复发作或持续发作的患者，可选择导管消融或植入式埋藏式心律转复器。ICD 适应证包括：①晕厥，有器质性心脏疾病，既往明确室速或电生理诱发室速；②晕厥，左心室功能下降（射血分数≤30%），无明确记录的室速，电生理亦未能诱发室速，晕厥原因考虑室速可能性大；③晕厥原因未明，电生理检查可诱发出持续性室速或室颤。

D. 循证小知识

电生理检查属于有创性检查，诊断困难时选用。其诊断室速的敏感性较好，可达 90%，而诊断缓慢性心律失常的敏感性仅有 33%。

E. 实用小提示

碰到快速型宽大畸形 QRS 波患者时均应按照室速对待，直到排除室速。

病态窦房结综合征（SSS）

A. 病态窦房结综合征的诊断

1. 心脏起搏器的最常见适应证。

2. 常常与冠心病合并存在，其他病因包括窦房结退行性变、心肌病等。

3. 电生理特征：窦性心动过缓<30 次/分，窦停>3s，窦性静止（伴交界性逸搏），或窦房阻滞（窦房结脉冲无法传出窦房结）。

4. 很多药物因抑制窦房结而加重 SSS，包括 β 受体阻滞剂、维拉帕米、地尔硫䓬、地高辛、可乐定、甲基多巴和其他抗心律失常药。

5. 临床表现除基础病相关表现外，主要表现为心脑肾等重要脏器供血不足相关症状，劳力性呼吸困难、心绞痛、一过性脑缺血性发作、晕厥、心源性猝死等。

6. 按心电图表现可分为心动过缓型、双结病变型、慢快综合征型和全传导系统障碍型。

B. 病态窦房结综合征的鉴别诊断

1. 房颤。

2. 房扑。

3. 室上速。

4. 房室传导阻滞。

C. 病态窦房结综合征的治疗

1. 停用影响窦房结功能的药物。

2. 安装心脏起搏器，SSS 安装心脏起搏器适应证：①明确的窦房结功能异常且有临床症状者；②变时性功能不全：患者的窦房结节律无法随着体力活动的增强而增加，为相对性心动过缓；

③拟诊 SSS，心率<40 次/分、有症状，或者晕厥电生理检查发现窦房结恢复时间长。

D. 循证小知识

电生理检查适用于症状严重且未能获得症状发作时心电图异常证据的患者，通过测量窦房结恢复时间和窦房传导时间，协助诊断 SSS，敏感性 70%，特异性 90%。由以上数据可见，电生理检查正常不能除外 SSS。

E. 实用小提示

　　1. SSS 常见于老年人（平均 68 岁），窦房结纤维化和退行性变多见。

　　2. SSS 是安装心脏起搏器最常见的适应证。

房室传导阻滞（AVB）

A. 房室传导阻滞的诊断

　　1. 病因：冠心病、心肌病、传导束退化、药物（地高辛、β 受体阻滞剂、维拉帕米、地尔硫䓬、胺碘酮等）、电解质异常（高钾）等。

维拉帕米和 β 受体阻滞剂应避免同时使用，如果同时使用会增加房室传导阻滞和心衰的风险。

　　2. Ⅰ度 AVB：房室结水平传导延迟，PR 间期大于 0.20s。

　　3. Ⅱ度 AVB：Mobitz Ⅰ型，PR 间期进行性延迟，RR 间期进行性缩短，直至一个窦性冲动（P 波）脱失（不能下传至心室）。Mobitz Ⅱ型，心房冲动传导突然阻滞，某个窦性冲动脱失，但 PR 间期恒定不变。

　　4. Ⅲ度 AVB：全部心房冲动传导均不能下传至心室。P 波、QRS 波各自为政，房室分离。

　　5. 临床表现：Ⅰ型通常无症状，Ⅱ度或Ⅲ度房室传导阻滞可出现呼吸困难、心绞痛、低血压、晕厥或死亡。

　　6. 各型 AVB 特征见表 18-4。

B. 房室传导阻滞的鉴别诊断

　　1. 药物。

　　2. 急性心梗。

　　3. 急性心肌炎。

　　4. 心肌病。

　　5. 地高辛中毒。

　　6. 电解质异常。

C. 房室传导阻滞的治疗

　　1. 停用所有影响房室结功能的药物，纠正电解质异常，去除诱因。

　　2. 治疗基础病。

　　3. 紧急情况下可用阿托品。

　　4. 起搏器：Ⅰ度 AVB 通常无需安装起搏器，Ⅱ度 Mobitz Ⅱ型及Ⅲ度 AVB 建议安装起搏器。

D. 循证小知识

房室结出现Ⅲ度传导阻滞时，约 2/3 的患者会出现窄 QRS 波逸搏心律，如交界性逸搏心律。

E. 实用小提示

Ⅱ度 Mobitz Ⅱ 型及Ⅲ度房室传导阻滞需要安置起搏器。

表 18-4　房室传导阻滞的特点

房室传导阻滞类型	传导	心电图特征	临床表现	处理
Ⅰ度	1:1	PR 间期 >0.2s；QRS 时程正常	无	无
Ⅱ度 Mobitz Ⅰ 型	间歇性	PR 间期逐渐延长，直到 P 波无下传，QRS 消失 下一个 PR 间期比 P 波脱落前的 PR 间期短 QRS 时程通常正常	与下壁心梗相关。很少发展为Ⅲ度 AVB	观察随诊或阿托品
Ⅱ度 Mobitz Ⅱ 型	间歇性	间歇性 P 波无下传 房室结内严重病变，QRS 时程可延长，有时可见束支传导阻滞	与前壁心梗相关，常常发展为Ⅲ度 AVB	起搏器
Ⅲ度	无下传	所有 P 波均无下传，房室分离，心室率为室性逸搏	与冠心病、药物、退行性变、电解质异常、心动过缓、低血压相关	起搏器

肺栓塞（见第三章）

病例3

> 邱某，女性，33岁，因中午（半小时前）晕厥一次就诊。
>
> 患者今晨渐起急性左上腹钝痛，持续性，症状逐渐加重。中午站立时失去知觉，摔倒在地。但数秒钟后神志恢复。坐位休息片刻后，患者试图站起来，再次失去知觉，很快又醒来。晕厥时无大小便失禁，无四肢抽搐，无舌咬伤，醒来后神志一直处于清醒状态，腹痛明显好转。

最可能的诊断是什么？还有其他的可能吗？下一步应做何种检查？

诊断与鉴别诊断

患者邱某的临床特点：年轻女性，急性起病，晕厥前有腹痛，两次晕厥均发生于站立位，晕厥期间未发生大小便失禁、四肢抽搐、舌咬伤等表现。

晕厥前腹痛，提示血管迷走性晕厥可能，而两次晕厥均发生于站立位，又提醒我们注意直立性低血压导致晕厥的可能。晕厥非排尿、排便、吞咽或咳嗽时发生，反射性晕厥不考虑。肺栓塞当然不能除外，应注意询问有无呼吸困难、胸痛、咯血等症状，以及双下肢有无水肿、疼痛等情况。

> 患者平素体健，末次月经来于1周前。体格检查：BP 100/60mmHg，HR 95次/分，T 37℃，R 18次/分，双肺呼吸音清，心脏各瓣膜区未闻及杂音，左上腹轻度压痛，无反跳痛。血常规 WBC $8.5×10^9$/L，N 75%，Hb 110g/L，PLT $322×10^9$/L。肝功肾全：正常。便常规+潜血：阴性。心电图正常。

患者青年女性，无基础心血管病，心电图正常，心源性晕厥不支持。主动脉瓣听诊区无明显杂音，主动脉瓣狭窄可能性不大。晕厥后很快恢复，且晕厥期间未发生大小便失禁、四肢抽搐、舌咬伤等，故癫痫不考虑。表18-5列出了该患者的鉴别诊断。

表 18-5 患者邱某的鉴别诊断

诊断假设	临床线索	疾病要点	重要检查
可能性最大的诊断			
血管迷走性晕厥	前驱疼痛、焦虑、恐惧或长时间站立 意识很快恢复 无心脏疾病	• 前驱疼痛、焦虑、恐惧或长时间站立 • 晕厥前常有短暂的头晕、恶心、出汗等前驱症状 • 意识很快恢复 • 无基础心脏疾病	反复发作时可行直立倾斜试验
其他可能的诊断			
脱水或失血（直立性低血压）	呕吐、腹泻、进食量减少	• 呕吐、腹泻、进食量减少、大汗等 • 内出血或外出血 • 立位血压降低，心率增快	测量站立位血压和心率
药物	α 受体阻滞剂、其他降压药	• α 受体阻滞剂 • 其他降压药	卧立位血压和心率
其他可能的诊断——一定不能遗漏的诊断			
肺栓塞	肺栓塞高危因素 胸膜痛或呼吸困难 S_2 增强 不明原因持续性低血压 心电图见右束支传导阻滞、电轴右转 心脏彩超见左心室增大	• 存在肺栓塞高危因素 • 胸膜痛或呼吸困难 • 不明原因持续性低血压、低氧血症 • 心电图见右束支传导阻滞、电轴右转 • 心脏彩超见左心室增大 • 胸片、CT 平扫早期正常	CT 增强 V/Q 显像 双下肢静脉彩超 血管造影

> 患者卧位 BP 100/60mmHg，HR 95 次/分；坐位时 BP 90/50mmHg，HR 110 次/分；站立位 BP 60/0mmHg，HR 140 次/分，并再次晕厥。很快躺平，意识恢复。

判断患者的容量是否足够，症状、查体远比实验室指标更重要。患者有无口渴，四肢温度，以及卧立位血压和心率都十分重要。有时如果只测卧位血压，可能会漏诊容量不足的诊断。

　　患者的立位血压明显降低，心率反应性增快，并再次出现晕厥，高度提示患者为直立性低血压，不支持血管迷走性晕厥的诊断。因此，第一诊断从血管迷走性晕厥修正为直立性低血压相关晕厥。

目前的临床表现能否诊断？如果不能，还需要哪些证据？

患者容量不足明确，需要明确容量不足的原因。需要注意的是患者晕厥始终伴随着腹痛，尽管后来腹痛减轻，但并未消失，从腹痛入手也许可以找到容量不足的原因。常见的容量不足的原因包括：进食量过少、大汗、呕吐、腹泻、黑便、血便、血尿、阴道出血等。此外，内出血也不能忽略。该患者末次月经在 1 周前，异位妊娠破裂出血可以除外。

任何时候都不要忘记患者的主诉，主诉里往往隐藏着最重要的线索。

诊断

> 患者近期饮食正常，无呕吐、腹泻、大汗、黑便、血便、血尿等。查体补充：腹部移动性浊音阳性。腹部超声：腹盆腔积液。诊断性穿刺：抽出 10ml 不凝血。追问病史，两天前夜间骑自行车摔倒一次，摔倒时左上腹被自行车把手撞击。

病例随诊

至此，脾脏外伤后破裂出血诊断明确。值得汲取教训的是，外伤史入院时未问出，移动性浊音查体亦未查出。入院时血常规正常对该患者的诊断确实是一个挑战，失血的患者当血液未被稀释时，血红蛋白不会明显降低，通常在失血后 24~72 小时血红蛋白会有明显的降低，因此病初血常规正常不能除外失血。本例诊治经过值得肯定的是，尽管最开始未考虑到脾破裂的诊断，但仔细的查体发现了直立性低血压。一旦关键的线索被抓住了，鉴别诊断的范围就会大大缩小。

除本例患者的脾破裂出血外，其他内出血的原因还有：肝肾等脏器破裂、异位妊娠破裂、腹主动脉瘤破裂等。

病初血常规正常不能除外失血。

> 立即给予双通路静脉输液，完善术前检查配血，配血 800ml。等待输血期间补液 1500ml。补液及输血后，进行了脾切除术。

疾病知识拓展

直立性低血压（又称体位性低血压）

A. 直立性低血压的诊断

1. 占晕厥的 20%~30%。
2. 显著特征：患者起立时出现晕厥或其他症状（头晕、乏力、视物模糊等）。
3. 两大发病机制：容量减低和自主神经受损。
4. 常见容量减低原因：进食量过少、大汗、呕吐、腹泻、外出血（黑便、血便、血尿、阴道出血、咯血、外伤出血）、内出血（脏器破裂出血、腹膜后出血、异位妊娠破裂出血、动脉瘤或动脉夹层破裂出血）、透析过度、药物等；常见自主神经功能受损原因：糖尿病、淀粉样变性、帕金森病等。
5. 查体：站起后 3 分钟内收缩压降低大于 20mmHg，或舒张压降低超过 10mmHg，或心率增快大于 30 次/分。

B. 直立性低血压的鉴别诊断

1. 血管迷走性晕厥。
2. 迷走反射性晕厥。
3. 低血糖。
4. 休克前期表现。

C. 直立性低血压的治疗

1. 病因治疗。
2. 对症治疗：失血者输血、输液，失液者补液。
3. 停用相关药物（利尿剂、α 受体阻滞剂、硝酸酯类、三环类抗抑郁药等）。
4. 慢性直立性低血压病因无法去除者，生活方式方面嘱患者体位改变速度放慢，药物方面可先选择氟氢可的松，使用期间注意监测有无低钾血症和高血压，α 受体激动剂（米多君）亦可选用。

D. 循证小知识

大量失血者（630~1150ml）立位收缩压下降 20mmHg，舒张压下降 10mmHg，心率增加 30 次/分，任一项指标异常，特异性 94%~98%，LR+ 3.0~48。

E. 实用小提示

1. 发病初期血常规正常不能除外失血，失血后通常 24~72 小时血红蛋白会出现明显降低。
2. 血压在正常范围内不一定正常，必须与患者平时的血压相比较，例如平时血压 140/90mmHg，就诊时血压 100/60mmHg，血压显然已明显降低，应立即寻找原因。

主动脉瓣狭窄

A. 主动脉瓣狭窄的诊断

1. 胸骨右缘第二肋间可闻及收缩期由强到弱的杂音，可放射至颈部和心尖部。
2. 病因：先天性主动脉瓣二叶瓣畸形、主动脉瓣退行性变、风湿性心脏病。
3. 通常查体发现，瓣膜狭窄加重后，渐起活动耐量下降、劳力性呼吸困难，狭窄严重时会出现心衰、晕厥和心绞痛三大临床表现。

4. 首选心脏彩超检查，主动脉缩窄按照瓣膜口面积分为：轻度 $>1.5cm^2$，中度 $1.0\sim1.5cm^2$，重度 $<1.0cm^2$。

5. 心电图及胸片可见左心室增大表现。

B. 主动脉瓣狭窄的鉴别诊断

    1. 二尖瓣反流。

    2. 肥厚梗阻性心肌病。

    3. 房间隔缺损。

    4. 室间隔缺损。

    5. 其他心源性晕厥。

C. 主动脉瓣狭窄的治疗

    1. 有症状患者均应接受手术治疗，且最好在心衰发生前进行手术。

    2. 无症状患者瓣口面积小于 $0.8cm^2$ 或跨瓣压大于 50mmHg 需考虑手术。

    3. 球囊扩张成形术并不是一个很好的选择，仅能暂时缓解病情（6~12 个月），无法改善其预后。仅用于需要外科手术而又无条件外科手术的患者。此外，年轻人瓣膜尚未钙化时可酌情考虑球囊扩张术。

D. 循证小知识

    有心衰、晕厥、心绞痛症状，而未行瓣膜置换手术者病死率如下：

    1. 心绞痛：5 年病死率 50%。

    2. 晕厥：3 年病死率 50%。

    3. 心衰：2 年病死率 50%。

E. 实用小提示

    1. 主动脉瓣狭窄重度心衰患者杂音可不明显。

    2. 无症状重度主动脉瓣狭窄患者因其他原因行心脏手术时（如 CABG），应考虑同时行瓣膜置换术。

颈动脉窦综合征

A. 颈动脉窦综合征的诊断

    1. 属于神经介导晕厥的一种，老年人多见，约占反复发作晕厥的 15%。

    2. 颈动脉受压时（转头、抬头、扣衣领、刮胡子等）出现心动过缓和/或低血压、头晕、乏力、晕厥等。

    3. 颈动脉窦按摩检查应在心电血压监护下进行，持续 5~6 秒，双侧，但需间隔 1 分钟。阳性反应包括：出现晕厥或明显乏力、头晕等症状，或 3 秒以上窦停，或血压降低 50mmHg。颈动脉窦按摩禁用于颈动脉杂音、近期心血管事件或一过性缺血、6 个月内心梗，或严重心律失常等患者。

B. 颈动脉窦综合征的鉴别诊断

    1. 血管迷走性晕厥。

    2. 心源性晕厥。

C. 颈动脉窦综合征的治疗

    1. 患者教育。

    2. 避免触发因素。

    3. 心脏明显抑制的颈动脉窦综合征患者安置起搏器。

D. 循证小知识

47% 患者抬头向上看时会出现症状。

E. 实用小提示

    1. 在直立倾斜试验检查床上进行颈动脉窦按摩检查敏感性明显高于平卧位。

    2. 老年晕厥患者即便颈动脉窦按摩检查阳性，仍应考虑有无其他导致晕厥的疾病可能，因为该检查诊断颈动脉窦综合征并不特异，除非颈动脉窦按摩检查时既出现症状又出现血流动力学改变。

    3. 颈动脉窦综合征患者应尽量避免驾驶摩托车或其他类似行为。

预激综合征

A. 预激综合征的诊断

    1. 先天性异常，旁路传导束跨过房室结，直接连接心房和心室。

    2. 无症状患者常因体检心电图检查而发现，有症状者可表现为心悸、乏力、晕厥或心源性猝死。

    3. 正向或逆向折返，导致快速性心律失常，从而导致低血压、晕厥和心源性猝死。

    4. 心电图表现为 PR 间期缩短和 δ 波。PR 间期缩短的原因：预激综合征患者冲动经由旁路直接下传至心室，无延迟，故 PR 间期缩短。δ 波产生的原因：冲动经旁路直接到达心室肌，与 Purkinje 束快速去极化不同，心肌细胞一个细胞接着一个细胞去极化，速度很慢，因此 QRS 波升支平缓，故名 δ 波，由于部分冲动仍经过房室结传至 Purkinje 束，因此 QRS 后半部分非常窄。

    5. 电生理检查可明确旁路的存在、部位、传导特征等。

B. 预激综合征的鉴别诊断

    1. 房室折返性心动过速。

    2. 房早、室早。

    3. 房扑、房颤。

    4. 其他心源性晕厥。

C. 预激综合征的治疗

    1. 单纯的预激综合征无需治疗。

    2. 伴发频繁的快速性心律失常应给予药物治疗（钙离子拮抗剂、β 受体阻滞剂、地高辛）和射频消融术。

D. 循证小知识

    1. 预激综合征并发各种心律失常的比例为 12%~80%，房室折返性心动过速最为常见，其次可见房早、室早、房扑、房颤等。

    2. 预激综合征患者一级亲属患预激综合征的比例为 3.4%。

E. 实用小提示

单纯心室肌预激并无症状和体征，常因并发各种心律失常而出现症状和体征。

第十九章　低 钠 血 症

病例1

> 赵某，男性，52 岁，神志不清 1 天，血清钠离子浓度 116mmol/L。

低钠血症的定义是血清钠离子浓度 $Na^+<135mmol/L$。在住院患者中，低钠血症是最常见的电解质紊乱之一。

低钠血症的严重性及临床表现取决于血清钠离子降低的速度及程度。急性低钠血症使脑细胞内的钠离子浓度高于血清钠离子浓度，所形成的渗透压梯度使水向脑细胞内快速转移，导致脑水肿并出现中枢神经系统症状。通常情况下，血清 $Na^+>130mmol/L$ 时，低钠血症的患者没有任何临床表现，血清 Na^+ 在 $125\sim130mmol/L$ 之间时，患者可以有恶心、呕吐或腹部不适，血清 $Na^+<125mmol/L$ 时，患者可以出现意识错乱、嗜睡、定向力障碍等表现，血清 $Na^+<120mmol/L$ 时，患者可以出现癫痫发作或昏迷。严重的急性低钠血症可以造成脑疝、呼吸停止和死亡。而另一方面，缓慢发生的低钠血症使脑细胞有时间逐渐降低细胞内的渗透压，所以很少出现脑水肿和严重的中枢神经系统症状。

产生低钠血症的病理生理学机制，在于人体不能将过多的水排出体外。人体将水排出体外，历经下面三个不同的阶段：①水和电解质从肾小球滤出，进入肾小管；②在 Henle 袢的升支，Na^+ 和 Cl^- 被主动重吸收，将自由水留在肾小管中；③在抗利尿激素（ADH）水平很低的情况下，自由水经肾小管排出体外（ADH 作用于肾集合管上的水通道蛋白，增加其通透性，使自由水从肾小管进入肾间质）。其中任何一个环节出现问题，都可能造成自由水排出障碍，最终产生低钠血症。

低钠血症常见于哪些疾病？如何进行鉴别？

低钠血症的鉴别诊断思路

基于患者的血浆渗透压和血容量状态来构建低钠血症的鉴别诊断框架。

表 19-1 低钠血症的鉴别诊断

Ⅰ. 血浆渗透压正常

　A. 高脂血症

　B. 高蛋白血症

　C. 经尿道前列腺/膀胱肿瘤切除术后

Ⅱ. 血浆渗透压升高

　A. 高糖血症

　B. 甘露醇

Ⅲ. 血浆渗透压降低

　A. 高血容量

　　1. 充血性心力衰竭

　　2. 肝硬化

　　3. 肾病综合征

　　4. 肾功能衰竭［肾小球滤过率［GFR］<5ml/min］

　B. 等血容量

　　1. 抗利尿激素分泌不当综合征（SIADH）

　　　（1）癌症（如胰腺癌、肺癌等）

　　　（2）中枢神经系统疾病（如脑卒中、颅脑损伤、颅内感染、脑肿瘤等）

　　　（3）肺部疾病（如肺部感染、呼吸衰竭等）

　　　（4）药物

　　　　　a. 噻嗪类利尿药

　　　　　b. 抗利尿激素类似物［如垂体后叶素、醋酸去氨加压素（DDAVP）等］

　　　　　c. 氯磺丙脲

　　　　　d. 卡马西平

　　　　　e. 抗抑郁药和抗精神病药

　　　　　f. 非甾体类抗炎药（NSAIDs）

　　　　　g. 其他（如环磷酰胺、长春新碱、尼古丁、吗啡、氯贝丁酯等）

　　2. 甲状腺功能减退症

　　3. 精神性多饮

　　4. 继发性肾上腺皮质功能不全

　　5. 运动相关的低钠血症

　C. 低血容量

　　1. 水钠丢失

　　　（1）严重腹泻

　　　（2）大面积烧伤

　　2. 原发性肾上腺皮质功能不全

　　3. 肾脏疾病

　　　（1）使用利尿剂

　　　（2）失盐性肾病

查体：BP 100/60mmHg，R 16 次/分，P 90 次/分，T 36℃。嗜睡，定向力、计算力障碍。颈静脉无充盈，双肺呼吸音清，HR 90 次/分，律齐，各瓣膜听诊区未闻及额外心音和病理性杂音。腹部膨隆，腹壁可见曲张静脉，柔软无压痛，肝脾肋下未及，肝颈静脉回流征阴性，移动性浊音阳性。双下肢重度压凹性水肿。

实验室检查：血清 K^+ 3.8mmol/L，Cr 1.0mg/dl，BUN 28mg/dl，GLU 90mg/dl，总蛋白（TP）5.3g/dl，ALB 2.1g/dl，血脂正常。血清渗透压 252mOsm/L，尿渗透压 480mOsm/L。

最可能的诊断是什么？还有其他的可能吗？下一步应做何种检查？

鉴别诊断

患者中年男性，因急性意识障碍就诊，实验室检查发现严重的低钠血症。低钠血症是否急性发生？低钠血症是否导致了意识障碍？我们暂时还不知道，但是从低钠血症入手，可以为疾病诊断提供重要的线索。

按照表 19-1 提供的框架，我们首先需要计算一下患者的血清渗透压，计算公式如下：

$$血清渗透压 = [Na^+] \times 2 + \frac{Glu\ (mg/dl)}{18} + \frac{BUN\ (mg/dl)}{2.8}$$

带入相应的数值，患者的血清渗透压为 251mOsm/L，正常范围 275~290mOsm/L。当血液中没有其他可以影响血清渗透压的溶质分子（如甘露醇等）时，按上述公式计算出来的血清渗透压与实际测量出来的血清渗透压相同。

钠是形成血清渗透压最主要的阳离子，通常情况下血清渗透压与钠离子浓度相平行，低钠血症常伴有血清渗透压的降低，但有两种情况例外：①血清渗透压正常：高脂血症或高蛋白血症时，单位体积的血清内脂肪或蛋白占据了一定空间，使水中正常浓度的钠离子在含较多脂肪或蛋白的血清中浓度降低，出现所谓的"假性低钠血症"。另一种情况发生在经尿道切除前列腺/膀胱肿瘤时，由于大量灌注等渗溶液（甘露醇）或低渗溶液（山梨醇或甘氨酸）进行膀胱冲洗，溶液吸收后造成"稀释性低钠血症"；如果多余的水和溶质不能迅速排出体外，山梨醇或甘氨酸代谢成为 H_2O 和 CO_2 后，将造成血清渗透压的降低。②血清渗透压升高：高张性低钠血症常见于高糖血症，偶见于静脉输注甘露醇时，高渗透压使水从肌肉细胞转移出来造成稀释性低钠血症，渗透性利尿使细胞外液中钠离子的总量减少。

患者的血脂正常、血清总蛋白和白蛋白降低、血糖正常，血清渗透压降低，因此不存在上面提到的两种情况。对于血清渗透压降低的低钠血症，鉴别诊断的关键点在于判断患者的血容量状态，即他是高血容量、等血容量还是低血容量？患者有明显的外周水肿及腹水的体征，所以属于高血容量性低钠血症。这一类型有以下四种常见的原因：充血性心力衰竭、肝硬化、肾病综合征、肾功能衰竭。患者有腹壁静脉曲张，没有颈静脉充盈、第三心音奔马律，且肝颈静脉回流征阴性，所以首先考虑肝硬化；由于充血性心力衰竭并没有什么特别敏感的体征，所以暂时还不能除外；目前没有尿检结果，不知道是否有大量蛋白尿，所以肾病综合征暂时也不能除外；血清肌酐正常，所以肾功能衰竭可以除外。表 19-2 列出了患者赵某的鉴别诊断。

表 19-2 患者赵某的诊断假设

诊断假设	临床线索	疾病要点	重要检查
可能性最大的诊断			
肝硬化	病史：大量饮酒、慢性乙型肝炎或丙型肝炎、食管-胃底静脉曲张 体征：黄疸、肝掌、蜘蛛痣、腹壁静脉曲张	可有腹水、食管-胃底静脉曲张、脑病、黄疸、低白蛋白血症、凝血功能障碍及肝转氨酶升高	血清白蛋白、谷丙转氨酶、谷草转氨酶、胆红素、PT、APTT、HBsAg、HCV 抗体、乙肝/丙肝病毒载量、肝脏超声/CT
其他可能的诊断——最常见			
肾病综合征	病史：泡沫尿、糖尿病、SLE	典型表现是水肿；通常情况下，血清白蛋白<3g/dl，24h 尿蛋白定量>3.5g	血清白蛋白、尿检、24h 尿蛋白定量、Cr、BUN
其他可能的诊断			
充血性心力衰竭	病史：心肌梗死、心肌病、长期高血压控制不良 体征：颈静脉充盈、肝颈静脉回流征阳性、第三心音奔马律、双肺对称性湿啰音、外周水肿	典型表现是活动后气短、劳力性呼吸困难、端坐呼吸；左心功能衰竭时，双肺可闻及对称性湿啰音；右心功能衰竭时，主要表现为低垂部位水肿	超声心动图、心电图

诊断与治疗

> 家人叙述赵某长期大量饮酒，半年前因呕血、黑便住院，出院诊断是食管-胃底静脉曲张破裂出血。
>
> 血常规：WBC $3.5×10^9$/L，中性粒细胞 75%，Hb 11.5g/dl，PLT $86×10^9$/L；血清总胆红素 6.2mg/dl，直接胆红素 3mg/dl，ALT 45U/L，AST 86U/L；INR 1.8；血氨水平正常；腹部超声：中等量腹水；门静脉宽 1.5cm；肝脏缩小、回声增强，提示肝硬化；脾脏增大。

患者血 WBC、Hb 和 PLT 轻度下降以及脾脏增大，提示脾脏功能亢进；食管-胃底静脉曲张、脾大、脾亢、门静脉增宽、腹水，提示门静脉压力升高；胆红素升高、低白蛋白血症、INR 升高，提示肝脏合成功能严重受损；加之肝转氨酶升高及肝脏的超声表现，肝硬化诊断成立，患者符合肝硬化所致高血容量性低钠血症的临床表现。血氨水平正常，提示肝性脑病的可能性不大，但除外尚需观察患者对低钠血症的治疗反应。

其他可以引起高血容量性低钠血症的情况，如酒精性心肌病所致慢性充血性心力衰竭和肾病综合征的可能性依然存在，需要进一步除外。

> 尿常规正常，24h尿蛋白定量0.16g，超声心动图提示心脏功能正常，腹水穿刺检查除外腹膜炎。

根据尿检和心脏超声的结果，肾病综合征和充血性心力衰竭的可能性已经小于检查阈值，这两种情况可以除外，而不再需要进一步的检查。

治疗低钠血症时有一点特别需要注意：对于慢性低钠血症，不能静脉给予高渗盐水迅速纠正，因为这样做可能导致永久性脑损伤。对于慢性低钠血症，机体已经通过生理调节逐渐减少了脑细胞中的溶质分子，使细胞内渗透压与血清渗透压达到平衡；快速纠正慢性低钠血症，将使脑细胞内的渗透压低于血清渗透压，可能导致严重的脱髓鞘病变。

对无症状或症状轻微的患者，限制水分摄入即可，纠正血清钠离子浓度的速度每小时不宜超过0.5mmol/L，也有人建议每天不超过8mmol/L。

对有严重中枢神经系统症状（如抽搐、昏迷）的急性低钠血症患者，应静脉给予3%的高渗盐水，纠正血清钠离子浓度的速度如下：在最初3~4小时，每小时1~2mmol/L，全天不超过8~12mmol/L。一旦严重的中枢神经系统症状缓解（无论低钠血症是否已经纠正）、Na^+>120mmol/L或纠正的幅度>25mmol/L，就应停止静脉输注高渗盐水。静脉输注高渗盐水期间，应该每2小时监测一次血清电解质。

静脉输注1L盐水（生理盐水或3%高渗盐水）纠正血清钠离子浓度的幅度是多少？估算公式如下：

$$\Delta [Na^+] = \frac{\text{静脉输注盐水的} [Na^+] - \text{血清} [Na^+]}{\text{体液总量 (L) } + 1}$$

男性体液总量(L) = 体重(kg)×0.6
女性体液总量(L) = 体重(kg)×0.5
生理盐水的钠离子浓度 = 154mmol/L
3%高渗盐水的钠离子浓度 = 513mmol/L
其他治疗：呋塞米（速尿）作用于Henle袢的升支，促进自由水的排出。

> 患者体重70kg，体液总量为42L（这是保守的估算，因为水肿，所以实际值更高），选择高渗盐水。代入公式，即（513-118）/（42+1）= 9.2mmol/L。在最初3小时，每小时纠正2mmol/L，即每小时输注高渗盐水的量=2/9.2=217ml。

病例随诊

> 患者静脉输注高渗盐水2小时后，神志逐渐转清，血清Na^+ 121mmol/L，遂停止静脉输液，继续限水、利尿治疗，血清Na^+正常，症状缓解，腹水和下肢水肿有所减退，定期随诊。

从治疗反应看，肝性脑病可以除外。

疾病知识拓展

肝硬化（见第十四章）

肾病综合征

A. 肾病综合征的诊断
1. 按病因可分为原发和继发两种，后者可见于感染（感染性心内膜炎、疟疾等）、糖尿病、多发性骨髓瘤、淀粉样变、自身免疫性疾病、重金属中毒等。
2. 临床表现有食欲不振、气短、水肿、泡沫尿等。
3. 实验室检查：24h 尿蛋白>3.5g，低白蛋白血症（血清白蛋白<3g/dl），水肿，50%的患者就诊时有高脂血症。
4. 低白蛋白血症可以引起胸腔积液、腹水、肺水肿、全身水肿，尤其血清白蛋白<2g/dl 时。
5. 高凝状态，可有深静脉血栓形成（下肢深静脉、肾静脉等血栓形成）。
6. 尿中可见脂肪滴，尿沉渣中可见脂肪管型、蜡样管型等。
7. 根据病史，进一步选择血清/尿蛋白电泳、抗核抗体、补体、肾脏超声或肾脏活检。

B. 肾病综合征的鉴别诊断
1. 充血性心力衰竭。
2. 肝硬化。
3. 缩窄性心包炎。
4. 甲状腺功能减退症。

C. 肾病综合征的治疗
1. 支持治疗，包括限水、限盐，应用降脂药物。
2. 如果有糖尿病，考虑用 ACEI 类药物。
3. 激素，免疫抑制剂治疗。

D. 循证小知识
1. 肾病综合征定义为尿蛋白>3.5g/24h、水肿、低白蛋白血症和高脂血症。
2. 肾活检对明确某些肾病综合征的病因或病理类型有帮助。

肾病综合征的特点是尿蛋白 > 3.5g/24h、水肿、低白蛋白血症和高脂血症。

病例2

李某，女性，60岁，近期自觉乏力，无呕吐、腹泻、发热、盗汗、气短及其他任何不适。查体：BP 126/84mmHg，未见颈静脉怒张，心肺腹未发现异常，双下肢无水肿。既往高血压病15年，口服洛活喜5mg/d，血压一直控制良好。吸烟20年，平均每天20支；少量饮酒。

常规生化检查发现，血清Na^+ 128mmol/L，血清钾离子浓度及其他电解质水平正常，血清肌酐1.2mg/dl，血糖108mg/dl，BUN 28mg/dl；尿比重1.025。

最可能的诊断是什么？还有其他的可能吗？下一步应做何种检查？

与病例1的诊断思路相同，我们首先计算出患者的血清渗透压是272mOsm/L，较正常值有轻度下降，属于血清渗透压降低的低钠血症范畴；患者没有高血容量的任何临床表现，因此下面需要在低血容量性低钠血症和正常血容量性低钠血症之间进行鉴别。

部分低血容量的患者有比较明确的病史（如剧烈呕吐、腹泻、大量出汗等）或体征（如直立性低血压、心动过速、皮肤弹性下降等），但许多低血容量性低钠血症的患者看起来与正常血容量的人没有什么明显的不同，而且病史和体征对判断低血容量的价值也并不太大，如表19-3所示，临床评价的敏感性和特异性均十分有限，LR+和LR-在1附近徘徊。

另一方面，某些实验室检查对区别低血容量和正常血容量有重要的作用，包括尿钠浓度、钠排泄分数（FE_{Na}）和尿素氮排泄分数（FE_{urea}）等，其敏感性、特异性、阳性似然比、阴性似然比见表19-3。需要说明的是，①这些检查仅适用于低血容量者与正常血容量者的鉴别，因为高血容量者的有效循环血量不足，上述检查的结果易与低血容量者相混淆，所以在关于这些检查的研究中，高血容量者被排除在外；②这些检查仅适用于未使用过利尿剂的患者，因为利尿剂促进钠盐排泄，干扰了尿钠浓度、钠排泄分数等结果。

表19-3 临床评价与实验检查判断低血容量的敏感性与特异性

项目	敏感性（%）	特异性（%）	LR+	LR-
临床评价[1,2]	25~47	48~78	0.9~1.3	1.1~0.9
尿钠浓度<20mEq/L	47	94	7.8	0.6
钠排泄分数<0.5%	100	58~80	2.4~5.0	0
钠排泄分数<0.5%+ 尿素氮排泄分数<55%	94	100	∞	0.06

1. 包括以下2条或2条以上：相应的病史，皮肤弹性减低/腋窝干燥/口渴，体重下降0.5kg以上，收缩压下降>10%，立位脉率上升>10%，BUN/Cr（mg/dl）>20。

2. 包括以下3条：口腔黏膜干燥，皮肤弹性减低，颈静脉未见充盈，立位血压下降>10%，立位脉率上升>10%。

尿钠浓度：低血容量患者对钠离子的重吸收增强，使得尿钠浓度降低。低血容量患者的平均尿钠浓度为 18.4mEq/L，而正常血容量患者的平均尿钠浓度为 72mEq/L。假阴性（低血容量患者尿钠浓度升高）见于：①原发性肾上腺皮质功能不全，导致醛固酮水平降低，造成低血容量和钠盐经肾丢失；②呕吐伴代谢性碱中毒，导致 HCO_3^- 和钠盐经肾丢失。假阳性（正常血容量患者）见于：①精神性多饮，大量饮水导致尿钠被稀释；②SIADH 患者摄盐减少时，尿钠排出减少。

钠排泄分数：$FE_{Na} = (U_{Na} \times P_{Cr}) / (P_{Na} \times U_{Cr})$。低血容量患者的 $FE_{Na} < 0.5\%$，其敏感性达 100%，即在未用利尿剂的情况下，如果 $FE_{Na} > 0.5\%$，则低血容量可以除外。FE_{Na} 的特异性不是很好，精神性多饮的患者或 SIADH 患者摄盐减少时，尽管血容量正常，FE_{Na} 也会 $<0.5\%$。

尿素氮排泄分数：$FE_{urea} = (U_{urea} \times P_{Cr}) / (P_{urea} \times U_{Cr})$。正常血容量时尿素氮排出较快，$FE_{urea} > 55\%$。有研究提示，$FE_{Na} < 0.5\%$ 且 $FE_{urea} < 55\%$ 对诊断低血容量的敏感性和特异性均很好。对于使用过利尿剂的低血容量患者，FE_{urea} 仍然是低的，这时它较 FE_{Na} 更为有用。

简言之，$FE_{Na} > 0.5\%$ 可以除外低血容量，$FE_{Na} < 0.5\%$ 且 $FE_{urea} < 55\%$ 可以诊断低血容量。

> 补充查体：无直立性低血压或脉率变化。
> 实验室检查：尿钠浓度 60mEq/L，尿渗透压 480mOsm/L，FE_{Na} 5%。

鉴别诊断

李某的病史中没有呕吐、腹泻或大量出汗等提示容量丢失的情况，也没有提示低血容量存在的体征，尿钠浓度和 FE_{Na} 不低，而且没有使用过利尿剂，因此她应该是正常血容量状态。

正常血容量低钠血症的鉴别诊断包括抗利尿激素分泌不当综合征（SIADH）、药物不良反应、继发性肾上腺皮质功能不全、甲状腺功能低减、精神性多饮等。李某的鉴别诊断见表 19-4。

表 19-4　患者李某的诊断假设

诊断假设	临床线索	疾病要点	重要检查
可能性最大的诊断			
SIADH	肿瘤或其危险因素的病史，不同寻常的咳嗽、咯血或淋巴结增大，神经系统或呼吸系统疾病，HIV感染	常见于老年人，可无任何不适，也可表现为意识障碍、乏力等，是低钠血症最常见的原因之一	尿钠浓度>40mEq/L FE_{Na}>1% 尿渗透压>300mOsm/L 除外甲状腺功能低减和肾上腺皮质功能不全
其他可能的诊断——最常见			
利尿剂	用药史	常见于噻嗪类利尿剂，袢利尿剂罕见，是低钠血症最常见的原因之一	停药后血钠水平恢复正常
甲状腺功能低减	怕冷、便秘、体重增加、非压凹性水肿	血清 FT_4 降低，TSH 升高	TSH 水平
其他可能的诊断——不应遗漏			
继发性肾上腺皮质功能不全	长期激素治疗，垂体疾病，HIV 感染，结节病	血钾正常，游离皮质醇降低，促肾上腺皮质激素水平降低，ACTH 激发试验异常	促肾上腺皮质激素激发试验

诊断与治疗

李某没有使用过利尿剂，没有多饮、多尿的病史，尿比重也不低，利尿剂或精神性多饮所致正常血容量性低钠血症可以除外。

甲状腺功能和肾上腺皮质功能是重要的实验室检查。

> FT$_3$、FT$_4$ 和 TSH 均正常，血清游离皮质醇 10mg/dl，ACTH 激发试验正常。

根据结果，甲状腺功能减低症和肾上腺功能不全可以除外，诊断考虑为 SIADH。下一步需要寻找导致 SIADH 的病因。

> 系统回顾发现李某近 2 个月有咳嗽，无咳痰、咯血。

李某长期吸烟，近期出现咳嗽，需要特别注意肺部疾病导致的 SIADH。

> 胸片发现右侧肺门附近有一个直径约 6cm 的占位性病变，手术切除该病变，病理证实为小细胞肺癌。

病例随诊

> 李某开始定期化疗，限水、利尿后低钠血症好转。

疾病知识拓展

抗利尿激素分泌不当综合征（SIADH）

A. SIADH 的诊断
1. 常见于老年人，主要表现为乏力或意识障碍，轻症患者可以没有任何症状，常于血生化检查时发现。
2. SIADH 是正常血容量低钠血症最常见的原因，没有水肿或脱水的表现，体液容量状态正常。
3. 血钠浓度<135mmol/L，尿钠浓度>40mmol/L，FE$_{Na}$>1%。
4. 血渗透压<275mOsm/L，尿渗透压>300mOsm/L。
5. FE$_{urea}$>55%。
B. SIADH 的病因/鉴别诊断
1. 肿瘤：约占 15%，异位分泌的小细胞肺癌最为常见，胰腺癌、淋巴瘤、子宫内膜癌、白血病等也可以引起 SIADH。

2. 神经系统疾病：脑膜炎、神经系统肿瘤、外伤、脑卒中等。

3. 肺部疾病：肺炎、肺结核、卡氏肺孢子菌肺炎等。

4. 药物：非甾体类抗炎药、利尿剂（噻嗪类利尿剂）、三环类抗抑郁药、抗精神病药、环磷酰胺、长春新碱、尼古丁、阿片类药、安妥明等。

5. AIDS：继发的卡氏肺孢子菌肺炎、中枢神经系统感染、肿瘤等，或由 HIV 相关的肾上腺皮质功能不全或腹泻引起。

6. 甲状腺功能低减。

7. 肾上腺皮质功能不全。

8. 精神性多饮。

9. 特发性。

C. SIADH 的治疗

1. 对因治疗。

2. 限水。

3. 利尿（袢利尿剂）。

D. 循证小知识

13%~42% 的患者由于摄入的钠盐少导致尿钠浓度和 FE_{Na} 偏低。

SIADH 是正常血容量低钠血症最常见的原因。

利尿剂引起的低钠血症

A. 利尿剂引起的低钠血症的诊断

1. 利尿剂是引起低钠血症最常见的原因之一，常见于噻嗪类利尿剂，袢利尿剂罕见。

2. 利尿剂引起低钠血症的机制在不同的患者有所不同。

3. 多数患者是低血容量性低钠血症，主要因为噻嗪类利尿剂干扰 NaCl 泵出肾小管，减少肾小管内自由水生成和排出。

4. 部分患者是正常血容量性低钠血症，主要因为噻嗪类利尿剂引起 ADH 水平升高而没有容量丢失，摄水增加及自由水排出减少导致血钠降低。

5. 临床表现有倦怠（49%）、头晕（47%）、呕吐（35%）、意识障碍（17%）、抽搐（0.9%）等，只有 24% 的患者有比较明显的脱水。

6. 尿钠浓度>30mmol/L，55% 的患者 FE_{Na}>0.5%，FE_{urea} 通常较低。

B. 利尿剂引起的低钠血症的鉴别诊断

1. 单纯由噻嗪类利尿剂引起的低血容量性低钠血症。

2. 噻嗪类利尿剂引起的 SIADH 所致的正常血容量性低钠血症。

C. 利尿剂引起的低钠血症的治疗

1. 一般情况下，停用噻嗪类利尿剂即可。

2. 正常血容量性低钠血症：限水、利尿（袢利尿剂）。

3. 低血容量性低钠血症可以适当补充盐水，血钠浓度的纠正速度<0.5mmol/（L·h）。

D. 循证小知识

1. 70%的患者是女性，且多数在 70 岁以上（OR 3.9）。

2. 较快出现的低钠血症、临床表现为正常血容量、FE_{Na} 和 FE_{urea} 升高、血清尿酸<4.0mg/dl 对于鉴别不同机制的低钠血症有帮助，敏感性 90%，特异性 75%，LR+ 6.0，LR- 0.13。

老年女性开始使用噻嗪类利尿剂的前三天应该监测血钠水平，尤其是在和非甾体类抗炎药合用时。

原发性肾上腺皮质功能不全

A. 原发性肾上腺皮质功能不全的诊断

1. 原发性肾上腺皮质功能不全是指肾上腺皮质直接受损，导致肾上腺皮质醇产生减少，促肾上腺皮质激素（ACTH）水平代偿性升高。

2. 肾上腺皮质醇抑制抗利尿激素的释放，因此肾上腺皮质醇水平降低会导致抗利尿激素水平升高，并出现低钠血症。

3. 其他肾上腺激素：包括醛固酮、脱氢表雄酮（DHEA）、儿茶酚胺的合成也受损，醛固酮缺乏导致钠盐丢失、低血容量以及高钾血症，DEHA 降低在男性没有明显的表现（男性有睾酮合成），在女性会出现性欲减低、腋毛和阴毛减少及月经不调。

4. 乏力、厌食、体重减轻、腹痛、恶心、呕吐以及皮肤色素沉着，常有低血压和脱水的表现。

5. 低钠血症、高钾血症、低血糖，肾上腺皮质醇水平降低、ACTH 水平升高、ACTH 激发试验阴性。

6. 21-羟化酶抗体对自身免疫性肾上腺炎有诊断价值。

7. 肾上腺 CT 检查对 ACTH 激发试验异常的患者有意义。

8. 病因有结核、自身免疫性肾上腺炎、HIV 感染、真菌感染、巨细胞病毒感染、双侧肾上腺出血、肿瘤、遗传性疾病、药物（酮康唑、利福平、苯妥英钠等）。

B. 原发性肾上腺皮质功能不全的鉴别诊断

1. 继发性肾上腺皮质功能不全。

2. 神经性厌食。

3. 肿瘤。

4. 感染。

5. 失盐性肾病。

6. 血色病。

C. 原发性肾上腺皮质功能不全的治疗

1. 对于急性肾上腺皮质功能不全（肾上腺皮质危象）的患者，立即静脉输注氢化可的松 100mg q8h，尚未确诊的患者可以用地塞米松代替，以避免影响肾上腺皮质醇水平的测定；容量支持及血管活性药物以保证正常的组织灌注。

2. 对于慢性肾上腺皮质功能不全的患者，治疗同时需要糖皮质激素（泼尼松 5mg 或地塞米松 0.75mg，每晚睡前服用）和盐皮质激素（氟氢可的松 0.05～0.2mg/d，监测血压和血钾水平），女性可以适当补充 DHEA（50mg/d）；合并甲状腺功能亢进、感染、外伤、手术等应激情况时，糖皮质激素需要加量。

低钠血症合并高钾血症时，需要考虑原发性肾上腺皮质功能不全。

D. 循证小知识

1. 大约 90% 的原发性肾上腺皮质功能不全患者有醛固酮水平下降及低血压，急性肾上腺皮质功能不全（肾上腺皮质危象）时的表现甚至与感染性休克相类似，而继发性肾上腺皮质功能不全的患者醛固酮水平正常，极少出现低血压。

2. 18% 的原发性肾上腺皮质功能不全患者有皮肤色素沉着的表现，继发性肾上腺皮质功能不全则没有皮肤色素沉着。

3. 血皮质醇水平有明显的日夜波动，早晨的血皮质醇水平对肾上腺皮质功能不全的诊断或排除有价值。

   （1）>15μg/dl（415nmol/L）可以除外肾上腺皮质功能不全。

   （2）3~15μg/dl 不足以诊断或排除。

   （3）<3μg/dl（80nmol/L）可以确诊肾上腺皮质功能不全。

4. 早晨（8am）的血 ACTH 水平对鉴别原发性和继发性肾上腺皮质功能不全有帮助，原发性肾上腺皮质功能不全的患者 ACTH 水平升高，继发性肾上腺皮质功能不全的患者 ACTH 水平降低。

5. 对于血皮质醇水平降低或临界、ACTH 水平升高（疑似原发性肾上腺皮质功能不全）的患者，ACTH 激发试验有诊断价值。

   （1）250μg cosyntropin 静脉或肌内注射，30~60min 后测定血皮质醇水平，若 < 18μg/dl（500nmol/L）可以确诊。

   （2）该诊断试验的敏感性 97.5%，特异性 95%，LR+ 19.5，LR- 0.026。

若患者收缩压超过 100mmHg，不考虑原发性肾上腺皮质功能不全。

继发性肾上腺皮质功能不全

A. 继发性肾上腺皮质功能不全的诊断

1. 继发性肾上腺皮质功能不全是指下丘脑-垂体系统受损导致 ACTH 分泌不足，从而产生继发性肾上腺皮质醇水平降低和皮质功能不全。

2. 肾上腺皮质醇水平降低导致 ADH 水平升高和低钠血症，但没有其他肾上腺激素受损的表现，如低血压、低血容量、高钾血症等。

3. 肾上腺皮质醇水平和 ACTH 水平降低。

4. 垂体 MRI 有意义。

5. 病因有长期肾上腺皮质激素治疗、败血症、垂体肿瘤、垂体梗死、自身免疫性垂体炎、脑外伤、HIV、结节病、垂体出血、血色病等。

B. 继发性肾上腺皮质功能不全的鉴别诊断

1. 原发性肾上腺皮质功能不全。

2. 其他参见原发性肾上腺皮质功能不全的鉴别诊断。

C. 继发性肾上腺皮质功能不全的治疗

糖皮质激素：用法用量参见原发性肾上腺皮质功能不全。

D. 循证小知识

对于血皮质醇水平降低或临界、ACTH 水平降低（疑似继发性肾上腺皮质功能不全）的患者，ACTH 激发试验有诊断价值。

1. 慢性（>1 个月）继发性肾上腺皮质功能不全的患者肾上腺萎缩，可能对外源性 ACTH 没有反应，ACTH 激发试验异常。

2. 急性继发性肾上腺皮质功能不全的患者（垂体卒中或垂体手术）肾上腺没有萎缩，外源性 ACTH 会引起肾上腺皮质醇水平升高，ACTH 激发试验正常（假阴性），这种情况下需要做胰岛素耐受性试验激发下丘脑-垂体轴。

继发性肾上腺皮质功能不全通常没有高钾血症。

低血容量性低钠血症

A. 低血容量性低钠血症的诊断

1. 钠盐与容量丢失明显的患者（呕吐、腹泻或大量出汗）补充自由水后，可能出现低血容量性低钠血症。

2. 通常血浆渗透压水平降低抑制 ADH 分泌，导致自由水排出增多，但是当容量明显不足时，无论血浆渗透压水平如何，ADH 分泌都会增加，这时摄入自由水即可导致低钠血症。

3. 常见症状包括黏膜干燥和直立性低血压。

4. 尿钠浓度 <30mmol/L、FE_{Na} <0.5%、尿渗透压 >450mOsm/L、BUN/Cr >20、血清尿酸水平升高。

B. 低血容量性低钠血症的治疗

1. 轻症患者输注生理盐水。

2. 重症患者可以输注 3% 的盐水。

3. 因为容量复苏降低 ADH 水平，所以血钠水平能够较快地得以纠正，需要密切监测。

精神性多饮

A. 精神性多饮的诊断

1. 患者多有精神性疾病的病史，低钠血症通常没有其他可以解释的原因，患者常未意识到饮水过多。

2. 过量饮水抑制 ADH 分泌，增加自由水排出，造成尿液稀释，但只有当大量饮水超过自由水排出的最高限度（8~10L/d）时，才会出现低钠血症。

3. 容量状态正常，钠排泄正常，$FE_{Na}>1\%$，单次尿浓度降低（大量饮水致尿液稀释），尿渗透压被稀释至极限（约 100mOsm/L）。

4. 精神性疾病发作会导致一过性 ADH 水平升高，精神性疾病的治疗药物会导致 SIADH，这些情况会加重低钠血症的严重程度，并且提高尿渗透压。

5. 限水试验如能迅速纠正低钠血症，对诊断极具价值。

B. 精神性多饮的治疗

1. 谨慎限制自由水摄入，逐步恢复血钠水平。

2. 重症患者（神经系统症状严重）可以输注高渗盐水。

第二十章　酸碱平衡紊乱

酸碱平衡紊乱是临床十分常见的情况，正确识别和处理酸碱平衡紊乱对保证人体内环境稳定及疾病的诊断和治疗都起着关键的作用。

在正常生理情况下，人体新陈代谢每天都会产生一定量的 H^+，但人体的内环境却始终能够保持稳定的状态，这主要依赖于人体调节酸碱平衡的三种机制：①细胞内外的化学缓冲系统；②呼吸系统排出 CO_2，调节动脉血中 $PaCO_2$；③泌尿系统排出/重吸收 H^+/HCO_3^-，调节动脉血中 HCO_3^-。化学缓冲系统的调节作用迅速却十分有限，因此调节酸碱平衡主要还是由呼吸和泌尿系统来完成的。

病例1

> 李某，男性，42岁。主诉：乏力、恶心、呕吐、腹痛1天。实验室检查：血生化 K^+ 6.0mmol/L，Na^+ 138mmol/L，Cl^- 100mmol/L，Cr 100μmol/L，BUN 3.5mmol/L，GLU 375mg/dl；血气分析：pH 7.20，PaO_2 105mmHg，$PaCO_2$ 20mmHg，HCO_3^-6mmol/L。

患者有没有酸碱平衡紊乱？如果有，该怎样进行分析？

酸碱平衡紊乱的诊断思路

第一步：在分析实验室检查结果之前，基于临床特点及原发病可以先考虑几种酸碱平衡紊乱的可能性。

第二步：测定 pH

　　A. pH<7.4，提示原发的酸碱平衡紊乱是酸中毒

　　B. pH>7.4，提示原发的酸碱平衡紊乱是碱中毒

　　C. pH 在 7.35~7.45 之间，提示酸碱平衡紊乱是代偿性的

　　D. pH 在 7.35~7.45 之外，提示酸碱平衡紊乱是失代偿性的

第三步：判断原发的酸碱平衡紊乱是代谢性的，还是呼吸性的

　　A. 测定 HCO_3^- 和 $PaCO_2$

　　　　1. HCO_3^- 的正常范围在 21~27mmol/L 之间。

　　　　2. $PaCO_2$ 的正常范围在 35~45mmHg 之间。

　　B. HCO_3^- 引起 pH 变化的方向

　　　　1. HCO_3^->24mmol/L，使 pH 向>7.4 的方向变化，提示有代谢性碱中毒。

　　　　2. HCO_3^-<24mmol/L，使 pH 向<7.4 的方向变化，提示有代谢性酸中毒。

　　C. $PaCO_2$ 引起 pH 变化的方向

1. $PaCO_2 > 40mmHg$，使 pH 向 <7.4 的方向变化，提示有呼吸性酸中毒。

2. $PaCO_2 < 40mmHg$，使 pH 向 >7.4 的方向变化，提示有呼吸性碱中毒。

D. 上述三种情况中，与真实的 pH 变化方向一致者，提示原发的酸碱平衡紊乱

第四步：计算代偿是否适度

A. 机体对原发性酸碱平衡紊乱会产生相应的代偿反应

1. 原发性代谢性酸中毒会引起代偿性呼吸性碱中毒。

2. 原发性代谢性碱中毒会引起代偿性呼吸性酸中毒。

3. 原发性呼吸性酸中毒会引起代偿性代谢性碱中毒。

4. 原发性呼吸性碱中毒会引起代偿性代谢性酸中毒。

B. 根据代偿公式，计算应有的代偿程度

表 20-1　机体对原发性酸碱平衡紊乱的代偿反应

原发性酸碱平衡紊乱	持续时间	相应的代偿反应
代谢性酸中毒	急性/慢性	HCO_3^- 每下降 1mmol/L，$PaCO_2$ 下降 1.2mmHg
代谢性碱中毒	急性/慢性	HCO_3^- 每上升 1mmol/L，$PaCO_2$ 上升 0.7mmHg
呼吸性酸中毒	急性	$PaCO_2$ 每上升 10mmHg，HCO_3^- 上升 1mmol/L
	慢性	$PaCO_2$ 每上升 10mmHg，HCO_3^- 上升 3.5mmol/L
呼吸性碱中毒	急性	$PaCO_2$ 每下降 10mmHg，HCO_3^- 下降 2mmol/L
	慢性	$PaCO_2$ 每下降 10mmHg，HCO_3^- 下降 4mmol/L

C. 代偿反应超过或不到应有的程度，说明另有原发的酸碱平衡紊乱

第五步：计算阴离子间隙（AG）

A. $AG = Na^+ - (Cl^- + HCO_3^-)$

B. AG 正常范围：$10 \sim 14mmol/L$

C. AG 升高，说明有原发的 AG 升高的代谢性酸中毒

第六步：如果 AG 升高且 HCO_3^- 降低，计算 $\Delta AG/\Delta HCO_3^-$

A. $\Delta AG = AG - 12$

B. $\Delta HCO_3^- = 24 - HCO_3^-$

C. 如果 $\Delta AG/\Delta HCO_3^- > 1$，即 AG 升高的幅度大于 HCO_3^- 降低的幅度，说明另有原发的代谢性碱中毒，它抵消了一部分高 AG 性代谢性酸中毒

D. 如果 $\Delta AG/\Delta HCO_3^- < 1$，即 AG 升高的幅度小于 HCO_3^- 降低的幅度，说明另有原发的正常 AG 性代谢性酸中毒与高 AG 性代谢性酸中毒并存，使得 HCO_3^- 进一步降低

第七步：鉴别导致酸碱平衡紊乱的疾病

A. 代谢性酸中毒

分为高阴离子间隙（高 AG）性和正常阴离子间隙（正常 AG）性两种代谢性酸中毒：

1. 高 AG 性代谢性酸中毒：阴离子间隙的全称是"未测定阴离子间隙"，包括酮体、乳酸根、磷酸根、硫酸根及其他有机酸根等，当这些成分增多即出现高 AG 性代谢性酸中毒；未测定阴离子间隙的成分之一是白蛋白（带负电荷），因此低白蛋白血症时 AG 的正常值也有所降低，校正系数是血浆白蛋白每降低 4.4g/dl，AG 的正常值降低 2.5mmol/L。

高 AG 性代谢性酸中毒的病因有：

（1）酮症酸中毒：如糖尿病酮症酸中毒、饥饿性酮症、酒精性酮症酸中毒等。

（2）乳酸性酸中毒：任何阻断有氧代谢（从空气中的氧→细胞中的线粒体）的疾病，包括缺氧、低血压（心源性休克、感染性休克、低血容量性休克）等。

表 20-2 乳酸性酸中毒的鉴别诊断

病理生理学原因	临床疾病
常见病因	
缺氧	肺部疾病（肺炎、COPD 急性加重、肺栓塞）、心衰等
休克（组织灌注不足）	心源性休克、低血容量性休克、感染性休克等
少见病因	
大气中氧含量下降	高原病
重度贫血	急性溶血/失血
红细胞氧合能力下降	一氧化碳中毒
组织细胞利用氧的能力下降	氰化物中毒
组织细胞耗氧增加	剧烈的无氧运动、癫痫发作

（3）尿毒症。

（4）毒素、药物及其他：如水杨酸中毒、甲醇中毒、乙二醇中毒、横纹肌溶解等。

2. 正常 AG 性代谢性酸中毒：HCO_3^- 从尿/粪便中丢失而形成，没有未测定阴离子（AG）的增加。

正常 AG 性代谢性酸中毒的病因有：

（1）腹泻。

（2）肾小管性酸中毒（RTA）。

B. 代谢性碱中毒常见的原因

1. 呕吐或胃液引流。

2. 容量丢失：呕吐、使用利尿剂等。

3. 低钾血症。

4. 盐皮质激素活性增强：原发性醛固酮增多症、皮质醇增多症、过量服用甘草制剂。

C. 呼吸性酸中毒

从脑皮质到脑干、脊髓、神经、神经肌肉接头、肌肉、胸壁直至肺，任何一个参与正常通气的环节出现问题都可以导致呼吸衰竭和呼吸性酸中毒。

常见的原因有：

1. 脑皮质：脑梗死、脑出血、脑外伤、药物、中毒、睡眠呼吸障碍。

2. 脑干：脑疝。

3. 脊髓：脊髓外伤、肌萎缩侧索硬化、脊髓灰质炎。

4. 神经：Guillain-Barre 综合征。

5. 神经肌肉接头：重症肌无力。

6. 胸壁或肌肉：连枷胸、肌萎缩。

7. 胸膜：胸腔积液、气胸。

8. 肺（最常见）：慢性阻塞性肺病（COPD）、支气管哮喘、肺水肿、肺炎。

D. 呼吸性碱中毒常见的病因

1. 低氧血症。

2. 肺部疾病（通过低氧血症和迷走神经兴奋）：肺炎、支气管哮喘、肺栓塞、肺水肿、间质性肺病、机械通气。

3. 肺外疾病：焦虑症、疼痛、发热、妊娠、惊吓、药物（水杨酸、尼古丁、儿茶酚胺）、肝硬化。

> 患者既往有 1 型糖尿病近 30 年，皮下注射胰岛素治疗，血糖时有波动，5 年前曾因眼底出血做过激光治疗。查体：卧位 BP 100/60mmHg，HR 105 次/分；立位 BP 60/40mmHg，HR 130 次/分，R 22 次/分，体温正常，心肺未见异常，腹部柔软，无压痛、肌紧张。其他实验室检查：血 WBC 1.6×10^9/L，中性粒细胞 85%，Hb、PLT 正常，大便潜血阴性，肝功能正常。

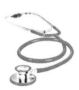

最可能的诊断是什么？还有其他的可能吗？下一步应做何种检查？

我们按照上述的诊断思路进行分析：

第一步：从临床特点考虑可能的酸碱平衡紊乱

1 型糖尿病患者依赖于外源性胰岛素维持体内正常的糖代谢，当胰岛素绝对或相对缺乏时，容易出现糖尿病酮症酸中毒，这是首先需要考虑到的；其他可能的疾病有肾小管酸中毒、肾功能衰竭；而感染性休克引起的乳酸性酸中毒则一定不能遗漏。

表 20-3　患者李某的诊断假设

诊断假设	临床线索	疾病要点	重要检查
可能性最大的诊断			
糖尿病酮症酸中毒	1 型糖尿病 胰岛素依从性差 有诱因（感染、应激等）	多饮、多尿、烦渴、乏力 恶心、呕吐、昏迷 呼吸深快 呼气中有烂苹果味 脱水、直立性低血压	高糖血症 高 AG 性代谢性酸中毒 血、尿酮体阳性
其他可能的诊断——最常见			
尿毒症所致代谢性酸中毒	尿量减少	肾脏疾病晚期 恶心、厌食、瘙痒、乏力 贫血、骨痛、心力衰竭	血清 Cr、BUN 升高 高 AG 性代谢性酸中毒 尿检异常 多数情况下双肾萎缩
肾小管性酸中毒（Ⅳ型）	见于肾功能不全、糖尿病、间质性肾炎等		高钾血症 正常 AG 性代谢性酸中毒
其他可能的诊断——不能遗漏			
感染性休克所致乳酸性酸中毒	寒战、高热 感染的局部表现 低血压、少尿 意识障碍		血白细胞升高 血培养阳性 高 AG 性代谢性酸中毒 血清乳酸水平升高

第二步：测定 pH

pH 7.33，说明原发的酸碱平衡紊乱是酸中毒，且是失代偿性的。

第三步：判断原发的酸碱平衡紊乱是代谢性的，还是呼吸性的

    A. 测定 HCO_3^- 和 $PaCO_2$

        HCO_3^- 6mmol/L，$PaCO_2$ 20mmHg

    B. HCO_3^- 引起 pH 变化的方向

        HCO_3^-<24mmol/L，且使 pH 向<7.4 的方向变化时，有原发性代谢性酸中毒

    C. $PaCO_2$ 引起 pH 变化的方向

        $PaCO_2$<40mmHg，且使 pH 向>7.4 的方向变化时，有原发性呼吸性碱中毒

    D. 代谢性酸中毒与真实的 pH 变化方向一致，是原发的酸碱平衡紊乱

第四步：判断代偿是否适度

    A. 机体对原发的酸碱平衡紊乱会产生相应的代偿反应

        原发的代谢性酸中毒会引起代偿性呼吸性碱中毒

    B. 根据代偿公式，计算应有的代偿程度

原发性酸碱平衡紊乱	持续时间	相应的代偿反应
代谢性酸中毒	急性/慢性	HCO_3^- 每下降 1mmol/L，$PaCO_2$ 下降 1.2mmHg

HCO_3^- 6mmol/L，较中位正常值 24mmol/L 下降了 18mmol/L，因此 $PaCO_2$ 应该较中位正常值 40mmHg 下降 1.2×18=21.6mmHg，即 $PaCO_2$ 应该为 40−21.6=18.4mmHg。

    C. 代偿反应超过或不到应有的程度，说明另有原发的酸碱平衡紊乱

        实际的 $PaCO_2$ 为 20mmHg，与计算出来的代偿值相近，说明呼吸性碱中毒是对代谢性酸中毒的代偿，且代偿程度恰当。

第五步：计算阴离子间隙（AG）

    A. $AG=Na^+-(Cl^-+HCO_3^-)=138-(100+6)=32mmol/L$

    B. AG 正常范围：10~14mmol/L

    C. AG 升高，说明有原发的高 AG 性代谢性酸中毒

第六步：如果 AG 升高且 HCO_3^- 降低，计算 $\Delta AG/\Delta HCO_3^-$

        $\Delta AG/\Delta HCO_3^-=(32-12)/(24-6)=20/18$，比值接近于 1，说明没有其他原发的代谢性碱中毒或正常 AG 性代谢性酸中毒

经过上述分析，患者只有一种原发性酸碱平衡紊乱，即原发性高 AG 性代谢性酸中毒，其呼吸性碱中毒是对原发性代谢性酸中毒的代偿反应。

接下来需要寻找高 AG 性代谢性酸中毒的原因，其鉴别诊断主要集中于糖尿病酮症酸中毒、休克所致乳酸性酸中毒以及尿毒症所致代谢性酸中毒。

患者血、尿酮体呈强阳性，血清乳酸水平 1mmol/L。

根据血糖明显升高及血、尿酮体强阳性，可以诊断糖尿病酮症酸中毒；血清乳酸水平正常，可以除外休克及其他原因所致乳酸性酸中毒；血清肌酐水平正常，可以除外尿毒症所致代谢性酸中毒。

糖尿病患者往往在某些诱因的作用下出现较为严重的酮症酸中毒，因此需要进一步明确诱因，并针对诱因进行治疗。

> 患者没有寒战、发热、腹泻、腹痛、尿频、尿急、尿痛、咳嗽等，心电图正常，胸部 X 线片和 CT 发现右下肺有大片的实变影。

诊断考虑大叶性肺炎、糖尿病酮症酸中毒，治疗上给予静脉抗生素、补液、胰岛素降糖治疗及适当补充钾离子等。

病例随诊

> 患者症状逐渐缓解，血糖、血钾水平恢复正常，血、尿酮体转阴，血 WBC 恢复正常，复查胸部 X 线片见右下肺实变影有所消散，抗生素应用 2 周后停用，胰岛素治疗从静脉注射改为皮下注射治疗，继续坚持低盐、低脂糖尿病饮食，加强血糖监测，定期随诊。

疾病知识拓展

糖尿病酮症酸中毒

A. 糖尿病酮症酸中毒的诊断
　1. 1 型糖尿病患者往往在胰岛素绝对缺乏（胰岛素用量不足）或相对缺乏（心肌缺血、手术、感染、急性胃肠炎等应激）的情况下出现糖尿病酮症酸中毒。
　2. 起病前多饮、多尿、烦渴、乏力明显，有时伴有恶心、呕吐甚至意识障碍。
　3. 呼吸深快，呼气中有烂苹果味。
　4. 有不同程度的脱水，或直立性低血压。
　5. 血糖>250mg/dl，血、尿酮体强阳性，pH<7.3，HCO_3^-<15mmol/L，AG>14mmol/L。
　6. 即便血钾升高，但由于钾离子丢失过多，体内仍处于缺钾的状态。

B. 糖尿病酮症酸中毒的鉴别诊断
　1. 饥饿性酮症。
　2. 酒精性酮症酸中毒。
　3. 尿毒症。
　4. 乳酸性酸中毒。
　5. 感染性休克。

C. 糖尿病酮症酸中毒的治疗
　1. 发现并去除诱因。
　2. 积极的静脉补液治疗：先用生理盐水，当血糖降至 250~300mg/dl 后可以加用糖水。
　3. 静脉给予常规胰岛素（RI），并密切监测血糖。
　4. 适当补充钾离子、镁离子和磷酸根。

D. 循证小知识
　1. 糖尿病患者中酮症酸中毒的发病率是 4.6~8.0/1000 人年。

2. 糖尿病酮症酸中毒的病死率是 5%~15%。

3. 酮体包括 β-羟丁酸、乙酰乙酸及丙酮，检测酮体的常规方法是硝普钠反应，它对乙酰乙酸敏感，而对 β-羟丁酸不敏感；在重症糖尿病酮症酸中毒患者，β-羟丁酸是主要的酮体，用常规方法检测酮体可能出现假阴性。此外，卡托普利可以使硝普钠反应出现假阳性。

4. 直接检测血 β-羟丁酸水平可以提高诊断糖尿病酮症酸中毒的准确性，当 β-羟丁酸>1.5mmol/L 时，其敏感性为 98%，特异性为 85%，LR+ 6.5，LR− 0.02。

5. 尿酮体对诊断糖尿病酮症酸中毒的敏感性较好，但特异性只有 69%。

血酮体检测的准确性一般优于尿酮体检测。

饥饿性酮症

　　饥饿性酮症往往见于糖类（碳水化合物）摄入不足的患者，一般情况下患者没有明显的酸中毒，血 pH 正常，HCO_3^->18mmol/L，血糖正常，血、尿酮体水平仅有轻度升高。

尿毒症所致代谢性酸中毒

A. 尿毒症所致代谢性酸中毒的诊断

1. 在慢性肾功能衰竭的早期，肾间质产氨受损导致泌氢功能障碍，可出现正常 AG 性代谢性酸中毒；在慢性肾功能衰竭的晚期，肾脏排泄体内代谢产物的能力下降，导致硫酸根、磷酸根等酸性物质增多，出现高 AG 性代谢性酸中毒。

2. 尿毒症所致代谢性酸中毒的临床表现并不特异，患者可以有乏力、恶心、呕吐、厌食、瘙痒等。

3. 血清肌酐水平通常>4mg/dl，HCO_3^- 降低，AG 升高，BUN 和血磷升高、血钙降低。

4. 常合并慢性贫血、代谢性骨病等。

B. 尿毒症所致代谢性酸中毒的鉴别诊断

1. 酮症酸中毒（糖尿病性、酒精性、饥饿性）。

2. 乳酸性酸中毒。

3. 药物中毒（甲醇、乙二醇、水杨酸等）。

4. 正常 AG 性代谢性酸中毒（腹泻、肾小管性酸中毒）。

C. 尿毒症所致代谢性酸中毒的治疗

1. $NaHCO_3^-$ 纠正酸中毒。

2. 血液透析。

慢性肾功能衰竭早期可以是正常 AG 性代谢性酸中毒，晚期则为高 AG 性代谢性酸中毒。

病例 2

> 夏某，女性，32 岁，尿频、尿痛、腰痛 5 天，伴发热、呕吐 1 天。患者 5 天前出现尿频、尿痛、腰痛并逐渐加重，1 天前出现寒战、发热，最高体温 40.2℃，并出现持续的恶心、呕吐。既往体健。查体：T 38.9℃，卧位 BP 95/60mmHg，HR 120 次/分；立位 BP 70/40mmHg，HR 140 次/分；R 24 次/分，双肺呼吸音清，心律齐，心脏未闻病理性杂音。腹软无压痛，肝脾肋下未及，右肾区有明显叩痛。

最可能的诊断是什么？还有其他的可能吗？下一步应做何种检查？

鉴别诊断

患者系年轻女性，起病急、病程短，以尿路刺激征、腰痛、发热为主要表现，诊断首先考虑急性泌尿系感染，尤其是急性肾盂肾炎的可能性最大。随着病情进展，患者在寒战、高热的同时出现血压降低、心率增快，提示感染性休克的存在。

第一步：从临床特点考虑可能的酸碱平衡紊乱

感染性休克的特点是组织有效灌注不足，导致细胞缺氧及乳酸性酸中毒，这是首先需要考虑的酸碱平衡紊乱。另外，患者在病程中有明显的恶心、呕吐和直立性低血压，也提示代谢性碱中毒的可能性。

表 20-4　患者夏某的诊断假设

诊断假设	临床线索	重要检查
可能性最大的诊断		
感染性休克所致乳酸性酸中毒	寒战、发热	血培养、尿液检查
	低血压	胸部 X 线片
	感染的症状和体征	血白细胞升高、核左移
		高 AG 性代谢性酸中毒
		血乳酸水平升高
其他可能的诊断——最常见		
代谢性碱中毒	呕吐	血 HCO_3^- 升高
	胃管引流	低钾血症
	利尿药	
	脱水	

第二步：测定 pH

> 血气分析结果：pH 7.30，$PaCO_2$ 30mmHg，PaO_2 100mmHg，HCO_3^- 14mmol/L。

pH 7.30，说明原发的酸碱平衡紊乱是酸中毒，且是失代偿性的。

第三步：判断原发的酸碱平衡紊乱是代谢性的，还是呼吸性的

    A. 测定 HCO_3^- 和 $PaCO_2$

       HCO_3^- 14mmol/L，$PaCO_2$ 30mmHg

    B. HCO_3^- 引起 pH 变化的方向

       HCO_3^-<24mmol/L，且使 pH 向<7.4 的方向变化时，有原发性代谢性酸中毒

    C. $PaCO_2$ 引起 pH 变化的方向

       $PaCO_2$<40mmHg，且使 pH 向>7.4 的方向变化时，有原发性呼吸性碱中毒

    D. 代谢性酸中毒与真实的 pH 变化方向一致，是原发的酸碱平衡紊乱

第四步：判断代偿是否适度

    A. 机体对原发的酸碱平衡紊乱会产生相应的代偿反应

       原发的代谢性酸中毒会引起代偿性呼吸性碱中毒

    B. 根据代偿公式，计算应有的代偿程度

原发性酸碱平衡紊乱	持续时间	相应的代偿反应
代谢性酸中毒	急性/慢性	HCO_3^- 每下降 1mmol/L，$PaCO_2$ 下降 1.2mmHg

    HCO_3^- 14mmol/L，较中位正常值 24mmol/L 下降了 10mmol/L，因此 $PaCO_2$ 应该较中位正常值 40mmHg 下降 1.2×10＝12mmHg，即 $PaCO_2$ 应该为 40-12＝28mmHg。

    C. 代偿反应超过或不到应有的程度，说明另有原发的酸碱平衡紊乱

       实际的 $PaCO_2$ 为 30mmHg，与计算出来的代偿值相近，说明呼吸性碱中毒是对代谢性酸中毒的代偿，且代偿程度恰当。

第五步：计算阴离子间隙（AG）

> 其他实验室检查：血常规：WBC $19.7×10^9$/L，中性粒细胞80%，Hb、PLT 正常；尿常规：高倍镜下可见大量 WBC、RBC；血生化：K^+ 4.0mmol/L，Na^+ 140mmol/L，Cl^- 96mmol/L，Cr 80μmol/L，BUN 3.6mmol/L，GLU 80mg/dl；血清乳酸水平 15mmol/L。

    A. AG＝Na^+-（Cl^-+HCO_3^-）＝140-（96+14）＝30mmol/L

    B. AG 正常范围：10~14mmol/L

    C. AG 升高，说明有原发的高 AG 性代谢性酸中毒

第六步：如果 AG 升高且 HCO_3^- 降低，计算 $\Delta AG/\Delta HCO_3^-$

    $\Delta AG/\Delta HCO_3^-$＝（30-12）/（24-14）＝18/10，比值大于 1，说明除了高 AG 性代谢性酸中毒以外还有原发的代谢性碱中毒，它抵消了一部分高 AG 性代谢性酸中毒，使得 HCO_3^- 下降的幅度变小。

经过上述分析，患者有两种原发性酸碱平衡紊乱，即原发性高 AG 性代谢性酸中毒和原发性代谢性碱中毒，继发性呼吸性碱中毒是对原发性代谢性酸中毒的代偿反应。

由于患者血糖和血清肌酐水平正常，可以除外糖尿病酮症酸中毒和尿毒症所致代谢性酸中毒的可能，血清乳酸水平明显升高且升高的幅度与 AG 升高的幅度相近，因此诊断考虑急性肾盂肾炎、感染性休克所致乳酸性酸中毒，同时合并代谢性碱中毒（持续呕吐及容量不足）。

治疗上给予静脉广谱抗生素及补液扩容。

病例随诊

患者体温逐渐下降，血压恢复正常，血培养和清洁中段尿培养的结果是 ESBL（+）、大肠埃希菌、B 超双肾、输尿管、膀胱未见异常，调整抗生素继续治疗，2 周后患者病情平稳出院。

疾病知识拓展

乳酸性酸中毒

A. 乳酸性酸中毒的病因
1. 细胞生成乳酸增多的原因在于有氧代谢出现障碍，乳酸性酸中毒的病因很多，但最常见的是休克，即组织有效灌注不足。
2. 休克往往伴有血压降低，血压＝每搏输出量×心率×外周血管阻力，而每搏输出量＝左心室舒张末容积－左心室收缩末容积。
3. 低血容量性休克时左心室舒张末容积减少，其原因有大出血、严重脱水、大面积肺栓塞、心脏压塞等。
4. 心源性休克时左心室收缩末容积增加，其原因有大面积心肌梗死及各种原因所致充血性心力衰竭。
5. 分布性休克时外周血管阻力下降，其原因有重症感染、神经源性休克、过敏性休克等。
6. 严重的快速或慢速心律失常也可以导致休克，如室性心动过速、心脏传导阻滞等。

B. 乳酸性酸中毒的临床表现
1. 乳酸性酸中毒的临床表现并不特异，主要取决于病因。
2. 休克有低血压、少尿、意识障碍等表现。低血容量性休克和心源性休克常表现为冷休克，如四肢厥冷、皮肤花斑等；感染性休克常表现为暖休克，由于外周血管扩张，四肢通常是温暖的。

C. 乳酸性酸中毒的治疗
1. 乳酸性酸中毒关键在于去除诱因。
2. 静脉输注 $NaHCO_3$ 对改善血流动力学无效。

D. 循证小知识
1. AG 升高对诊断乳酸性酸中毒的敏感性是 44%~67%。
2. 血清乳酸水平升高比 AG 升高更加敏感。
3. AG 升高对乳酸性酸中毒有提示作用，但 AG 正常不能除外乳酸性酸中毒。

对怀疑休克的重症患者，无论 AG 是否升高都应该检测血清乳酸水平。

代谢性碱中毒

A. 代谢性碱中毒的病因

　　1. 代谢性碱中毒最常见的病因是呕吐或使用利尿剂治疗。

　　2. 只有在 HCO_3^- 产生增多且肾脏对 $NaHCO_3$ 重吸收增加的情况下，才会出现代谢性碱中毒；如果肾脏对 $NaHCO_3$ 重吸收没有增加，即便 HCO_3^- 产生增多也会经肾脏排出体外。

　　3. 胃酸丢失使 HCO_3^- 生成相对增多，原因在于胃酸（H^+）生成的同时伴有 HCO_3^- 生成，H^+ 分泌进入胃腔，而 HCO_3^- 则进入血流。

　　4. 肾脏灌注减少是导致 $NaHCO_3$ 重吸收增加的主要原因，如脱水、充血性心力衰竭、肾病综合征等。肾脏灌注减少导致近端肾小管对 Na^+ 重吸收增加，同时伴 HCO_3^- 重吸收增加。

　　5. 原发性或继发性醛固酮增多症时，Na^+ 与 K^+、H^+ 的交换增加，使得 HCO_3^- 重吸收增加。

　　6. 此外，低钾血症、Bartter 综合征、Gitelman 综合征也常伴有代谢性碱中毒。

B. 代谢性碱中毒的临床表现

　　代谢性碱中毒本身没有特异性的症状和体征。

C. 代谢性碱中毒的治疗

　　1. 去除诱因。

　　2. 对容量不足的患者给予充分的补液治疗（生理盐水）。

　　3. 根据情况适当补充 K^+。

病例 3

> 　　刘某，男性，60 岁，既往有慢性阻塞性肺病（COPD）病史，平时步行 500 米即感到气短。5 天前受凉后出现咳嗽、咳黄痰，伴低热，活动后气短较前明显加重。1 天前出现高热，最高体温 39.0℃，休息时也感觉憋气。查体：T 38.8℃，BP 130/60mmHg，HR 110 次/分，R 26 次/分，端坐呼吸，双肺呼吸音弱，未闻及干湿啰音，心律齐，未闻心脏杂音。

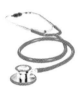

最可能的诊断是什么？还有其他的可能吗？下一步应做何种检查？

鉴别诊断

　　患者系老年男性，既往有 COPD 的病史、活动耐量下降，本次起病急、病程短，以咳嗽、咳黄痰、发热、呼吸困难进行性加重为主要表现，诊断首先考虑 COPD 急性加重（AECOPD），诱因以呼吸系统感染的可能性最大。

第一步：从临床特点考虑可能的酸碱平衡紊乱

　　COPD 往往伴有 CO_2 潴留甚至慢性呼吸性酸中毒；AECOPD 可以出现急性呼吸性酸中毒。此外，严重的呼吸系统感染可以导致急性呼吸衰竭，急性呼吸衰竭时可以合并呼吸性酸中毒或呼吸性碱中毒；严重感染时，可以出现感染性休克所致乳酸性酸中毒。

表 20-5　患者刘某的诊断假设

诊断假设	临床线索	重要检查
可能性最大的诊断		
急性呼吸性酸中毒	症状在原有肺病的基础上加重	血 pH 降低
		$PaCO_2$ 升高
		血 HCO_3^- 接近正常
其他可能的诊断——最常见		
慢性呼吸性酸中毒	严重的肺部疾病	血 pH 降低
	双肺呼吸音减低	$PaCO_2$ 升高
		血 HCO_3^- 升高
急性呼吸性碱中毒	发热	血 pH 升高
	疼痛	$PaCO_2$ 降低
	焦虑	血 HCO_3^- 接近正常
其他可能的诊断——不能遗漏		
感染性休克所致乳酸性酸中毒	寒战、高热	血白细胞升高
	感染的局部表现	血培养阳性
	低血压、少尿	高 AG 性代谢性酸中毒
	意识障碍	血清乳酸水平升高

第二步：测定 pH 值

> 血气分析结果：pH 7.24，$PaCO_2$ 80mmHg，PaO_2 50mmHg，HCO_3^- 26mmol/L。

pH 7.24，说明原发的酸碱平衡紊乱是酸中毒，且是失代偿性的。

第三步：判断原发的酸碱平衡紊乱是代谢性的，还是呼吸性的

    A. 测定 HCO_3^- 和 $PaCO_2$

        HCO_3^- 26mmol/L，$PaCO_2$ 80mmHg

    B. HCO_3^- 引起 pH 变化的方向

        HCO_3^- >24mmol/L，且使 pH 向>7.4 的方向变化时，有原发性代谢性碱中毒

    C. $PaCO_2$ 引起 pH 变化的方向

        $PaCO_2$ >40mmHg，且使 pH 向<7.4 的方向变化时，有原发性呼吸性酸中毒

    D. 呼吸性酸中毒与真实的 pH 变化方向一致，是原发的酸碱平衡紊乱

第四步：判断代偿是否适度

    A. 机体对原发的酸碱平衡紊乱会产生相应的代偿反应原发的呼吸性酸中毒会引起代偿性代谢性碱中毒

    B. 根据代偿公式，计算应有的代偿程度

原发性酸碱平衡紊乱	持续时间	相应的代偿反应
呼吸性酸中毒	急性	$PaCO_2$ 每上升 10mmHg，HCO_3^- 上升 1mmol/L
	慢性	$PaCO_2$ 每上升 10mmHg，HCO_3^- 上升 3.5mmol/L

$PaCO_2$ 80mmHg，较中位正常值40mmHg上升了40mmHg，如果是急性呼吸性酸中毒 HCO_3^- 应该较中位正常值 24mmol/L 上升 $1\times40/10=4$mmol/L，即 HCO_3^- 应该为 $24+4=28$mmol/L，而如果是慢性呼吸性酸中毒 HCO_3^- 应该较中位正常值 24mmol/L 上升 $3.5\times40/10=14$mmol/L，即 HCO_3^- 应该为 $24+14=38$mmol/L。

    C. 代偿反应超过或不到应有的程度，说明另有原发的酸碱平衡紊乱

        实际的 HCO_3^- 为 26mmHg，与急性呼吸性酸中毒计算出来的代偿值相近，说明代谢性碱中毒是对急性呼吸性酸中毒的代偿，且代偿程度恰当。

第五步：计算阴离子间隙（AG）

> 其他实验室检查：血常规：WBC 12.3×10^9/L，中性粒细胞 75%，Hb、PLT 正常；
> 血生化：K^+ 4.5mmol/L，Na^+ 136mmol/L，Cl^- 102mmol/L，Cr 106μmol/L，BUN 8.6mmol/L。胸部 X 线片：双肺气肿，右下肺可见小斑片影。

    A. $AG=Na^+-(Cl^-+HCO_3^-)=136-(102+26)=8$mmol/L

    B. AG 正常范围：10~14mmol/L

    C. AG 低于正常下限，说明没有原发的高 AG 性代谢性酸中毒

经过上述分析，患者有一种原发性酸碱平衡紊乱，即急性原发性呼吸性酸中毒，继发性代谢性碱

中毒是对急性原发性呼吸性酸中毒的代偿反应，病因考虑是右下肺支气管肺炎合并 AECOPD。

治疗上给予静脉广谱抗生素及双相正压无创通气辅助呼吸。

病例随诊

　　患者体温逐渐降至正常，咳嗽、咳痰减轻，呼吸状况明显改善，逐步脱离无创通气治疗。复查血气：pH 7.38，$PaCO_2$ 50mmHg，PaO_2 70mmHg，HCO_3^- 24mmol/L。抗生素治疗 2 周后，病情平稳出院。

疾病知识拓展

呼吸性酸中毒

A. 呼吸性酸中毒的诊断

1. 呼吸性酸中毒是由于肺泡通气量减低，导致体内 CO_2 潴留、$PaCO_2$ 升高及血 pH 降低。

2. 呼吸性酸中毒主要见于心肺疾病，如 COPD、慢性充血性心力衰竭等，但实际上从中枢神经系统到肺泡的任何一个环节出现问题，都有可能导致肺泡通气量减低及呼吸性酸中毒。根据原发病不同，呼吸性酸中毒可以是急性的，也可以是慢性的。

3. 常见症状除原发病的表现以外，常有气短/呼吸困难，严重时出现中枢神经系统表现，如定向力障碍、昏迷等。

4. 血 pH 降低，$PaCO_2$ 升高；急性呼吸性酸中毒时，机体代偿不完全，所以血 HCO_3^- 接近正常；慢性呼吸性酸中毒时，机体代偿较为完全，血 HCO_3^- 明显升高。

B. 呼吸性酸中毒的鉴别诊断

1. COPD。

2. 气道梗阻。

3. 呼吸肌受累（如多发性肌炎、严重的低钾血症）。

4. 神经肌肉接头病变（如重症肌无力）。

5. 中枢神经系统受累（如肝性脑病）。

C. 呼吸性酸中毒的治疗

1. 治疗原发病。

2. 低氧血症时需要氧疗。

3. 避免脱水和低钾血症，这些情况会加重代谢性碱中毒并进一步抑制通气。

4. 无创或有创通气治疗。

对 II 型呼吸衰竭的患者进行氧疗可能会进一步加重 CO_2 潴留，但不能因此而不给予氧疗。

呼吸性碱中毒

A. 呼吸性碱中毒的诊断
    1. 过度通气是造成呼吸性碱中毒的机制。
    2. 常见原因有发热、疼痛、焦虑、缺氧、机械通气等。
    3. 临床表现有呼吸急促、头晕、肢端和口周麻木，严重时出现手足抽搐。
    4. 血 $pH > 7.45$，$PaCO_2 < 30mmHg$。

B. 呼吸性碱中毒的鉴别诊断
    1. 低氧血症。
    2. 水杨酸中毒。
    3. 妊娠。
    4. 焦虑。
    5. 中枢神经系统病变。

C. 呼吸性碱中毒的治疗
    1. 治疗原发病。
    2. 纠正低氧血症。
    3. 增加通气无效腔（死腔）。

附录一 缩 略 语

5-HT	5-羟色胺
5-ASA	5-氨基水杨酸
6-MP	6-巯基嘌呤

A

ABI	踝肱比
ABPA	变应性支气管肺曲霉菌病
ACEI	血管紧张素转换酶抑制剂
ACR	美国风湿病学会
ACTH	促肾上腺皮质激素
ADA	腺苷脱氨酶
ADH	抗利尿激素
Af	心房纤颤
AG	阴离子间隙
AIDS	艾滋病
AIN	急性间质性肾炎
AKA	抗角蛋白抗体
AKI	急性肾损伤
AKIN	急性肾损伤网络
ALB	白蛋白
AMI	急性心肌梗死
ANA	抗核抗体
ANCA	抗中性粒细胞胞质抗体
APF	抗核周因子抗体
AR	主动脉瓣关闭不全
ARB	血管紧张素受体拮抗剂
ARF	急性肾功能衰竭
ASCA	抗酿酒酵母抗体
ATN	急性肾小管坏死
AVB	房室传导阻滞

B

| BNP | 脑钠肽 |
| BUN | 尿素氮 |

C

CAP	社区获得性肺炎
CABG	冠状动脉旁路移植术
CCP	抗环瓜氨酸多肽抗体
CD	克罗恩病
CE	胶囊内镜

CEA	癌胚抗原
CHF	充血性心力衰竭/慢性心力衰竭
Churg-Strauss 综合征	变应性肉芽肿性血管炎
CK	肌酸激酶
CK-MB	肌酸激酶同工酶
COPD	慢性阻塞性肺病
CPPD	二羟焦磷酸钙沉积病
Cr	血清肌酐
CRP	C 反应蛋白
CTE	结肠 CT 三维重建
CTPA	CT 肺动脉造影

D

DBil	直接胆红素
DDAVP	醋酸去氨加压素
DEXA	双能 X 线吸收法骨密度检测
DHEA	脱氢表雄酮
DIC	弥散性血管内凝血
DISH	弥漫性特发性骨肥厚综合征
DLCO	一氧化碳弥散量
DMARDs	缓解疾病的抗风湿性药物
DNA	脱氧核糖核酸
DOT	督导治疗
DPLD	弥漫性肺实质疾病
DVT	深静脉血栓

E

EAEC	肠聚集性大肠杆菌
ECG	心电图
ECM	慢性游走性皮肤红斑
EHEC	肠出血性大肠杆菌
EIEC	肠侵袭性大肠杆菌
ELISPOT	酶联免疫斑点法
EMA	肌内膜抗体
EPEC	肠致病性大肠杆菌
EPO	促红细胞生成素
ERCP	经内镜逆行胰胆管造影
ETEC	肠产毒大肠杆菌
EUS	超声内镜

F

FE_{Na}	尿钠排泄分数		MSG	谷氨酸钠
FE_{urea}	尿中尿素氮排泄分数		MTP	第一跖趾关节
FN	假阴性		MTX	甲氨蝶呤
FP	假阳性			

G

GAH	Glasgow 酒精性肝炎评分
GERD	胃-食管反流病
GFR	肾小球滤过率
GGT	γ-谷氨酰转肽酶
GM-CSF	粒-巨噬细胞集落刺激因子
G6PD	葡萄糖-6-磷酸脱氢酶

H

HDL	高密度脂蛋白胆固醇
IHS	国际头痛协会
Hp	幽门螺杆菌
HRCT	高分辨 CT
HRS	肝肾综合征
HRT	激素替代治疗
HUS	溶血尿毒症综合征
H2RA	H_2 受体拮抗剂

I

IBD	炎性肠病
IBS	肠易激综合征
ICD	埋藏式心律转复除颤器
IE	感染性心内膜炎
INR	凝血酶原时间国际化比率

L

LAD	左前降支
LDH	乳酸脱氢酶
LDL	低密度脂蛋白胆固醇
LMWH	低分子肝素
LR	似然比

M

Mallory-Weiss 综合征	食管贲门黏膜撕裂症
MAOIs	单胺氧化酶抑制剂
MAP	平均动脉压
MCV	平均红细胞容积
MDF	Maddrey 判别函数/Maddrey 评分
MELD	终末期肝病模型
MMSE	简易精神状态检查
MODS	多脏器功能衰竭
MR	二尖瓣关闭不全

N

NAFLD	非酒精性脂肪肝
NSAIDs	非甾体类抗炎药
NYHA	纽约心脏病学会心功能分级

O

OA	骨关节炎
OBCP	口服避孕药
OSAS	阻塞性睡眠呼吸暂停综合征

P

Patrick 试验	下肢 4 字试验
PCWP	肺毛细血管楔压
PE	肺栓塞
PLMS	睡眠期间周期性腿动
PMR	风湿性多肌痛
PNH	阵发性睡眠性血红蛋白尿
PPD 试验	结核菌素纯蛋白衍化物试验
PPI	质子泵抑制剂
PsA	银屑病关节炎
PT	凝血酶原时间
PTCA+STENT	经皮冠状动脉腔内血管成形术+支架置入术

R

RA	类风湿关节炎
RET	网织红细胞
RF	类风湿因子
RI	常规胰岛素
RTA	肾小管性酸中毒

S

SAAG	血清-腹水白蛋白梯度
SAH	蛛网膜下腔出血
SASP	柳氮磺胺吡啶
SBP	自发性细菌性腹膜炎
Schilling 试验	钴胺吸收试验
SIADH	抗利尿激素分泌不当综合征
SLE	系统性红斑狼疮
SMA	抗平滑肌抗体
SNRIs	5-羟色胺和去甲肾上腺素再摄取抑制剂
SSS	病态窦房结综合征

SSRIs	选择性 5-羟色胺再摄取抑制剂		TPN	全胃肠外营养
STEC	产志贺菌毒素的大肠杆菌		tTG	转谷氨酰胺酶
			TTP	血栓性血小板减少性紫癜
	T			
TAA	胸主动脉瘤			**U**
TBIL	总胆红素		UC	溃疡性结肠炎
T-SPOT TB 检查	结核感染 T 细胞斑点试验		UCG	超声心动图
TC	总胆固醇		UEDVT	上肢深静脉血栓
TCAs	三环类抗抑郁药			
TIA	短暂性脑缺血发作			**V**
TIPS	经颈静脉肝内门-体静脉支架分流术		V/Q 显像	通气-血流灌注比值显像
TN	真阴性			**W**
TNF	肿瘤坏死因子		Wilson 病	肝豆状核变性
TP	真阳性			

附录二 索 引